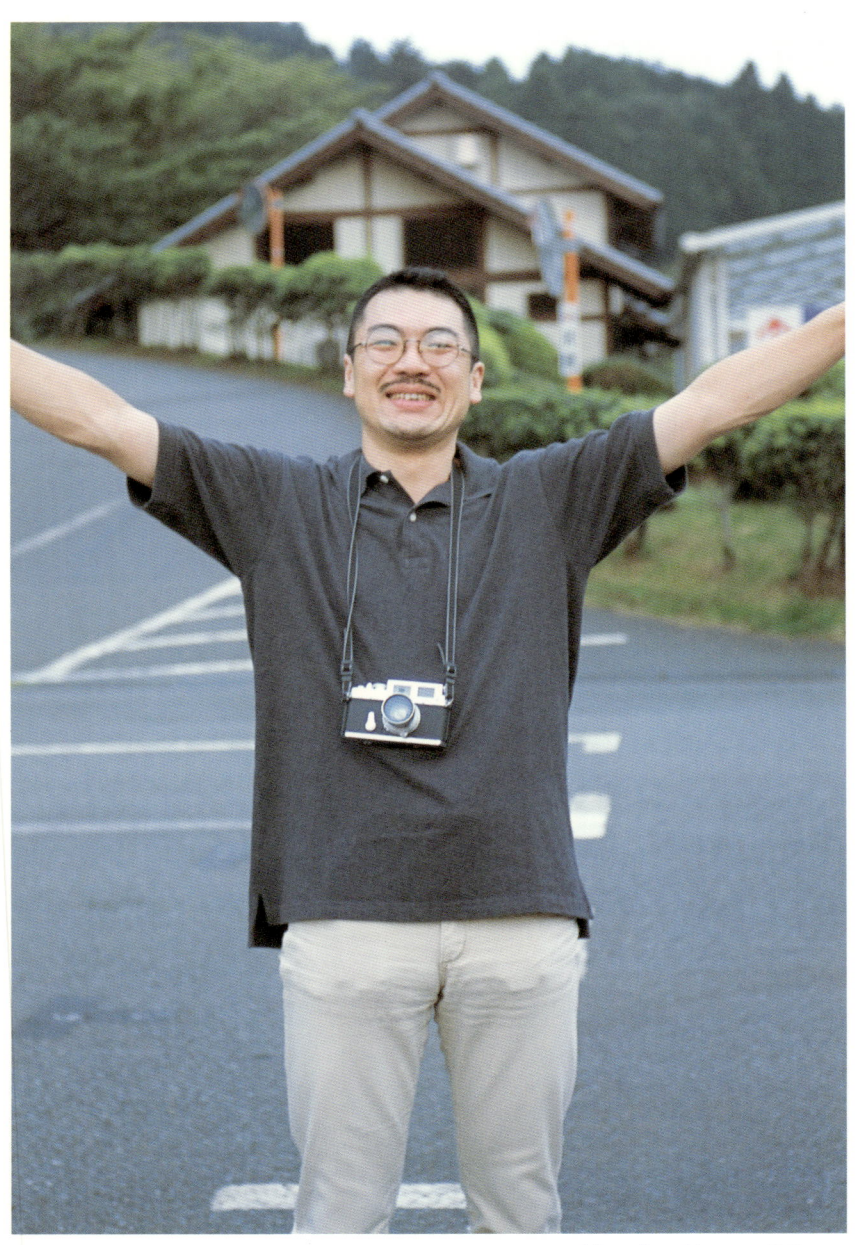

平成16年9月3日　箱根にて

樽味伸先生　略歴

昭和46年11月8日に香川県高松市にて出生。
小学校5年までを高松市で過ごすが父親の転勤にともない小学6年に兵庫県西宮市に転居。
小学校：高松市立木太南小学校（小1～小5）、
　　　　西宮市立上ヶ原小学校（小6）
中学校：西宮市立甲稜中学校（中1、中2）
父親の転勤にともない、中学3年で福岡県大牟田市に転居。
中学卒業後、高校は私立長崎青雲高校へ。
大学は九州大学医学部へ。九州大学医学部を平成9年に卒業。
平成9年4月　　国立病院機構九州医療センターで1年間の研修医勤務。
平成10年4月　　九州大学病院精神神経科にて1年間の研修医勤務。
平成11年4月　　帆秋病院（大分市）で2年間勤務。
平成13年4月　　九州大学大学院医学研究院精神病態医学教室の研究生として2年
　　　　　　　間研究生活を送る。
平成15年4月　　九州大学大学院医学研究院精神病態医学教室の大学院生となる。
平成17年7月10日　33歳にて逝去。

臨床の記述と「義」

―樽味伸論文集―

樽味 伸 著

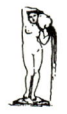

星 和 書 店

Seiwa Shoten Publishers

2-5 Kamitakaido 1-Chome
Suginamiku Tokyo 168-0074, Japan

樽味伸先生とディスチミア親和型：序に代えて

九州大学大学院医学研究院精神病態医学分野　神庭重信

　夕方になるとときどき樽味君が私の部屋へやってくる．礼儀正しくソファに腰掛けると，そろえた両膝の上に手を載せて，彼は大きな体を折り曲げる．「つまらんことを考えてみたのですが，ちょっと話してみてもいいでしょうか」「うまく話せるかどうかわからんですけど……」独特のアクセントを含んだいつもの口癖から対話は始まる．こうして私たちはディスチミア親和型について何度となく話し合った．それはいつも決まって楽しいひとときだった．

　なぜ彼は，脳科学を専門とする私に，彼の精神病理学の発想を熱心に説明し意見を求めてきたのだろうか．その理由が序文を書く今になってようやく分かったような気がする．彼の論文を幾つか読み返してみて，私の論文が数カ所で引用されていることを知った．それは，私がこのところ関心を持っていた，病前性格の行動遺伝学的分析に関するものである．ディスチミア親和型は，彼がうつ病の部分集合を社会文化性の視点から切り取って，その病前気質を考察したものである．樽味君は私との対話の中で，ディスチミア親和型の形成と行動特性を，遺伝子から脳，行動，さらには文化へと広がる連関の視点から考えたかったのだろう．

　精神医学の歴史は，似て非なる多くの疾患概念やカテゴリーによって埋め尽くされている．その理由の一つは精神疾患が二重の文化拘束性をもつからである．このことは文化拘束性が脳の属性だからであると言い換えることもできるかも知れない．脳を育むものは文化（下位文化を含む）であり，その回路には文化が刻まれている．また脳の営みは文化を作り，かつ文化の中で行われる．つまり診断される脳も診断する脳も，それぞれに文化に拘束されているのである．DSM診断はそれを科学的・普遍的でないものとして削ぎ

落とそうとした。しかしDSMも，20世紀後半の米国文化の中で生まれる精神疾患を，その文化の中で診断しようとする試みにおいて，そもそも二重に拘束された存在なのである。文化拘束性は精神疾患の普遍的性質として在る。樽味君は，この問題を追及していたのだ。

　加えて樽味君の仕事の特徴は，彼が九大の精神科医であったことと無縁ではない。ここには下田光造以来，気質を考えるという伝統が流れている。近年，執着気質で説明できないうつ病患者が増えていることに気づいた彼が，論考のすえにディスチミア親和型論に辿り着いたのも，この伝統と無縁ではなかろう。

　几帳面，仕事熱心，規範的，他者配慮的である，いわゆる執着気質は，かつて日本人のあるべき姿であった。それゆえに，歯車が嚙み合わなくなるとき，人々は疲弊・消耗してうつ病に陥った。ところが近年では，それほど規範的ではなく，「仕事熱心」という時期が見られないままに過ごし，意に反して規範に封じ込められる時にうつ病を呈する人々が増えている。これを彼はディスチミア親和型として定式化した。

　樽味君は，類い希な才能を賦与された若き精神病理学者であった。私がかいま見たディスチミア親和型論の仕事は，溢れ出る彼の発想の一片に過ぎない。彼は，多くの発想を完全な姿へと彫琢する前に逝ってしまった。

　しかしこの度，樽味君の刮目に価する論考を後世に伝えるために本書が刊行される。多くの人がこの書を手にすることを願う。彼を知る人には，今再び彼との対話を楽しんで頂きたい。彼をまだ知らない人には，その豊かな精神病理学と出会って頂きたい。新たな臨床の視界が開かれるに違いない。彼の論文が広く知られ，彼が到達した病理観がさらに発展していくことは，きっと樽味君の願いとするところであろう。

目　次

樽味伸先生とディスチミア親和型：序に代えて……………神庭重信　iii

治療的・精神療法的論考

神田橋症例検討会 ………………………………………………………………　3

慢性期の病者の「素の時間」………………………………………………… 23

〈生きる意味〉と身体性，行為，文脈
　―ある「ひきこもり」症例から― ……………………………………… 43

臨床の記述と「義」について ………………………………………………… 63

統合失調症者への支持，に関する素描 ……………………………………… 71

社会的・文化的・診断的論考

「水俣病」における，いわゆる「医学的」病像論に対する一私見
　（疾病概念と倫理性について）……………………………………………… 85

「物語」と「逸脱」そして「共犯の時間」
　〈いわゆる"神経症圏"における〉 ………………………………………… 89

「対人恐怖症」概念の変容と文化拘束性に関する一考察
　―社会恐怖（社会不安障害）との比較において― ……………………127

受療者の〈物語〉と，治療者の〈診断行為〉
　―「外傷後ストレス障害」を呈した症例から― ………………………151

対人不安と治療文化 …………………………………………………………173

うつ病の社会文化的試論
　　—とくに「ディスチミア親和型うつ病」について— ……………… *185*

現代社会が生む"ディスチミア親和型" ……………………………… *197*

トランスおよび憑依障害 ………………………………………………… *213*

書　評

「寛解期後期」について …………………………………………………… *223*

書評：『他者の現象学Ⅲ—哲学と精神医学の臨界—』………………… *233*

座談会：私を変えたこの一冊 …………………………………………… *237*

生物学的論文（共著）

強迫性障害の現実生活におけるストレス状況
　　—retrospective case note study— ……………………………… *249*

脳と環境の相互作用 ……………………………………………………… *257*

環境が脳の発達に与える影響 …………………………………………… *279*

社会不安障害と抑うつ状態の併存に fluvoxamine が有効であった1例
　　—臨床的関与を中心に— ………………………………………… *289*

社会不安障害の診断と治療 ……………………………………………… *297*

英語論文

Stress Situations of Daily Living in Patients with Obsessive-
　Compulsive Disorder : A Retrospective Case Note Study……… *315*

Taijin Kyofusho in University Students : Patterns of
　Fear and Predispositions to the Offensive Variant …………… *335*

解　説 ………………………………………………江口重幸	*353*
編集を終えて ………………………………………松尾信一郎	*363*
初出一覧 ……………………………………………………………	*368*

治療的・精神療法的論考

神田橋症例検討会

樽味　伸

　（これは，樽味先生が医師3年目の時に，福岡行動医学研究所で行われた神田橋症例検討会に，研修医2年目に担当していたケースを発表したものを，後日まとめたものである。）

　今回，このように神田橋研究会に症例提示させていただけたことを，大変ありがたく思っています。私があまりにも無頓着に見過ごしていた様々な取っかかり，最後まで得ることの出来なかった俯瞰図，その他あらゆるものを先生は提示しなおしてくださいました。症例の方の退院後に提示したものであったこともあり，私はしばらく「俺は何をやっていたんだ」と，ある意味では傲慢な自己嫌悪に陥ったりもいたしました。相手の全体を包み込む眼，現状を丁寧に見渡す眼，先を見通す眼，そしてなにより今の目の前の相手を見る眼（刺激と反応），それを先生は「診断学」という言葉で私に（歯切れの悪すぎる言葉でしどろもどろの私に）投げかけてくださったように思います。私はそのような眼を無責任にも持たずに，手探りの状態で症例の女性を持て余し，おそらく何もできないまま，彼女は退院してしまいました。自戒の念を込めつつ，以下に採録させていただきます。

樽味：今日お話を聞いていただきたいのが，20代の女性の方で，主訴としては，野菜ばかり食べてしまうという食行動の異常と，もう一つが家族に暴言を吐いてしまうとか，ちょっと家庭内で預かれないからちょっと入院は出来ないかという，感じで来られていた方です。
神田橋：おもしろいね，その言葉をしゃべった人は，複数だね。

樽味：えー，そうですね。あの，お母さんが（しゃべった）主体です。
神田橋：野菜ばかり食べて「しまう」という風にお母さんが言ったのね？
樽味：そうです。
神田橋：じゃ本人はちゃんとした意思と計画のもとに野菜だけを食べているわけね。
樽味：そうですね。
神田橋：「しまう」と本人が言うと，何か，"心にもなく"とか"意図に反して"とか"ついつい"とかいうことでしょ。そうじゃなくて「野菜だけを食べるという方針を確固として堅持している人」だな。ベジタリアンだ。
樽味：はあ，そうですね。
神田橋：要するにそのベジタリアンに，お母さんが困ったもんだと思っていて，そして止めさせようとした時に手に負えなくなるのか，それとは関係なしに手に負えないのか。つまり本人の中に何か荒れ狂うものがあってさ，それがベジタリアンという形に全部吸収されていれば，「もう，野菜以外の他のものも食ってくれれば，あの人は本当にいい人なんですが」とかいう風になるけど，そうじゃなくて，お母さんの話は「野菜しか食わないというのも困りますが，その他にもいろいろと手に負えません」だ，おそらく。
樽味：あの，そうですね。家の中での様子も，もともとおばあさんと同居されているんですけども，そのおばあさんの歩いた跡を雑巾で拭いて歩いたり，イライラして黙り込んだり，ぷいと部屋を出て行ったり…。
神田橋：おかしいよね，そりゃおかしいよ，あなた。おばあさんが歩いた跡を拭いて歩くということを堅持すれば，他は何もできんよ。おばあさんはずっと歩くから。どっかでやめるんだよね。拭く理由はともかくとして，なんでそれが途中でやめられるんだろうか。そんなのは永遠にしそうな行動じゃない。おばあさんが寝てしまったら，「ああ良かった，やっとおばあさんが寝た，やっと私の仕事は終わった」となりそうなもんだよな。そうならずに他の事ができるっていうのは，この人はやめることができる理由があるんだよな。それは何だろう，という所にこの人の治療のヒントがあるだろう。は

いどうぞ。

樽味：はい，えー次に病歴としては，もともと小さい頃から手のかからない子供で，お兄さんが二人おられます。小学校三年生の頃に，お母さんがもともとやりたかったブティックの経営を始めて，お父さんは会社を自分で持ってあるんですけれども，まあ夫婦共働きになりました。小学校五年生頃から…。

神田橋：こういう時にね，「夫婦別働き」っていう言葉も，ちょっと頭に入れといて。

樽味：えー，小学校五年生頃から理由もなくおばあさんに暴言を吐くようになったそうです。母親としては反抗期だと思っていたそうです。母親に対しては特にそういうこともなく，学校にも問題なく通われていました。中学校一年生の後半頃からお父さんの方の女性関係の問題で，お父さんの方は一旦家を出る形になりまして。

神田橋：ね，そこで「別働き」っていう言葉が生きるのよ。どう考えても，お父さんが会社経営でお母さんがブティックやるなんて，こりゃ別居への第一歩だよ。（場内笑）

樽味：その時にお母さんが相談していた相手が，中学生だったこの方なんです。お母さんが言うには，彼女も冷静に対応していたという話ではありますけれども。

神田橋：あのー，不思議に思わない？ 子供が自分（母親）に突っかかって来るでしょ，これは反抗期だと思うわな。それが，子供がおばあさんに突っかかっていく，それを「あれは反抗期だろう」と思うかねェ。おばあさんと仲が悪いとかさ，おばあさんとだけやり合っているわけだから。だからこれは，このお母さんの認知が狂っているのか，おそらくそうじゃなくて，このお母さんは何かを見ないことにしている。そしてこの反抗期という言葉が出たのをうんと勘ぐれば，自分がおばあさんに反抗したかったのを代わりにこの子が反抗してくれているという文脈があって，それで反抗期という言葉が選ばれたというのが，一番うがった見方だろうけど。いずれにしても，お母

さんが何かを見ないのよ。お母さんが見ないようにしている事を，この子は見ているのよ。この子は切実に見ているの。はいどうぞ。

樽味：中学校を卒業した後，本人は調理師になろうと思ったんですけど，主にお母さんの薦めで商業科の高校に進むわけなんです。

神田橋：僕はね，食行動異常の人には皆料理を作らせることにしている，結構いいよ。食物に関心があるんだから，料理にも関心があるんじゃないかと思って。「料理は作れる？」「作れる」ということで，大抵みなきれい好きだからクッキーを焼いたりして，炒飯はどうだ，八宝菜はどうねとかね。つまり，生活を広げなさいということの象徴として言ってるわけ。いろいろ取り合わせてやったら，八宝菜ってのはいいよ，炒飯もなんかこういろんな物をまぜこぜにしているような…ね。クッキーなんてまぜるけど，きれいに混ざってまた新しいきれいな世界になるだけじゃないですか。そうじゃない世界を薦めるの。この人は料理を止めさせられてから，野菜ばかり食べるようになったからおもしろい。僕の治療法の逆だ。

樽味：はい，えーと，高校三年生の頃…，あの，高校はちょっと本人は，通っている時は周りがキャピキャピしてて嫌だったというのですが…。

神田橋：キャピキャピしてるの嫌なのね，へえすごいなあ。堅実な人だねえ。

樽味：そうですね。

神田橋：健全な。

樽味：はい。で，高校三年生の頃，一度誘因なく学校で耳鳴りがして卒倒したことがありまして，それで九大の神経内科に検査入院したことがありました。結局原因不明で一カ月で退院となったんですけれども，その入院生活で少し痩せたことがありまして，それからダイエットを始めました。一日に三時間も走り続けたりしたこともあったんですが，58 kgから52 kgに減った時に，なんとなくそれで「疲れたから」とやめてしまったみたいです。やめてしまった後，高校三年生の終わり頃なんですけども…。

神田橋：ほー，この人の病歴と，こちらの方の病歴（先に症例を提示した松尾先生の症例）と比べると，この人は image of self がほとんど問題として

語られないじゃないですか。「私は」なんとかかんとか，「私は」こうあって，というのがないでしょう？　そういう人は，本物の食行動異常にはならんよな。
樽味：はい。
神田橋：本物の食行動異常の人は，どうしても「私はこういう人で」，「私はこうあるべきで」，「私を人が見ていると」とかあるでしょ。この人はこっちから「人を」みているんよね。「この高校はしょうもない連中ばかりおって」とか，「うちのばあちゃんは好かん」とか「きちゃない」とか，人を見てるでしょ。この，「人」を見てて，「自分」っていうのが問われてないような人は，食行動異常の典型例にはならないだろうね。
樽味：はい。で，高校の終わりに，おばあさんとまた少し口論したり汚いと言ったりして，そういう事があって独り暮らしをしたいと言い始めて，それで心配したお母さんが九大の心療内科を受診させています。その時は「特に問題ないんじゃないですか」とそのまま帰されて，高校三年生の12月から独り暮らしを始めています。
神田橋：ああ，独り暮らしをしても問題はないということになったのね。
樽味：はい，その後特に受診されていません。高校卒業した後，外国語専門学校に行かれました，本人の希望があって。そこでもやっぱり高校の延長みたいで，周りの人間がきちんと英語を学ぶというよりも，本人の言うにはチャラチャラ遊んだり騒ぐばっかりでなんだか嫌で友達もできないし，あと勉強についていけなかった事もあったみたいなのですが，それで一カ月で退学されました。その後はアルバイトを短期間で転々とされてました。

神田橋：この人，料理学校にやりたいなあ。なんていうかなあ，勉強というのは非現実的なものでしょ，もっと現実的なことをさせたいなあ。
樽味：はい。高校卒業して一年した頃に，父親がお家に戻ってこられました。一応（女性問題の）カタがついた形で。その時何食わぬ顔で戻って来た父親をまた嫌になって，そのころからニンジンジュースとカボチャを異常な程に

食べるようになったそうです。野菜を食べようという…。顔と手の色が高カロチン血症で黄染するほど食べられていたみたいです。

神田橋：ニンジンとかカロチンを食うとね，冷え性の人ならいいけど，熱証の人だと興奮するようになるよ。もうむちゃくちゃ興奮する自閉症の人がいてさ，そしたらお母さんが毎日ニンジンジュースを飲ましてたから，やめてアロエジュースを作って飲ませなさいと言ったら，落ち着いた。（場内笑）

樽味：アロエですか。

神田橋：アロエジュースは冷えるみたいだな。

樽味：火傷に貼ったりとか。

神田橋：あとゴーヤ，ニガウリね。苦いものは冷えるね。

樽味：あの，そのころから掃除を家で頻繁にしたりすることも少し出てはまた消えたり，人と会うのもなんとなく嫌になって外出しなくなったり，まあ場合によって違うんですけれど今日は出たくないとか，今日はすごく掃除をしてしまうという感じで，始めたり止めたりを繰り返していたみたいです。その時に一度，九大精神科外来を受診されたんですが，通院はその時の一回だけであと通院はしなくてですね，その後，お母さんが相談に一回来られています。

神田橋：ブティックの手伝いをするアイデアがどこからも出てこないのが不思議だね。

樽味：そうですねえ。

神田橋：お母さんとはいい仲でしょ。

樽味：いやそうでもないんです，（伝え遅れて）すいません。お母さんとは高校を出るぐらいから，ケンカにはならないんですけれどもお互いに距離を置いているような，ちょっと僕もなんとも言い様がないんですけれども，あまりきちんとキャッチボールというかやりとりが，お母さんの方がなんとなく怖がっているところがあるように感じたんですが。

神田橋：つまり，何食わぬ顔でケロッとして家に戻って来た父親に対して，いろいろ思っている事があろうに，なんにも処理も処置もしない怒りもしな

いでさっさと中に入れてやる母親に対して，怒っとるんだその子は。それはおそらくおばあちゃんとお母さんとの関係でも，お母さんの平和主義があっておばあちゃんになんとかと言われても，お母さんはそこでは荒立てないようにしてストレス解消にブティックでも開いて，まあ家庭内離婚みたいな形でおさめているわけだ。

　それでは家族としての形は成していても家庭ではないではないか，ウソ社会ではないかという風にこの子が考えたとするよ。そうすると，この子の「外国語の勉強をするはずなのに勉強せんやないか」「建て前と内容が合ってないじゃないか」というような義憤みたいなものとして，全部がまとめられるんじゃないか，辻褄が合うんじゃないか。一応，そういうことにしとこう。

樽味：その後，一年ぶりにお母さんだけが来院されまして，またしばらく床を拭くことが増えてきて，本人は「お母さんが仕事をやめたら床を拭くのをやめる」と言ったりして，それで三日間絶食もしてみたけれども餓死できなかったので死ぬのもやめた，ということでした。それでその時，別のクリニックをお母さんの相談の場面で紹介されたんですが，「人と話したくないから」（本人）と一回受診されてそのまま行かなかったみたいです。それでも，おうちでもお母さんやおばあさんとの間でうまくいかない。お父さんは今でも一カ月の半分は東京の自分の会社に行っていて，月の半分（家に）帰ってこられても家庭の全体から半歩ぐらい身を引いておられるんですけれども，（本人が）家族の中におるのもちょっと，とお母さんが「なんとかならないか」という形で，12月4日にはじめて本人が外来に来られて，入院希望でしたが満床の為入院予約して，年明けの平成11年1月に開放病棟に任意入院されました。

神田橋：おもしろいのは，このお母さんは事を荒立てないようにして事態を収めて，自分はまあブティックでもしたりして，それなりに「こんなもんだろう世の中は」とやっていくような人なんだろう。そしてそれが本人に気に入らないとしたら，二人は随分気質が違うんじゃないか。この子はお父さんの気質を受け継いでいるのではないか。つまり，物事をあいまいにせずに，

問題点を抽出してぱっぱっと処理してやっていく，現実処理型の人。そういう気質を受け継いでいるのではないかと考えて，それをいつか聞いてみるのよ。「あなたはお父さんの気質を受け継いでいるんとちがう？」と聞いてみる。そうすると，今まで家族関係というものが，学校と同じような一つの団体としてしかこの子の頭になかったのが，遺伝子による繋がりという，新たな視点が家族関係の中に持ち込まれるわけだ。そうすると，家族というもののそう簡単に壊れない揺るぎなさ，業でも因縁でもいいや，学校と同じようにごちゃごちゃしても，ぱっと壊れてしまうようなものではないという感じが，この子の中に作られて，この子はもうちょっと自由に動けるようになるかもしれないね。

　この「どっちの気質？」「誰に似ているの？」とかいうのはね，家族関係が大きな要素になっているようなケースの時にとっても役に立つ質問なのよ。「誰の気質を受け継いでいるんだい？」それで何が出てくるかというと，「嫌だ，あんな人の子供じゃなければよかった」とか，いろいろごちゃごちゃ言うけれども，自分の生活の中に，そう簡単に心理的なものでは動かせない，ある動かしがたきものの存在が浮き出てくることによる安定がある。それは静かにしている必要がない，暴れたって壊れないんだっていう安心感，それで自由になるから。養子とか貰いっ子の，なんとなくいい子にしていなければならない感じと反対。

樽味：はい，1月に開放病棟の方に任意入院となりました。約束としてはとりあえず，まず食事の偏りをなくして食事に対するこだわりを軽減してもらうことと，もう一つ，あまり外にも出なくなっていたので人との関わりみたいなものを慣らしていこうかという，二つのことを入院の時に伝えました。そして，どちらかというとやっぱりお母さんの希望による入院という色彩が強かったので，本人の方にはとりあえず一カ月間過ごしてみようかという話で（病院に）いていただくことにしたんですけれども。その時の身長が169 cm で体重が 52.3 Kg ありました。

神田橋：この子の学校の成績は？

樽味：高校時代は特に良くはなかったそうですが。
神田橋：あの，こっちの人（前出の症例）と比べると，この子は言語を駆使する能力よりも筋肉を駆使する能力の方が高そうだから，non verbal な therapy が導入されるといいと思うの。「調理師がいい，調理師になりたいな」と思ったこともそうだし，それから英語の学校でちょっと上手く成績が伸びなかったということもそうだけど，言語よりも動作が向いている。おばあさんの跡を拭いてまわるでしょ，どうして拭いてるのと問うと「こうこうでこうだから」と説明せずに，「お母さんが仕事をやめたら私もこれをしないよ」と全部行動のレベルで生きている。だから，言語によってこまかく説明することが上手じゃないのよ。しかも感受性が豊かであると，やはり絵画とかコラージュとか箱庭とか，そういうものが是非必要になってくる。言語だけでやっていると acting out と呼ばれるような，アクションがどんどん増えていく気がする。つまり言語表現能力が育っていない。育てなさいといってもこれは気質でね，案外これもお父さんから引き継いでいるのかも知れない。「黙ってワシについて来い」「いろいろ俺も悪かったすまん」というようなお父さんかもしれない。だからこれは non verbal な therapy の手段が必ず役に立つし，それを入れないとずいぶん患者も苦労するね。
樽味：入院時に私も初めて彼女にお会いしたんですけども，非常にあのユニセックスというか，すごく男性いや中性的ですらっとして，しっかりした顔立ちをされていまして。服装はジーンズにグレーのスポーツパーカーを羽織って，すらっとしたしっかりした人なんです。
神田橋：その服装の好み，選択は（前出の症例の）河童のような人とはだいぶ違いますか。
樽味：いや，（河童のようにぬめってなくて）もっと乾いた感じの…。
神田橋：乾いた感じ，ああ河童と反対ということね，そうじゃなくて，なんとなく雑誌に載ってるような感じがしませんか。
樽味：うーん，そうですね。
神田橋：好みにバランスが取れている。

樽味：そうですね，はい。一応「ボーイッシュな感じ」としてまとまっている。

神田橋：まとまっているわけね。だからコラージュが向くんじゃないかな。

樽味：はい。それで，結局この方は2月いっぱいでもう退院されていくんですけれども…。最後までなんとなく，あの恥ずかしながら，どうしようもないまま退院されていった方であったんですけども…。というのも，入院時から一週間で，病院の食事はフリカケのない白米は苦手だけれども，肉類を（家では）全然食べられなかったのが，副食，オカズの方は八割から十割は食べられるようになって，最初からすっとそっちの方に動いてしまったもので，僕自身が，その，それこそ入院の意味そのものが，なんとなく…。

　食事に関しては，それは結局，表面的なものなのかなという話をしながらやってたんですけど，まあ一番目に付いたのが，とにかく他の人が楽しそうにしているのがすごく腹が立ってイライラしてしまうから，好きなテレビ番組もあんまり見ない，と。テレビのバラエティ番組で，人が笑っているような楽しい番組を見ていると腹が立つから見ない，と。特に自分が笑われているという感じはないそうなんですけれども…。

神田橋：腹が立つというのは，今あなたが言うように，どういう感じなのかなと思うでしょ。

樽味：はあ，あの，自分と同年代の人達がなんであんなに楽しそうにしているんだろうということを，この方はおっしゃっていたんで，そうかなあと思っていたんですけれども。

神田橋：うん。こういう時にも non verbal な方法が役立つんだ。もう少しその腹が立つっていうのを知りたい。例えば，腹が立って，ぶん殴ってやりたいのか，水をかけてやろうと思ったのか，「やめて」とか「あっち行って」という感じなのか。もし，その人達に向かって，あなたが怒りから何か叫ぶとしたらどんな台詞をしゃべるのか。

樽味：はあ，一言いうときに，ですね。

神田橋：これは「うらやましい」という言葉だと僕は感じるんだよ。この人

の家庭の中に一番欠如している，皆が集まって，なにか一緒にひとつの楽しい雰囲気の中に，皆が身を寄せ合っているということ。そういう雰囲気が全然この人の家にない。そして，この人はそういう雰囲気が好きなような風に生まれている。それはお父さんの体質だと思うんだけれども，体質だけで学習がなければ，社会の中で生かせないんです。なんでもそうですよ。初めの訓練がなければ，体質だけではできない。そうすると非常にいらつくわけです。本人の中で，志向はあるんだけれども，それができないから。おそらくそういう構造ではないかと僕は思う。

そのとき，どうしたら分かるかというと，馴染むような雰囲気をこちらから作ってあげるの。そしたらむこうは passive に，たいしてトレーニングを受けていなくても，治療者の作ってくれるなごみの関係を，受け入れるだけでいい。学習がいらないでしょ。そうしたとき，本人の顔の色つやがよくなったりする。それは生理的なレベルだ。眼の輝きがよくなったりすれば，ああこの人の気質はこれを求めているんだ，と診断ができる。診断学だ。ある種の場を提供することによって，それに馴染むか馴染まないかをみるの。そういうことを，こっちの人（前出の症例）にやったら，キャーとか言って逃げちゃう。（笑）これはそういう気質じゃない人だから。ちょうど（二つの症例が）正反対でよかった。説明がしやすい。

樽味：で，あの，この方はいろいろ緊張が強くて警戒心もわりとあらわになっていたんですけども，まあ夕方（治療者から）だらっと話に行ったりして，まあ好きなテレビや音楽の話など，ちょっとぽつぽつ話していたんですけれども。たまたまテレビの話でいくと，この方はとにかく見るのは教育テレビをよく見ていて，僕もわりと個人的に教育テレビが好きだったもので，その辺でよく話が合ったりして。この方は子供向けの番組が好きだとおっしゃって，「いち・にの・さんすう」とかああいうものが。

神田橋：その番組は幾つくらいの子が見るのに適した番組ですか。

樽味：番組としては小学生向けですね。

神田橋：低学年ですか？

樽味：低学年ですね。

神田橋：そうですね，小学校低学年もしくは幼稚園ぐらいですね。その年齢ぐらいまではこの子の家庭がハッピーだったのかも。

樽味：そうですね，お母さんもオヤジさんもいて。

神田橋：そうなんだな。だからこれは一種の懐メロだな。だって教育テレビが好きで「いち・にの・さんすう」が好きでって，これは全然教養とは違うじゃない。（笑）自分が幼児教育を目指してるとかいうことなら，そりゃ教養番組だけれども。教育テレビっていうのはだいたい教養番組でしょ，賢くなって見聞を広めて。「いち・にの・さんすう」はそりゃ別だよ，教育テレビでやってるけどさ。（笑）だからこれは懐メロなんだ。

樽味：そこでそれが，唯一安らげるテレビというのもそういうことで。

神田橋：キャーキャーしてないし，一応真面目だし，あまり悪ふざけしないしね。

樽味：はい。それでちょこちょこテレビの話とかしながら，あと夜はラジオを聞いたりして過ごしているという。そのラジオも絶対歌番組じゃなくて，NHKの「ラジオ深夜便」ていう夜中の硬派な番組をずっと聞いてたりという感じで。それで，こちらが接触するのも，乾いて，なんかこちらが申し訳ないような抵抗が僕の中にあって。例えばその，子供の頃のことを根掘り葉掘り聞くとかいうのもなんとなくできないような感じで。

神田橋：それはしない方がいいよね。

樽味：はい。なんとなく毎回おじけづきながらドアを開けて，あの，ダラダラとしゃべっては，僕も反省しながら帰っていくような。

神田橋：何を反省するの？

樽味：いや，あの，あんまり，こう…。

神田橋：ああ，治療的な働きかけができなかったということね。

樽味：はい，こんなんでいいのかなあ，というような。

神田橋：うん。

樽味：まあそんな感じで過ごしながら，病棟生活も決して他の患者さんとは

交わらなくて。一番目を引いたのが，自分の部屋（一人部屋）の窓をほぼ毎日ずっと開けてあって，この方の入院は1月2月の寒い時期だったんですけども，全部開けてあって，非常に薄着で日によってTシャツ一枚であるいはトレーナーを羽織るぐらいで。

神田橋：じゃあニンジン食べたらいかんわ。そりゃ熱証だもの，暑いんだよ。

樽味：はあ。それで部屋は暗くして，「なんで？」って聞いてみると「部屋の電気をつけていると看護婦さんが検温とか調子どうですかとか聞きに来るのが嫌だから」ということでした。まあとにかく食事はずっと取ってるし，人と話すのは僕がこそっと行ってしゃべるのと，もう一人仲良くなったベジタリアンの看護婦さんがいらっしゃって，その二人とだけは。まあ僕との時もそんなに話の広がりはないんですけども…。それ以外はもうハイとイイエだけで，機嫌の良くない時はうなずくか首を振るだけで，といったそういう状況がずっと続いていったんです。それでも少しづつ，まあ歯の詰め物がとれて歯科受診したり，徐脈傾向にあって循環器内科を受診したり検査に行ったりしてるうちに，彼女なりに馴染んだのかもしれないですが，部屋を出て，人のいない時にシャワーを浴びたりはしてました。人と一緒にお風呂に入るのが嫌だったようで。

　この後，彼女が一度，母に電話をかけ退院を希望した。理由は「病棟で音楽を大きい音でかけている人がいて（実際にいた）それが嫌。食事は入院後はちゃんと食べている。いろんな人（他患）との共同生活も嫌。任意入院だから私は退院できるんじゃないか」ということであった。（その日は休日で私は他院に当直に出ており抜けられず，大学当直の先生の裁量で外泊扱いにしていただき，休日開けに今後の方針決定の為＜帰院＞してもらうことになった。）電話で呼び出された母に本人は，病棟スタッフがびっくりする程（今までは他と接触を避けて静かにしていたため，驚かれた）しゃきっとタンカを切って口げんかをしたという。この時の当直の先生の印象としては「もう来ないんじゃないか」というものだったが，休日開けの月曜日にはち

ゃんと時間通り帰って来られた。「(月曜に帰院するという) 約束はちゃんと守らないといけないから」とのことだった。

樽味：今後どうするかということで，家で預かりきれないのであれば閉鎖病棟で医療保護入院という道もあったんですが，そうまでするのは僕は「なんとなくいかんしな」と思って。とにかく御飯は食べられているからその流れをきちんと続けることと，もう少し人との関わりとか…。この人は「あまり生きていく魅力がない」とおっしゃるんですよね。「世の中たいして楽しいことがあるわけじゃないし，人と話す時にも自分を作って話して，その後どっと疲れるからもう嫌だ」っていう。「なんで皆生きているのかよく分からないし」と。

神田橋：そうだ。この人は生きていないんだ。この時に「もう一度生まれてきたらどんなような人になって，どんなような人生，どんな家庭に生まれてきて，どんなような子供として育っていったらいいかなあ…」というようなことを一つずつ言いながら本人の顔色を見てると，必ず本人は混乱しますから，そういう風に空想すると何かが見えてくることがあるけども，「それはたいてい話さない方がいいよ」って言うんです，混乱している様子が見えたら。苦しそうになかったら，「そういう事をもとにして話し合っていくと，また先が開けるようだけど」って言うんです。

　つまり，自分である夢を描いて，こうこうあったらいいだろうなという風にちらっと思ってはそれを打ち消し，ちらっと思ったら打ち消して生きてきた可能性があるから，それを言って，そしてすごく苦しそうだったら，「それは思うだけで話さなくてじっと思っているだけでも，またいろいろ道が開けることもあるのよ」と言う。だけど，考えてみても誰も相談相手がいないから打ち消していたのであれば，そんなに苦しそうには見えないから，「そういうことを話し合ってもいいね」と言う。これも診断学。

　診断学というものは，少しずつ少しずつ「こういうことをやってみるという方法もあるけど」と言いながら，観察が途切れなく続いてなきゃいけない。

それによって本人の中に何か生き生きしたものが出てくる，あるいは苦しそうなものが出てくるのを，こちらが送り出している言葉への反応を観察できないでやると，荒々しい対応になるの。そんなやり方は商売人は皆知ってる。値切るときとかな。高いわ高いわ，と言うたり，あなたも苦労して付けとる値段やろうし，とか言って持ち上げたりして，適当な所を探してね。それを練習しないと。診断学というものの意味が皆全然わかっとらん。所見をとっていかないと診断学にならん。

樽味：はい。まあそれで，あまりごりごりといく感じが出来なかったので，「無理にこちらから退院させたり無理に退院させなかったりすることはしない。『入院の継続を本当にしないといけない』とこちらから強行手段に出るのは，身体的な面で問題があった場合以外にはしない」という約束をしました。

神田橋：うん。

樽味：それで目標として，食事のバランスを整えるのをもう少し続けてみる練習と，それと人との関係を含めて何か自信ができれば，もう少しきつい状況がやわらぐんじゃないかというような話をして，じゃあもう少し今まで通り開放病棟で頑張ってみようか，ということになりました。

神田橋：この「頑張ってみようか」っていうのはいかんやったなあ。「頑張って，もう少し頑張らずに生きていけるような方法が見つかるように，頑張っていく」という風に言わんとなあ。「なんとなくもうちょっと頑張らないでいい人生，生き方がみつかるといいなあ，と思ってるんだけど」と言う。今度のコツの本にも書いといたけど，頑張るというのは「目的のためには心身に無理をかけようね」という合言葉だ。

樽味：なんとなくあの，「とにかく入院前と後で変わらないと困るから，もうちょっと入院してみる」とこの方はおっしゃって，それが僕にとってはプレッシャーだったんですけど。

神田橋：うんうん。

樽味：それで少しずつ話をしながら，話をしているうち僕は思ったのですが，

この人は決して間違っていることは言っているわけではないし…。（つまり，治療者として彼女に手を差し出す必要性，必然性について考えていた。）

神田橋：異常だな。間違ったことを言わない人は異常なの。官僚答弁なんかは間違ったことを言わないからあれは異常な答弁で，ほとんど生きた言葉じゃないでしょ。間違ったことは何も言わないのは，ひどい病気だ。「あなたは間違ったことを言わないねえホントに。まるで正しさの権化だね」とか言って，「とてもまねが出来そうにないけど，あなたは年中そういう正しさを身につけてきたんだろうねえ，ご苦労さんと思うなあ」と言う。そうすると本人は揺れるから，あんまりひどくそういうことを言っちゃいかん。まあ三カ月ぐらいかけながら，三つぐらいに切ってね。「ホントにあなたが言うことはどこして間違った所がなくて，ホントにそうだと思うよ」と。それだけでこの人は動揺するからな。ほめ殺しみたいなもんだ。それで動揺が収まるまで支えてあげて，翌月ごろに「やっぱりつらいんじゃないかなと思うよ，私だったらそんなにキチッといつもしているのは，つらいけどね」とか言って，徐々に柔らかくしていく。

樽味：はい。それで，肉類は食べ出したけれども，まあ野菜が好きで野菜を多く食べるからといってなんで入院になるのかというと，そんなことはないわけであって，人と話したり，皆が皆バラエティ番組を見て楽しむ必要もないわけで，この人に病院として何か出来ることがあるかなあと。1月2月の寒い日に病室の窓を開けて生活していることぐらいしか，何も問題はないような気がして。ただ家に帰ると何か（問題が）起こってしまうということで…。

神田橋：そうかなあ。やっぱり一番の問題はさ，「『生きていることはそこそこいいなあ』とあなたが思えないこと。『生きているのはいいなあ，だいたい砂漠だけど時々オアシスがあって，生きていることも捨てがたいところがある』ということすらない，というのが見ていて痛々しいから，それがなんとかならんかなあと思うのよ」と言う。

樽味：あの，「じゃあ生きていて何かいいことがあるの」と僕も（彼女に）聞かれてしまって，僕も答えようがなかったので…。

神田橋：あらそうね。（笑）あなたもそう思っているの。そりゃ困ったね。あなたも生きとってあんまりいいことがない。

樽味：具体的には，なにか，そのう…。

神田橋：これね，「生きていて何かいいことがあるの」と聞かれた時に，「じゃあ私が生きていて何かいいことがあるのかどうか，先生言ってご覧なさい」と言われたと取らずにさ，「私の場合，生きている喜びは何かな」と思って自分のことを言ってあげたらよかったじゃない，ちっとはあるでしょ。

樽味：それは，はい，あの，いくつかは。（場内失笑）

神田橋：いくつかあるでしょ，それを一つずつ出しながら，そのときこちらの告白はすべて向こうに投げかける，刺激だから。だからそこでまた観察が必要だ。下向いて言ってたってだめです，観察だから。

樽味：まあ，「ビールを飲むのが好きだけどねえ」とか言ったら，「私はお酒が飲めないからやっぱりだめだ」とか。なんとなくそんなやり取りがずっと続きながら…。

神田橋：これはいいのよ。これ，「私はお酒が飲めないからだめだ」という言い方の中にね，すこおし，なんか，じゃれてるような感じがあるんだ。「そしたら今度，僕がビールで，あなたがニンジンジュースで，一緒に飲んで，というようなことを少し思った」とか言ってね，向こうのじゃれてきたのを少しじゃれ返すということになるわけね。そうすると，これも本当はキャピキャピした世界なんだけれども，つつましやかに，キャピキャピした世界を作る。あんまり急にすると消化不良を起こすから，楽しいじゃれあいの雰囲気を，ちょっと，する。こう頑なにやってるところを見ると，相当，がちいっと厚いと思うの。ということは，原子炉と同じで，この厚みは中の圧力に見合うだけの厚みになっているだろうと思うの。だから本人の中の，じゃれ合ったり，ネエネエってしたりすることへの欲求の蓄積量というものはすごく大きいわけでしょ。ああもう，あと二分。

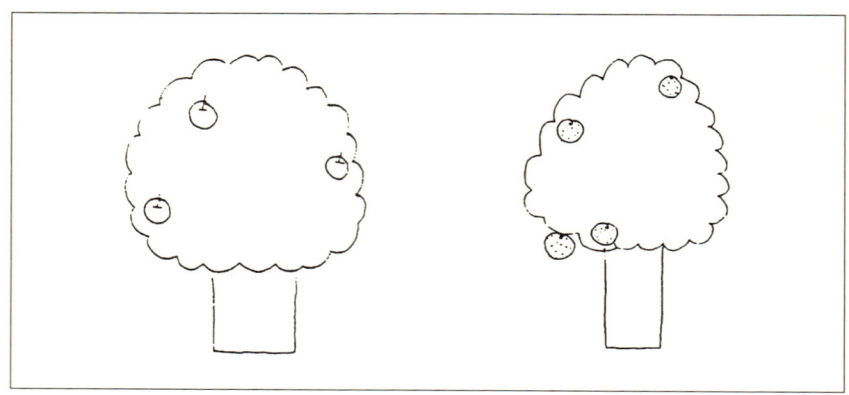

バウムテスト

樽味：あ，はい。まあ，あと，あのリンゴの絵を描いてもらったりしてはいたんですけど。

神田橋：ああ，そうそうそう。

樽味：まあ，いろいろしゃべりながら描いてもらったんですけど。

神田橋：ちょっと待って。このリンゴの絵は？　こっちはリンゴがはみ出しとるぜ。

樽味：はい。それはなんで？と聞いた時はですね，「落ちかけてるの？」と聞いたら，「取りやすいように」ということでした。

神田橋：そうなんだよ。これはもう大変な変化なのよ。ほら，ひとつリンゴが枠から外に出ようとしてるの。素敵だよ，これ。ねえ。この人の世界からリンゴがひとつ取りやすいように外へ出ようとしているんだよねえ。そしてこんなに，あなたがてこずるぐらい力強いように見える人のバウムじゃないね。こんなに愛らしいの。こんなに小さくて。つまり，外に出して使えるだけの情緒が，たったこれだけしかないの。やっぱりこれは「いち・にの・さんすう」の世界ぐらいしかないの。そしてしかもほら，線の優しさ。全然固い世界と違う。なんだかいじらしくなっちゃった。こういう人はね，やってる症状というか，行動で出てくる。そういうものが本人にも分からない。概

念というか，言語が発達してないから。そんなの発達する必要はないんだ。発達しなくても十分普通に生活できます。それよりもこの人の，non verbal に感じて物事に対処していく力，それが素質としてある。それが伸びなければ社会人としてやっていけない。鵜は鵜の生活，烏は烏の生活ができるようになれば，ちゃんと社会人としてやっていける。遺伝的に付与された資質が発揮されてないとやっていけない。はい終わりましょう。

　私はへどもどしながらなんとか時間内に，退院時のことまで話を進めようと汲々としていて，きちんと先生と話をしきれなかったように感じています。描画をその後発展させず，逆に本人に日記を書いてもらおうとして上手く行かなかったことなどは，やはり診断学なきまま（＝治療者の気まぐれ）で，先生のおっしゃる non verbal な手法とは逆行していたのだということを痛感しました。みること，みたてること，吟味することの大切さ，凄さが骨身にしみたように思います。

　暖房がかかりながらもやはり寒い病棟の廊下を歩いて，薄暗い彼女の病室を訪問していたことを，無責任ながら懐かしく思い出します。結局この方は，私の3月の転勤もあった為に，目立った転機のないまま2月いっぱいで退院していきました。その数日前に，福岡地方に大雪が降り，その日は彼女は朝から病室にいませんでした。私は，ちょうど退院日の話をしていたこともあり嫌な予感がして病院内を探し歩きました。少し後に彼女はふいと病室に戻って来て，「屋上で雪だるまを作っていました」と言

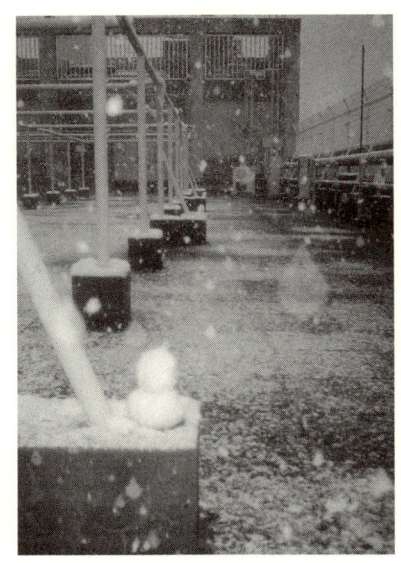

いました。私は「屋上」という言葉にびくっとしましたが、とりあえず彼女の言う場所に行ってみました。

　屋上の物干し台のコンクリートの上には、小さな雪だるまが三つ、等間隔に並んでいました。私は何やら嬉しくなってそれを写真に撮りましたが、その「嬉しさ」と、そこで明らかに差し出されていたはずの「non verbal な取っかかり」とを結び付けることができずに、ただシャッターを押していただけでした。

(福岡行動医学雑誌, 8；33-42, 2000.)

慢性期の病者の「素(す)の時間」

樽味　伸

Ⅰ．はじめに

　筆者は精神医療に従事してから日は浅く，年単位で分裂病者と過ごした経験はそれまでなかったが，ある年の4月から私立の精神科病院に赴任することが決まった。その病院は大半の入院患者が，いわゆる慢性期の分裂病者であり，筆者はそこの女子閉鎖病棟の病棟医となった。彼女らの多くは入院期間が10年を超えており，筆者はその何代目かの主治医であった。彼女らは毎日，検温に応じ便の回数を申告し食堂に行き病棟に戻って服薬し，その合間にテレビの前に座ってぼんやりしたり，医療者に心身の不調を訴え時々食い下がったり，あるいは何もないと拒絶したり，日々同じような行動を繰り返していた。しかしその中で時折筆者の目を引いたのが，一時的にではあるが，すっとこちらにピントが合うようにやりとりのできる時間だった。そしてその後，時によってはそれがしばらく続くこともあった。彼女らが，いわゆる異常体験や病的行動に彩られた日々の中で，ふっと「素(す)」になることがあるように思えた。

　それは，聞く側に「ピントが凄く合っている」と思わせるような，やりとりの自然な確かさを与える瞬間である。そしてそれらの後にしばしば，しばらく繋がっていく一定のすっきりした，あるいは少しだけ親密な時間である。

　例えば，日常生活のちょっとしたハプニングがあるとする（脱水中にフタが開き洗濯機から洗濯物が噴出した，面談中に立ち上がった医師の白衣がイスに引っかかって破れた，カルテ記載中にボールペンのバネが飛び出た，

等々)。すると彼女らは，病室から看護婦にせかされて無理やり筆者の前に座らされていた時でも，あるいは寡黙に回診に耐えてくれていた時でも，クスリと笑ったり，わっと驚いたり，心配してくれたりする。その後に，治療者，あるいは看護者も含めて，彼女らとの間に少しだけ自然な時間が流れる。洗濯機の件では，常同的な独語をテレビの前で日がな一日続けていた人が「壊れたんやなかろうか」と詰所に報告しに来ておろおろしていた。それを中心にしばらく自然なやりとりが続いた。

また，こちらがぼんやりと特に用もなく病室を訪れていて，ふいに「センセ，煙草はなにを吸いよるんな」と声をかけられてびっくりすることもあった。その女性は日がな一日デイルームで飛び上がりしゃがみこむ動作を常同的に続け，それから徘徊を始めることをずっと繰り返していた人であった。しばらく煙草の銘柄の話が続き，しかし病棟をひと回りして戻ったときには彼女は廊下を独語しながら行ったり来たりしていて，こちらに目を合わそうともしなかった。

それは日々の「診察」する段になっているときの出口のないような筆者の無力感を，しばしば少し軽くしてくれるものであった。その時間は決して，そのとき病的ではないというわけではなく，というよりそもそも「病的／非病的」という次元とは別のように思われた。したがって「素」という表現を使おうと考えた。その時間は「素の時間」であった。

今回，その「素の時間」について記してみる。学術的でないという誹りを免れないだろうことは，承知しているつもりである[注1]。

注1)「分裂病の理解には大きな物語が必要である。分裂病について人間学的な観点や社会心理学的側面から述べられた物語はしばしば魅力的である。だが，『目的や願望から物事を解釈しない』ことと，『経験に照らし合わせて推論を検証する』(そしてその上で新たな推論を構築する) という科学的方法の要件を満たさない限り，物語はフィクションの域を出ることはできない (臺)[10]」。ここで「物語」「フィクション」「科学(的)」という要素と精神医学との関係を再考する必要があると思われるが，筆者の力量を明らかに超えている。中井[8]は，精神医学が立脚しようとする場，その「科学性」を纏うときの足場となる「対象化」という段階の，医学における限界について興味深い論考を発表している。

II. つぎに

病院の概要から記載する。

私立, 医療法人。九州の地方都市にあり, その中心から車で15分ほどにある。当地の精神科病院の中では交通の便はよい部類で, 古い幹線道路沿いにある。高度成長期に造られ, この地では古参の病院のひとつである。

隣は敷地の広い食品加工場, 裏手には大きな川と畑, そして近年は中古自動車店などもできている。川の土手は整備され, ジョギングする人や自転車に乗った人が行き来する。一部の病室からはそれが見える。春には菜の花が咲き, ツクシが出る。隣の工場は移転が決定し大規模な取り壊し工事が始まっており, その音は病棟にも一時はよく聞こえてきていた。

病院のまわりは木が植えてあるが, 鬱蒼とした感じではなく, 門から玄関まで, 少し道路から引っ込んで長くとっている以外は, とくに隔絶された印象は受けない。敷地自体は広く, テニスコートと作業療法棟, デイケア棟, 物置, 職員住宅などが外周に並び, 中心に3階建ての病棟が建っている。その病棟に囲まれるようにして小さい中庭があり, 猫が住み着くこともあった。猫好きな職員が半分困りつつ世話をしていたが, 給食室が傍にあったこともあり賛否両論で, 多くは職員が連れて帰って飼ったりしていた。

テニスコートは以前は入院患者も使用していたようだが, 患者が高齢化したこともあり現在は職員が時折使う程度である。作業療法棟, デイケア棟, 職員住宅とも古さは目立つが, 中の居心地は悪くない。

病棟の建物は古い鉄筋コンクリート造りの3階建てで, 窓は小さめである。格子は近年取り外された。病室は4～7人ごとの部屋であり, 個室はない。400床を超えるベッドは7つの病棟に分かれている。そのうち保護室が約30床で, 各病棟にあるのではなく, いわば「保護室病棟」といった形で独立している。開放病棟はひとつ (80床ほど。男女混合), あとは閉鎖病棟 (男子病棟, 女子病棟で分離) である。建物全体の印象としては, しっかりした建

物であるが，古い役場や保健所の造りに似ていなくもない。

　外来ロビーは広くとってあり，吹き抜けがある。診察後もテレビを見ながらしばらく過ごし，それから帰っていく人も数人いる。このロビー周辺は静かなときが多い。

　病棟はやや天井が低く，廊下も以前の基準での設計で狭い。長細い造りで，看護詰所の両脇に病室が並んでいる。詰所のカウンターから首を伸ばせば，廊下を見通すことができる。閉鎖病棟入り口は，ペンキ塗りの鉄扉である。両脇が部屋なので廊下は明るくはない。照明は蛍光灯である。

　各部屋のドアは蝶番式で木でできている。痛みがやや目立つ。病室の窓は掃除しきれず，曇っているが気にする人は少ない。壁にはめいめい，いろんな切り抜きやカレンダーを貼っていて，セロテープをはがした痕がそこかしこに残っている。

　男子病棟では，決められた時刻にタバコが配られ一斉に吸うので，その時間は煙幕が焚かれたようになる。女子病棟はさすがにそこまではなく，その時刻の灰皿（赤いブリキのバケツ）まわりは井戸端会議のようになる。男子病棟では，黙々と吸う人が多い。

　廊下の突き当たりに物干し場があり，詰所からもあまり見えないので，そこをお気に入りの場所にしている人がいる。少し前に各病棟に全自動洗濯機と乾燥機が据えつけられた。使い方にとまどう人はそれほどいなかった。順番待ちでケンカになることはあったが，冬場は水で手洗いしていた人も多く，洗濯機は喜ばれた。

　病棟内の空気は淀んでいることも多いが，老人病棟以外はそれほど匂いは気にならない。建て増しした病棟は比較的きれいだが，逆にその病棟だけ雨漏りがする。その病棟の人はよく知っており，雨の日はバケツや洗面器を用意し，それを的確な位置に置く。

　「保護室病棟」は，デイルーム奥の廊下に保護室が並ぶ。1階にあるため保護室に行くことを「○○さんを下ろす」「○○さんが下りてくる」と表現される。さすがに匂いも強く快適とは言えないが，良くも悪くもかなりルー

ズな時間開放が行われており，主治医が知らない間にデイルームでテレビを見ていることもあり，しかしそれが奏効することもある。衝動的破壊行為のため長期間保護室で過ごしている人も，日中はぼんやりとテレビを眺めていることがある。

レクリエーションや運動会は年に何回かあるが，入院者の高齢化とマンネリ化で若干盛り上がりに欠ける。運動会の時「君が代」のテープがかなり伸びており，それが演奏されたときに失笑が漏れたのは印象的だった。カラオケ大会では名物の男性患者が毎回「無法松の一生」を歌う。

入退院はそれほど多くはなく，入院が月に10人前後，退院もそれぐらいである。新患の中で入院に至るような人は少なく，ほとんどの入院はいわゆる「おなじみ」の人である。ただ，しばしば保健所や警察からの入院要請があり，そのときは新患の入院で忙しくなる。

診療体制としては基本的に病棟主治医制をとっている。常勤精神科医のうち2名が大学から派遣されており，2年前後で交代する。看護者は年配の人が多い。

筆者は先にも書いたように，ある年の4月からその病院に常勤医師として赴任し，2年後の5月で転勤となった。

III. 症例　丸田

（この項では「治療者」と書くべきところを「私」と記載している。その方が主旨を伝えやすいと判断したためである）
丸田安江（仮名）　58歳　女性
主　訴
「殺してやる」等の幻聴，追跡妄想，夜間の侵入感，妊娠させられたとする妄想的訴え。
ここ数年の問題はそれに加えて，気分の高揚とそれに伴う他患とのトラブル。

病歴と状況

　4歳下の妹がいる。両親は農業，父は時折出稼ぎに行っていたとのことだが詳細不明である。中学卒業後，食堂でウエイトレスなどをしていた。22歳時に，注察妄想，追跡妄想，幻聴にて初回入院。半年後退院し，再びウエイトレスとして働いていたが，その後も数回の入院歴がある。

　28歳時に，「誰かわからないが殺してやると聞こえてくる」「追いかけられる」「夜中にいたずらされる」と執ように訴えるようになった。

　ある日（昭和46年），自殺をほのめかす遺書を残して家出し，港で警察に保護され，入院となった。入院後も幻聴は続き，電気けいれん療法も何度か施行されている。侵襲的な幻聴，夜に誰かが来て（主に対象は医師だった）妊娠させられる，と繰り返すような状態が続き，入院は長期化した。両親が相次いで死亡し，妹はまったく接触を断つようになり，身内の者の面会などはなくなった。妹の住所も本人には知らされないまま，以後30年あまりの入院を続けている。

　この10年程は，気分の高揚を数日単位で繰り返し，デイルームで大声で歌ったり他患とケンカしたりの日々だった。医療者には「当直の○○先生に妊娠させられた」「お腹の子供が出してくれと言っている」と何度も訴え，不眠の夜はやはりデイルームで歌ったりして他患から苦情が出ていた。看護者も手を焼いていたが，保護室に隔離となることはなかった。そうかと思えば自室で布巾を顔に乗せて不機嫌に押し黙っていることもあった。「夜間の不眠」「不穏」により，最近の2～3年は月のうち10日ほど臨時や数日間の連続投与でハロペリドールの筋肉内注射（5～10 mg）が施行されていた。

＊

　ある年の春，私が赴任し，彼女の病棟（閉鎖女性病棟65床）担当となった。病棟に挨拶に行ったときも，彼女はちょうどデイルームで歌っているところだった。挨拶もそこそこに再びテレビの前で歌い出した彼女を，他患が迷惑そうに眺めていた。彼女は小柄でころころと丸く太っており，愛嬌のある顔立ちだった。表情は明るいと言えなくはなかったが弛緩しており，大き

な目で，斜視があった。挨拶の最中も彼女がどこを見ているのか，そもそも言葉が伝わっているのかさえ自信が持てず，あまり気にかけてもらえそうになかった。

　他の女性患者たちが，私を囲み四方八方から出身や年齢（年齢はヒミツ），独身かどうか（ヒミツ），その土地の名所に行ったことはあるか，年収はいくらか（ヒミツ），何年いる予定なのか（口を濁すしかなかった）等々矢継早に質問する中で，彼女は離れて歌っていた。その後も彼女とは，事務的な会話は可能だったが，それ以上の疎通はよくなかった。彼女の歌は「炭鉱節」から私の知らない演歌，童謡，おそらく即興の歌など，次から次へ歌うのだった。楽しんで歌っているのではなく，他患の邪魔をしようとしているのでもないようで，それしかしようがないといった感じで歌い続けた。あるいは幻聴がひどいときの対策なのかもしれなかったが，結局わからなかった。

　翌週，回診にかこつけて各病室を回った。彼女の部屋は4人部屋で，他の3人はひっそりとした中年から初老の女性達だった。彼女のベッドの周囲は非常に雑然としており，脱ぎっぱなしの服，顔にかぶる布巾（かぶりやすいように糸で頭巾のように工夫して加工していた），把っ手のはずれかけた大きな古い化粧箱，皇室関係や料理の献立などの雑誌写真の切り抜きなどが散らばっていた。私からの問いかけには「うん，うん，いや」とだけ表面的に答え，ある程度視線は合わせるが，あまり機嫌は良くなさそうだった。赴任当初でもありあれこれ見せてもらうわけにもいかなかったが，ただ，頭にかぶる布巾の工夫に感心すると「えへへ」と笑ってくれた。

　彼女が私から距離を置いていたのも，長くは続かなかった。まもなく病棟を歩く度に歌をやめて，私を文字どおり捕まえて離さず

「昨日も○○先生が夜にやって来た」

〈あらま〉と言うと

「センセ（私のこと）も来たろうが。ニヤニヤしてから」「今もお腹から話しかけてくる」「センセの子や」

　と一生懸命言ってくるようになった。切迫し額や鼻に汗をかいていること

も多かった。そういうときは大抵は看護者に怒られて，デイルームや自室に帰らされたりしていた。自室で押し黙り布巾をかぶるときは，「殺してやる」といった幻聴が近づいてきているのだった。夜間の不眠も依然続いていた。

彼女は，夜中の侵入と性的いたずら，妊娠の話で私を非難し続けた。症状レベルに絞ってこちらから問うても，話を他に向けようとしても，相づちさえにも，彼女は応じることはなく，それが唯一の武器と戦い方であるかのように，ただただ繰り返し強い口調で話し続けるのだった。病棟の看護者に聞くと「もうずっとあの調子よね。夜さえ寝てくれればいいんやけど」と言うのだった。

赴任後1カ月ほどして私が初めて当直することとなり，夜の病棟回診（午後7時から全病棟各部屋を看護者とひと回りする）をした。彼女は自室で早くも頭巾をかぶっていた。しかし消灯後に彼女は不眠を訴え，頓服薬（ベゲタミンB®）も奏効しなかったようで，「注射しますか」と内線電話を受けた私は，せっかくだからと午前1時頃に病棟へ行った。

病棟へ行ってみると，大声で歌っているかと思っていたが，彼女は詰所の入口の傍の，カウンターのようになったところにほおづえを突いて，窓越しににこにこしていた。「おこんばんわ」と彼女は言って，私も〈こんばんわ〉と言った。病棟当直婦長は寛容な人であったこともあり，せっかくなので彼女に詰所に入ってもらい話すことにした。

〈どげんしたね〉
「なんか眠られんに」
〈困ったねえ〉
「そうかえ」
〈いやそんなに困らんけどね〉
「そうかえ」

今までの表面的な応対や強く難ずる態度とはまったく違い，彼女は穏やかで，きちんと話ができた。表情は昼間の弛緩したものとはまったく違って，視線が程良くしっかりしていた。斜視さえないのに内心驚いた。

婦長がカルテを出してきてしまったので仕方なくいじっていると，彼女に「ぶあちいなあ（カルテが分厚いなあ）」と言われた。
〈ぶあちいねえ，丸田さんは長いんかね〉
「もう30年になるに」
〈すげえなあ〉
「（家族の）誰がどこに行ったか分からんに」
といったやりとりだったように覚えている。そこから自然に，昔の話になっていった。分冊となっていた彼女の過去のカルテは倉庫の中で，私は目を通していなかった。夜中であったが，ついつい私は彼女の話に相づちを打っていた。婦長は「（夜中の面接は）癖になる」と怒ったりはせずに，詰所の奥で自分で淹れたお茶を飲んでいた。

*

　ウエイトレスが大変だったこと。よくラブレターをもらったこと。嬉しいよりも恥ずかしくてどうしていいかわからなかったこと。それから，「こげん聞こえるなら」と自殺しようと思ったこと。そう決めると少し楽になれたような気がしたこと。でもどうすればいいのかわからなかったから港に行ったこと。それも歩いて行ったこと（おそらく2〜3時間はかかる）。港でもどうしていいか分からず，近くの浜に行ったこと。お腹がすいたのでサンドイッチを買ったら，それでお金がなくなったこと。そうしたら犬が来たので，犬にあげてしまったこと。犬はどこかに行ってしまって，空腹なまま浜で座っていたら警察に捕まって入院させられたこと。等々。
　彼女は恨みがましさを見せず，どちらかといえば懐かしそうに話してくれた。彼女にとっては辛い体験であったことは想像できたにもかかわらず，私にはなにやら感傷とさみしさと，言って良ければ安らぎみたいなものさえ感じられた。私にとっては，その時は『治療者―病者』の関係さえなかったような気がする。こちらの役割は解除されているようだった。それはいわば夜話といった趣で，私は聞いていただけだった。それは努力したわけではなく，詰まるところ何もしてはおらず，単に自然に聞き入っていただけだった。

現在の幻聴や妊娠の話は出なかった。

　話が一段落して，私が時計を見たかなにかしたのだと思う。彼女から「注射かえ」と聞かれた。

〈どげんするね〉

「そりゃあ，いてえけんいやじゃ。尻がかとうなる」

〈ほなら，やめとこう〉

　すると彼女は言うのだった。

「注射せんとセンセが怒らるうやろ」

眠れないのが辛かったら，もう一錠白い奴（ベゲタミンB®），辛くなかったらそのままでいいことにした。（結局不眠，ただし歌わず）

＊

　翌日の日中からも彼女は歌った。しかし，私が詰所に上がってくると，「ちょっと寄っていく」という感じで詰所のカウンターにもたれて，「お腹の子供」の話や，かなり的を得た他患の悪口を，今までのように一方的に私を捕まえてしゃべり続けるのではなく，だらだらとしゃべってそれから自分で自室に帰って行く，ということの方が増えていった。もちろん，全体的な劇的な変化などはなく，放歌とケンカ，妊娠，侵入の訴えは続いていたが，私や看護者への非難の色合いは薄れ，手に余るものではなくなっていった。夏頃（赴任後3カ月過ぎ）には，他患からの苦情もほぼなくなりトラブルになるほどのことはなくなった。

　その前後から，処方を少しずつ変更し，ハロペリドールを減量（1日量36 mg → 12 mg）し，炭酸リチウムを1日量400 mg追加した。少量使われていたプロペリシアジンやベンゾジアゼピン系抗不安薬も中止した（後日ヒドロキシジンを少量使った）。日中の気分の高揚とケンカはなくなり，テレビを見て花札をする事が増えた。花札は非常に強いことが判明した。時折頭巾をかぶってぶすっとしていることは相変わらずあった。「不穏時」のハロペリドール筋肉内注射はほとんど必要なくなったが，ときおり幻聴が活発になり短期的に使用した。ただし半量で済んだ。夜間の不眠は時々みられたが

減っていき，注射に至ることはなくなった。そのうちブロチゾラムの稀な屯用となった。

　私の子とされる彼女のお腹の出っ張りは，「ふとっちょるけんじゃ」と看護者に揶揄されるだけの余裕のあるものとなり，私に言ってくるときも
「センセの子やのに」
〈俺の子じゃない〉
「またそげんこと言う」
〈俺の子じゃないけど，大事にね〉
といった応対が可能になっていた。そのうちあまり口に上らなくなり，それはそれで少し寂しかった。当直中にすれ違っても，昔語りもそれ以後はなく，ちょっと笑って通り過ぎて行った。意味有りげな笑いではなく，挨拶のような，照れたような微笑だった。

　彼女の昔語りは一度きりであった。一度，彼女が「殺してやる」の幻聴に我慢ならなくなり注射を希望したとき，私は準備の合間に「犬とサンドイッチの話」を持ち出したことがあった。彼女はほとんど話に乗ってこず，しかもそれは幻聴のせいばかりではないように思われた。私は非常に後味が悪くなり，注射の後必要以上に気分はどうかとかふらつかないかとか痛いだろうとか声をかけていた。看護者と一緒に自室へ帰っていく彼女を見ながら，この話は私の方からは二度としないようにしようと思った。

　斜視の程度は日によって変化があったが，その当直の夜以降の精神症状や覚醒度とのつながりははっきりしなかった。体重の増減，身体症状の増減，自律神経症状の顕現は，なかったと言ってよいと思う。数回施行した甲状腺機能はすべて正常であった。また，すでに閉経していた。

IV. 考　察

　症例・丸田は，数カ月の期間の中でゆっくりと，病棟では目立たない存在となっていった。彼女の妊娠の妄想も，お互いに余裕を持って扱えるように

なり，当初の彼女の必死さや切迫感は，筆者が当直した夜の偶然のやりとりを契機に，少しずつ遠のいていったような印象がある。

　思い返せば彼女は最初から，筆者の残業の時など夕方から夜にかけての方が，表情はしっかりしていたようだった。確かにそういう目で見ると，夕食後から午後9時頃までは歌うことは比較的少なく，きちんとしていたようだった。しかしそのことになかなか思い至ることができなかった。

　初対面の印象からして，当初の処方内容は歴代の主治医がそうせざるを得なかったと十分納得できるものであった。しかしそのような状況から，症状と押し合いのようになっていた当初の処方は，減量が可能になっていった。彼女の変化の要因としては，結局は長期的な抗不安薬が気分の高揚を惹起していただけかもしれないし，リチウムで情動が安定しただけかもしれない。それでも，薬物とはまた別の要因もあるように思えてならない。

1．「妊娠の話」について

　彼女は「先生が夜やってきて妊娠した」「どうしてくれる」とよく怒ってきた。それに対して筆者は特に目新しい対応をしたわけではなく，どうかなあ違うんじゃないかなあ困ったなあ，というニュアンスを伝えつつ受け流すことに終始することとなった。ただ，彼女独特の愛敬のある風情のためか，訴えは執拗なものであったにもかかわらず，あまり筆者は辟易することがなく，それほど邪険に扱うことはなかったと思っている。また彼女は筆者よりかなり年齢が上であり，異性の性愛的な主題を挟んだときの接近について，筆者にほとんど罪悪感・後ろめたさが湧かず，追い詰められた感じ[12]にならなかったのは，余裕を持って主題を扱えた大きな要因だったと思われる。

　しかし経過を見た場合，この妊娠の訴えは，被害感，侵入感，恋愛性転移や被愛妄想の範疇に入れてよいのであろうか。

　彼女の「妊娠」の際の相手には，歴代の主治医や気に入った当直医を取り込んでいた。筆者も取り込まれ，そして非難の的になった。しかしその「非難」は，口調は執拗で切迫してはいたが，恋愛妄想と表裏一体のはずの「憎

悪」の存在，鋭さや重さが感じられなかった。そのうちに切迫感は柔らぎ，親しみも併せもった繰り言，つれない相手を仕方なくなじるような色彩になり，そしてそのうち口にのぼらなくなってしまった[注2]。

　おこがましいかもしれないが，彼女にとっては「妊娠」そのものがある種の救済願望のあらわれであったかもしれないとも思える。彼女にはすでに家族からの音信は久しく途絶えており外出もまったくできず，他患とのやりとりも上手ではなく孤立しがちの状況がずっと続いていた。看護者も手を焼いており，常に親切に優しく遇されるわけでは決してなかった。どちらが先であったにせよ現実には，すでに彼女には日中は歌い続ける状況しか残っていなかった。ほぼ2年ごとに交代する医師は，彼女にとっては「外からの来訪者」であり，窓口であったと思われる。救済願望に多く見られる超越的な救済者という色彩がこの場合は薄いにしても，「外からの医師」を彼女なりのやり方で取り込み内住[3]させることによって，「外への通路」を確保し日々を繋いでいこうとしていたのではないだろうか。

　当直の夜に偶然にも，妊娠を仲立ちとしない別経路での，「素の時間」でのやりとりが可能であった経験が，「外」と繋がれる安心感となって彼女の中に生まれていたとすれば，それが「妊娠」の必死な訴えの消褪の要因になったのではないかと思われる。

2−1．「素の時間」／「具の時間」について

　彼女たちとのちょっとしたやりとりの瞬間や，症例・丸田との時間は，病的体験の有無で考えるべきなのだろうか。つまりその間は「病気」なのかそうではないのかという問いに対して。ただしそのあたりを突き詰めるために

注2）梅末[11]は，病者の語りを自己陳述としてではなく，治療者に向けられた言語行為として捉えなおし，自己陳述の内容の歪みの記述ではなく，言語行為の形式と行為に伴う切迫感の推移を記している。「（入院初期の症例男性は）病的体験を語る際も，それは単なる病的体験の報告ではなく，切迫した語りとして，つまり語ることによって自己をかろうじて確保するような語りであった。彼は，語りかけることで，自己自身を一個の人格として承認するように私に要求しているようであった[11]」（括弧内：筆者）

は「病気」の定義と「健康」の定義が必要となろう[注3]。仮にその瞬間・時間に「異常体験」がなかったとしても，異常体験がなければ病気ではないのか，あるいは健康と言えるのか，簡単には判定できないと思われる。そういう意味合いから「素の時間」と対比させる時間を「病的時間」としてしまうと，「素」は「非・病的」となり，場合によっては「健康的」ということになりうるため具合が悪い。一時的であるにせよ彼女らは自然であり滑らかでありピントは合う。しかしそれは「病的」でないかどうかとは別の問題と思われる。したがって「素の時間」以外の時間は「病的時間」とは呼ばずここでは「素」に対する「具」，「具の時間」と仮に呼ぼうと思う。

「素の時間」での彼女らの感じ方・動き方を見ていると，「具の時間」における感覚／運動経路とは別の感覚／運動経路で（切り替わるのではなく重奏することもありながら）顕現しているのではないかと思うほどに，自然で「あたりまえのこと」のようである。決して別人になった感じを与えるわけではないのだが，一瞬雲間が切れて向こうの風景が流れている（来る），あるいは弱い電波に一瞬チューニングが合い音が流れている（来る）というような印象[注4]を受けるのである。その，自然で少し親密な時間の流れ[注5]はし

注3）本論から逸脱するが，この場合の「健康」については，「健康」の定義を述べているWHO憲章「Health is a state of complete physical, mental and social well-being and not merely the absence of disease or infirmity.」も，この場合は無力であろう。さらにはそこに「spiritualおよびdynamic」を含めるかどうかの最近のWHO総会における議論も，本稿においてはそれほどの意味は持たない。当然ながら，WHOのICD-10にも「健康」の診断基準などは存在しない。

注4）本稿を推敲中に同僚から，narrative therapyとの関連を教えられ，下地[9]の論に似た表現があることを指摘された。筆者も読ませて頂き，びっくりすると同時に，心強くもあり，複雑な気持ちにもなった（本稿の発表自体も迷った）。本稿のもととなった報告を研究会で口頭発表した時は，筆者は恥ずかしながら「臨床民族誌的アプローチ」「物語的アプローチ」といった分野にはほぼ門外漢であったが，今回遅まきながらいくつかの論を読み大いに参考にさせていただいた。narrative therapyとの関連については本稿脚注10に考察した。件の下地の記述[9]を以下に引用する。「慢性分裂病者の世界と，共世界のあいだに窓がひらき風が流れるそのときを共に分かち合うときがあります。やわらかに，強制感を伴わずに，ゆったりとした〈とき〉のおとずれを待つ，その雰囲気の醸成が治療全体のなかに流れることが前提となります」

ばらく続き，そしてそのうちに「素の時間」は「具の時間」の向こうにまぎれこみ移っていき，こちらはさっきの手がかりの感触を失い，彼女らは再び廊下を行ったり来たりし独語し出口のない妄想を訴えていく。

　感触としては，その時間は，病者がふっと，料理の作り方，酒の銘柄などの自分の中の「知識」を出してくれるときや，昔語りを始めてくれるときが多いように思われる。昔語りはしかし，両極端に別れる。妄想そのものといった来歴を語る場合があるのだが，それとは別に，特にそれが歴史風の物語になっているときは，その場は自然な時間であることが多いように思える。例えば戦時中のことや，発病状況とはあまり関係のない部分を自発的に話しているときである。それは本人の記憶の中で違和感なく「自分の年表」，「自分の文脈」に組み込まれている部分なのかもしれない[注6]。

　そういう「素の時間」でのお互いのやりとりは，診察の際の「治療者―病者」の関係から離れていき，それは少し距離を置きつつも「話し手と聴き手」の関係に単純に還元され，互いの（社会的）役割は極度に薄れていく[注7]。そしてその「語り―語られ」の時間と雰囲気は，話題によって変化

注5）「素の時間」においては，時間としての意味だけでなく，そこで開かれた「場」の空気，雰囲気といった空間的な次元も射程に入れている。

注6）入院前後の話に至ると，いたましいことに外傷体験としてしまい込まれていることが多く「年表」上の断絶があるのか，すぐに「素」の感触と雰囲気は壊れていく。その意味では症例は例外かもしれない。

注7）症例の「素の時間」における「話し手―聴き手」への還元は，まさに松本[5]の記した「治療者の脱コード化」であると思われる。またおそらく「語り―語られ」の時間と雰囲気は，彼の言う「治療者の脱コード化を通して生ずる接線的触れ合い」において開ける「同じ地平にある者同士の相互に生成的となる場」[5]に近いものであったとも思われる。ただし「素の時間」においては，松本が症例でラカンを引用して考察したように「触れ合いが交叉」するといったことはなく「相互に生成的」[5]といった生産性は薄い。「素の時間」は，あるクロノロジカルな時間をおいて去っていき，こちらは取り残される。本稿の症例においても，松本の記した症例A子のように詩作や絵画といった共通のチャンネルを保持したわけではなくこちらは受け身の態勢におかれ，その時間や内容の再現性は極度に薄くほぼ一回性のものであった。その差異は，関わった時間の差や重症度の問題，また治療者としての技量の差に帰するのが妥当であろうが，筆者の感触としては「触れ合い」というよりは，限られたその間だけ同じ座標に立てた，といった印象である。

はあるものの一般に，柔らかいものとなり漂うように流れ，過ぎて行く。過ぎ去った後，治療者は白衣を着たまま取り残される。

2－2．それは「治療」と関係するのか

「素の時間」への視点が直線的に「治療」と結びつくかどうかといえば，それは難しいと思われる。筆者は症例・丸田に，注射準備の合間に「犬とサンドイッチの話」を調子に乗って持ち出した。その後味の悪さはなんともいえないものであった。大事な場所に土足で踏み込んでしまったような（しかも注射器を持って），言外の約束を破って裏切ってしまったような嫌な気分であったし，実際そうであろう。彼女がその後も変わらず筆者に接してくれたのは，彼女が寛容な人であったからである。

せっかくの「素の時間」にこちらから白衣を着て能動的に踏み込むことはおそらく，してはならないと思われる。それを無理に押し広げようとすれば，当然抵抗があり反発があり，病院という枠がある以上逃げられない彼女らは，そのうち抵抗をやめ，それはあるいは望まない入院時の体験と重なり，そこからなすがままになってしまうだろう。そして「素の時間」そのものがなくなってしまうかもしれない。「素の時間」は治療者が一方的に用意し操作するものではない[注8]。

そうではなく，「素の時間」をちょっと遠くから目にしておくこと（決して覗くのではなく），あるいは見て見ぬふりをしておくことでも，治療者にある種の安らぎ・余裕[注9]が生まれること，そこから，少しは治療者の側の無力感や〈治療〉の看板の強迫性を薄めることになりはしないか。そしてそ

注8）「われわれは，つねに冷静であることによって，病者とのあいだにおいて『出会い』や『ひらけ』といった汝志向的な関わりの障害を的確に把握し，かつその『出会い』や『ひらけ』を『熱心に』一方的に押し付けるのではなく，その不可能性を『可能』にする道をさぐっていかねばならない（松尾）[6]」

注9）再び松本論文[5]において。そこでは，治療者の立場の還元について「治療強迫とでもいうべき桎梏から自由になることでもあって，案外快い体験なのではないか」との記載がある。

の程度に留め置くことで「素の時間」を扱うことの侵襲的な面が遠のきはしないだろうか。

　もちろん理想的には，「素の時間」を共有できることが増えていけば，あまり「治療」の看板に左右されない，あるいは「病気」の看板に左右されない，ある種のお互いの通路のようなものができそうに思われる。つまり「面接ごとの話題に早晩苦しむようになり」，「語り尽くされた症状を媒介とした」面接が「反復強迫に陥る」場面[7]とは別の経路が，そこで生まれるのではないか。その自然な時間の流れの中で少しのやりとりができれば，病者の中に「具の時間」での体験とはなにか別の体験とその記憶，その時間の流れが，自然な形で少しずつ残っていくことになるのかもしれない。

　しかし，それは壊れやすいものであるからこそ，そういう時間にめぐりあうのは幸運なことであり，それでも少しずつそういった時間が積もっていけば，なにか自然な安心感，少しだけの親密さ，揺らぎにくいおもり（＝錘？お守り？）となってひっそりと機能する事になりはしないだろうか，と考えるに留める[注10]。おそらくそのためには治療者の余裕と，強迫的でない環境が必要となると思われる。

V. おわりに

　症例に戻ってみると，「たまたま」筆者の当直で，「たまたま」筆者が暇にしていて，「たまたま」怒りちらさない当直婦長がいて，「たまたま」他病棟からの電話がなく，「たまたま」彼女の歌い続ける防御の鎧がゆるんでいたことが，筆者にとっては幸運だったと思われる。また，彼女の風情風貌もあってか「他患への迷惑行為」の名のもとに保護室に行かされなかったことも，彼女の拒絶が重いものにならなかった要因かもしれない。

　彼女の昔語りは，恨み節ではなく，時には生き生きと語りつつ，そしてある種の諦観に彩られた彼女の歴史だった。根掘り葉掘り聞き出すようなものではなく，かといって必要以上に重苦しくなることもなく，ただただじっと

耳を傾けさせるようなものがあった。そのとき筆者は「治療者」としての役割が極度に薄れ，自分より年上の，老年期に差しかかりつつある「そのひと」の語りに自然に耳を傾ける「ひと」に，いつの間にか還元されていた。その時間は，彼女の「素の時間」であったのかもしれない。そして互いに役割を解除したままその時間を一緒に，ただし少しの距離を置いて（現実には白衣を着てカルテを挟んで）過ごせたことが，「素の時間」を壊さずに少しの間もたせることに繋がったのかもしれない。その時のやりとりが，「具」に左右されない自然な体験として残ったとすれば，そして「具」を介さない別経路でのやりとりの安心感を生み，彼女に安定感として残っていったので

注10）病者が来歴を語り，治療者との会話（対等な参加者としての対話）を通じて変化を見せていくパターンを見れば，そこにnarrative therapyとの関連を指摘できるかもしれない。しかし「素の時間」には，narrative therapyが持つ「相手の語りを社会的な文脈へ引き出し現実を再構成していく」といった明確な志向性や主義[4]は存在しない。そうではなく本稿は文化精神医学・微小民族誌的なスタンス[2]での語りの記録に近いと思っている。筆者がこの文章を記そうとしたのは，症例とのことを中心としたことがらが，統計的根拠を軸にした医学的「治療」の流れの中では掬いとられないという事実に思い至ったためである。データに翻訳不能で伝達可能性の低いことがらが「エビデンス」の集積による精神医学再構成から外れ，治療アルゴリズムのフローチャートから離され，旧道沿いの祠のように埋もれてしまうことを恐れたためである。古い病院で長く勤めている職員なら誰でも知っていること〈勤務時間外の言い伝え〉が，加速度的に目に触れにくくなり，入り込む余地が無くなり，結局なかったことになってしまうのを危惧したのである。（「素の時間」などというものは古参の看護者なら誰でも知っていることなのかもしれない）。そういう意味で，江口[1]が，他科往診時に聴取した病歴とそれにまつわる語りに対して「聴き取り手の私には，貴重でかけがえのないものを託されたようにも感じられ」[1]「（患者の語った物語が）通常の医療場面で全く扱われず，しかも時間をかけて耳を傾けるという行為が，通常の医療行為の残余としてしか扱われない構造に改めて驚かされることになった」[1]（括弧内：筆者）と記述した部分に，強い共感を覚える。

　その上で，しかしそういった語りは，特に分裂病者の場合，常にこちらに開かれ提示されているのではない。語りや手がかりが常に現前していて治療者や聴取者が気づいてくれるのを待っているわけではなく，分裂病者の語りは，突き詰めてはならないようななにかのきっかけでこちらにふと向けられ，（感傷的な言辞を許してもらうなら）少し名残惜しい感触をこちらに残してそのままふと閉じられていくように思われる。そして操作されるべきものでもないのかもしれない。そういった語りが開かれる時間と形式について考察しようとしたのが，本稿の主旨である。

あれば，ありがたいと思う．

　彼女の幻聴は頻度は減りこそすれ，消褪したわけではなかった．退院の目途をつけるのも現実的にはまず無理であった．病状自体の変化としては，単に過ごしやすくなっただけであろう．

　転勤前に彼女をはじめ，病棟の人々に挨拶をしていった．いろいろな反応があったが，彼女は素っ気なく「そうな．どこに行くん」と言った．大学に戻ることを伝え，体を壊さないように，と皆と同じように彼女にも伝えた．転勤当日まで，特に目立つ変化はなかった．筆者の転勤が彼女にどういう影響を与えていくのかは分からない．望ましくないことの方が多かったのではないかと思う．そして現在に至っている．なにか劇的なことが彼女のまわりで起こらない限り，おそらく今後も彼女は病院で余生を送っていくことになるだろう．願わくば，彼女が少しでも楽に日々を繋ぐことができるように，そう思えてならない．

　転勤してしばらく経った頃，別の用件で病棟に電話した．その折りに彼女の様子を婦長に尋ねたが「今そこで歌っとります」とのことであった．

　症例および病院の記述にはプライバシー等保護のため変更を加えている．また本稿は2001年6月に神戸でおこなわれた第5回分裂病臨床研究会において発表したものをもとにした．

　発表当日貴重な御意見を賜った先生方にこの場をお借りして厚く御礼申し上げます．

文　献

1) 江口重幸：病いの経験を聴く―医療人類学の系譜とナラティブ・アプローチ―．小森康永他編：ナラティブ・セラピーの世界．日本評論社，東京，p.33-54，1999．
2) 江口重幸：精神科臨床になぜエスノグラフィーが必要なのか．酒井明夫他編：文化精神医学序説―病い・物語・民族史―．金剛出版，東京，p.19-43，2001．

3) 平松正実：分裂病の妄想と救済願望．土居健郎編：分裂病の精神病理16．東京大学出版会，東京，p.219-241，1987．
4) MacNamee, S., Gergen, K.：Therapy as Social Construction. Sage, London, 1992.（野口裕二，野村直樹訳：ナラティブ・セラピー―社会構成主義の実践．金剛出版，東京，1997．）
5) 松本雅彦：「治すこと」と「治ること」―分裂病治療における「接線的触れ合い」について―．土居健郎編：分裂病の精神病理１６．東京大学出版会，東京，p.139-166，1987．
6) 松尾正：沈黙と自閉―分裂病者の現象学的治療論―．海鳴社，東京，p.209-210，1987．
7) 中井久夫：分裂病の慢性化問題と慢性分裂病状態からの離脱可能性．中井久夫著作集第１巻，岩崎学術出版社，東京，p.239-271，1984．
8) 中井久夫：医学・精神医学・精神療法は科学か―一見極論にみえる常識論―．こころの科学，101；2-12，2002．
9) 下地明友：ライフストーリーの生成可能性―江口論文へのコメント―．やまだようこ編：人生を物語る―生成のライフストーリー．ミネルヴァ書房，京都，p.73-75，2000．
10) 臺弘：履歴現象と機能的切断症状群―精神分裂病の生物学的理解―．精神医学，21；453-463，1979．
11) 梅末正裕：ある分裂病者の語りについて―「語られた言葉」と「語る主体」．河本英夫，松尾正，谷徹編：他者の現象学Ⅲ―哲学と精神医学の臨界―．北斗出版，東京，p.153-174，2004．
12) 吉松和哉：恋愛性転移よりみた分裂病の精神病理―入院治療の落とし穴―．湯浅修一編：分裂病の精神病理７．東京大学出版会，東京，p.141-170，1978．

（治療の聲，4(1)；41-50，2002．）

〈生きる意味〉と身体性，行為，文脈
―ある「ひきこもり」症例から―

樽味　伸

はじめに

　ぼんやりとした抑うつ傾向と，たまに希死念慮をほのめかすような思春期・青年期の症例に，外来で出会うことがある。典型的な内因性うつ病の症候を示すわけではなく，派手な行動化を見せつけようともしない。時々，手首の傷が増えていたりはするが，大げさに対応してほしくはないようである。多めに薬を飲むことはあるが，むしゃくしゃしたときに3回分ぐらいを飲んで酩酊感を味わう程度で，身体科に入院となるような無茶な飲み方はしない。次回診療日までに薬が足りなくなると，ないならないでそれなりに過ごし，上手に残薬をやりくりしている。1人暮らしをしていたり，家族と同居したりしつつ生活しているが，それなりに異性のパートナーもいる。そして彼ら彼女らが，しばしば筆者に問いかけることがある。「生きる意味が分からないんですよね」という問いである。少し涙目になる女性もいるが，大丈夫かなと思ったりしていると，2週間後には，友達とディズニーランドに行ってきたと元気に再来したりもする。

　おそらく笠原[5]の言う「アパシー」あるいは「退却（神経症）」の人々も多く含まれると思われる。家族と同居しつつもかなり没交渉なまま，生活の場だけ共有していたり，あるいはアパートで1人暮らししたり同棲したりしている。時にはその背景に，幸福とは言えないような，実家の様々な軋轢が見え隠れすることもある。ただしそれ自体には，あまり治療者が介入する必要もないぐらい上手に距離を取れている場合も少なくないし，そのような介

入自体を，本人からやんわりと断られたりする。そもそも，距離を取った後の反応性の抑うつや消耗という印象も薄く，また多くは，なんとなく相性が悪いからお互い離れている，といった具合の，それほど苛烈な状況ではないような印象である。基本的にはごろごろと閉じこもりがちに生活しているが，時にはアルバイトなども，しばしば「休養」のための診断書を要しつつ，そこそこにこなしたり，上手に辞めたり探したりしている。

　彼ら彼女らからの「生きる意味が分からない」という問いは，確かにきちんと治療者としての筆者に向けられる。しかしそれに対して筆者がなにか答え，また彼ら彼女らがなにか親切に続けてくれたとしても，そこから繋がる言語的なやりとりは，なぜか急速に輪郭がぼやけて主題を失う傾向がある。問う側も，答える側も，この「問い」そのものをなんとなく持てあましつつ，釈然としないまま時間が過ぎる。もしかしたら，1960〜70年代の症例であれば，このような「問い」を抱えながら，それが実を結ぶかどうかは別にしても，もう少しなんらかの《熱い》行動を，本人なりに起こしていたのだろうかと想像することもある。しかしそのようなエネルギーや温度も，現在では彼らの側にも，社会の側にも，治療者の側にもなく，その「問い」だけがただぼんやりと，「抑うつ」という形と結びついて漂っているようである。その「抑うつ」も，症候学的に分離抽出されうるような抑うつとは異なって疾病性の線引きが難しく，抗うつ薬の効きも一般に悪い。ただ言えることは，この「問い」も，また「抑うつ」も，彼ら彼女らの〈生き方〉と密接に繋がっており，従って「問い」あるいは「抑うつ」のみを切り取り対象化することはほぼ不可能なのではないか，という点である。対象を切り取ることができない以上，「問い」に対する「解答」も，「抑うつ」に対する「治療」も，一対一対応で導き出すことは不可能となるように思われる。

　本稿では，ある男性症例を呈示する。彼はいわゆる「ひきこもり」の状態を続けており，やはり〈生きる意味〉を問おうとしていた。彼は，冒頭で略述したような人々よりは，少し問題の多い方であろう。対人場面を主とした社会機能の評価という面では，彼にはかなり低いスコアしか与えられない。

あまり小器用な方ではないのである。ただしそれは，他者と衝突しやすいとか，反社会的であるということを意味しない。彼は，すぐに退却する。愛想はないが邪悪ではなく，ちょっとした《虚無のようなもの》を抱えながら生きていた。そして彼の周囲の様々な〈意味〉が，しばしば彼を消耗させ退却させるのだった。彼にとっての〈生きる意味〉を巡って，筆者は彼に対する診断行為と，彼にとっての身体性，語る行為と文脈について，考えることとなった。

　本稿では，症例記述および医療機関の記述の項においては，筆者を「私」として記述した。なぜならば，症例の記述および診察の場に関する記述はどちらも，筆者である「私」を含んだ各要素の相互作用によって構成されるものであり，「私」を除外して客観的に構成されるものではありえないと考えたためである。なお，プライバシー保護の観点から，若干の変更を加えている。
　また文中の箇所によっては，「治療者」ではなく「施療者」，「患者」ではなく「受療者」の語を用いている。両者の関係を考える上で，診断行為と語る行為をできるだけ中立に扱いたかったからである。

症例呈示

【症例】岩田　男性　26歳
　岩田は，5年ほど前から，私が非常勤で勤務する無床精神科クリニックに，自宅から近かったため通院していた。主訴は「やる気が出ない」「仕事が続かない」「人混みでは気分が悪くなる」と記載されていた。通院は不定期で，「抑うつ神経症」との診断であったが，処方されていたフルボキサミンやアルプラゾラム等も，継続して飲むことはなかった。「人付き合いに慣れるため」という目的で勧められ参加していた併設デイケアにも，何回か顔を出した後はやめてしまい，臨床心理士との面接も中断と再開を繰り返していた。

診療録によれば，ときおり短期のアルバイトに行く他は自宅に蟄居して，両親と兄と4人で暮らしていた。生計は両親の年金と，会社員である兄の収入が中心であった。彼の生活状況は，いわゆる「ひきこもり」青年とでも言われかねないものであった（すでにそう扱われていたのであろうが）。
　X年12月，彼は私の勤務の日にたまたま受診した。
　岩田にとっては，ほぼ1年ぶりの受診であったが，私は彼と，このとき初めて会うことになった。身ぎれいではあるが暗い色調の服装で毛糸の帽子をかぶり，色白の細面の顔でじっとこちらを見つめる，非常にさめた表情の青年であった。無表情であったが，受診期間があいて新患扱いになるので初診料がかかるがよいかと私が確認すると，ニヤリと笑うところに少し好感を持った。縁なしの眼鏡をかけて，文学青年風な野暮ったさはなく，どちらかというと大人しい繊細な美術系青年の風情であった。
　私が自己紹介すると，「SNRIの記事を見たのですが，それを処方してもらえませんか」と彼は言った。どういうことかと尋ねると，とにかくやる気が出る薬で，アルバイトができる薬が欲しい，とのことであった。以前処方されていたフルボキサミンの飲み心地を尋ねると「なんも変わりませんでした」と答えた。初対面の受療者からいきなり薬物を指定されたときの，施療者に起こりがちなある不快感を，私は自身にほとんど感知しなかった。どちらかといえば，治療的営業的姿勢を超えて，もう少し薬以外の話を，彼から聞いてみたいと感じた[注1]。
　「まあ処方はできるけど，前のカルテを見る限りは，全部それで岩田さんがハッピーになるわけでもないかもしれんのやけどね」と言うと，彼はニヤ

注1）一方的に薬理学的希望を述べる思春期青年期の受療者に時折見られる依存的な姿勢や，ある種の若い邪悪さ，短絡的な拒絶や，挑戦的に支配関係を確立しようとする雰囲気が，岩田には極度に薄く，私はそこに（あるいはそう受け取った私自身の反応に）興味を持ったのだと思われる。後に，この興味は，塚本[17]が「ひきこもり」の青年とのやりとりから「それぞれの世界の見え方に及び，彼の思想が語られはじめるとき，私はこの仕事をしていて良かったと思うことがある」と記したような，ある感慨と「配慮」[17]を伴うようになり，彼との関わりを続けていく基点となった。

ッと笑った。「まあそうですね」。そして続けた。「〈生きる意味〉が分かるクスリがあればいいんですけどね」。

　彼は，私の様子をじっと窺うようにしながら，少しずつ話した。私は，押しつけがましくならない程度に，時折相づちをうちながら聞いた。

　なんのために皆が働くのか分からないこと。もちろん食うために働くのは分かるけれど，それ以上に妙に生き生きと働く人が分からないこと。結局は全て無意味なんじゃないかと思うこと。いや，確実に無意味だと思うこと。食うためにアルバイトをしてみても，すぐになにか馬鹿らしくなってしまうこと。でも小遣いもないから，自宅で寝ているか，図書館で本を読むようにして，金のかからない生活にしていること。なんで生きているのか，生きる意味が分からないこと。受診がとぎれていた間も，ずっとそんな調子で，薬を飲んでみても，なにも変わらなかったこと，そういったことを彼はぽつぽつと語った。

　彼は，きちんとした社会学の本や現代アメリカ作家の作品，そして初期の村上春樹を好んで読んでいるようだった。乾いた空気の作品が好きで，嫌いなのは太宰治と『ライ麦畑』とのことだった。文学の趣向は，彼のべたつかない雰囲気とよく合っていたし，虚無的な志向性を，変な自傷行為にではなく，社会学の独学に向けるところも好ましいように思え，彼にもそう伝えた。彼はそれを聞いて，色白のさめた顔をニヤッとさせ，私は「お試しセットね」と伝えて，彼の希望していたSNRI (serotonin - noradlenarine reuptake inhibitor)：ミルナシプランを1日量25 mgで14日分処方した。彼は再びさめた表情に戻り，しかしきちんと挨拶して退出した。

　意外にも2週間後，私の診察日に彼は再来した。「お試しセットはどうやった？」と尋ねると「全然でした」とのことだった。そしてパロキセチンをしばらくの間「試した」あとは，ブロマゼパムの頓用となっていった。

＊　　　＊　　　＊

　「もしも自分が戦争に行ったらですね，たぶん，なんの動揺もなく人を殺せると思います。表情ひとつ変えずに，皮とか剝いじゃうかもしれないです

ね。別に恨みとかそういうのじゃなくて，命令が来たら淡々とできると思います。クーデターでも起こったら，結構僕は元気が出るんだろうなあ，と思いますね[注2)]」。彼は相変わらずさめた顔でそう言って，それは確かにそうかもしれないと私は思って，彼の言葉につなげた。「それで新体制ができて妙なしがらみとか変な主義主張がいっぱい出てきたら，またやる気がなくなるやろうねえ」「そうでしょうね，確かに」と彼はニヤッと笑うが，今，少し彼は嬉しいんじゃないかと私は思う。

*　　　*　　　*

「結局，意味はもともと存在しないのかもしれないですね。結局は動機の問題かもしれない。僕には動機がないし，動機がないと物事が意味をなさない。動機のアノミーというのがあってですね，知ってますか」「知らないんよ」「根本的な動機がなくなってしまったら，人間は動けなくなるみたいです。ものすごく貧乏な人が，急に億万長者になったら，自殺するんです。なんとか金持ちになろうという動機が，有効じゃなくなるから」。

動機あるいは志向と，意味の生成について，2人で考えてみたりする。それでも，急に金持ちになった貧乏人の全員が全員，自殺する訳じゃないところに，またなにか意味というか取っかかりがないかなあ，意外と淡々と畑とか耕し始める人もいそうやし，といった話。そういや，岩田さんは，ひっそり農業をやってもよさそうやねえ，と。

*　　　*　　　*

診察時間のほとんどは，彼の《虚無的》な話や，彼の読んだ社会学の本や小説の話を，私が聞かせてもらうことになっていた。身勝手なニヒリズムではなく，きちんと岩田は，その自身の姿勢に責任を持っているように思えた。

注2) これは，字義通りに受け取れば，場合によっては《反社会的な言明》と受け取られるかもしれない。しかし，おそらくこの描写された情景には，岩田の好んで読む村上春樹の小説の一場面[11)]が背景にあり，その文脈も，例えば《反社会的な残酷さ》のようなものとは，異なった意味を持っていた。それは実際の行為の可能性の表明ではなく，気分の表明のための引用であった。

もちろん基本的に衣食住は家人の世話になってはいたが，彼は無用な自傷行為や自殺企図はせず，軽率な浪費や借金もせず，携帯電話も持たず，自転車で自宅と図書館を往復していた。そして彼は彼なりに彼自身の《虚無的な社会学》を生き，実践しているように思われた。それは一般社会においては，当然〈無意味〉であったが，彼にとっては一般社会の方が〈無意味〉であった。その両者の間に私は位置して，診察室で白衣を着た私は「（岩田にとって）一般社会が無意味とされること」について岩田から話を聞かせてもらい感心し，そして帰宅する時の私は車の中で，「（一般社会にとって）岩田が無意味とされること」についてぼんやりと考えていた。

アルバイトをどうするかという具体的な話については，とにかくしがらみの少ない，短期でべたべたしてなくて，パッとやってパッと解散する業種を探そう，まあ世を忍ぶ仮の姿として，〈意味〉は〈意味〉で脇に置いといて，というところで折り合っていた。イベント設営のアルバイトや，不定期な引っ越しの作業をしているようであった。

岩田の語る様々な話は，大体において「だから生きることは無意味なのではないか」という問いに収束し続けた。私は大体において，話はとてもよく分かるような気がするけれども，だからといって「無意味だ」と片づけてしまうのは，なにか飛躍というか短絡であるような気がする，気がするだけで，どこがそうなのか分からんけれども，という姿勢であり，実際にそれ以上「無意味ではないこと」を例証することももちろんできなかった。しかし，診察室での彼と私の雰囲気は，決して沈痛なものでも切迫したものでもなく，おそらく彼は別に私に的確な回答を求めているわけではなく，なにかの確認行為をしに来ているわけでもなかった。もちろん自殺の危険性に対する警戒感は私の頭の中にあったが，それは例えば彼をむりやり「本人の身体的保護」の名目で医療保護入院させるような類の危険性ではなく，ある日この世からふっと消えてしまわないように祈りながら，ヤケッパチにはなりなさんなよ，と毎回声をかけるように意識するものであった。そのたびに彼はニヤッと笑ってから挨拶して退室した[注3]。

＊　　　＊　　　＊

最近，彼が話してくれたことがある。

「金がないからですね，港を自転車で走っていたら，変な風景があったんですよね。港っていうか，少し入ったところで，いきなりでかいタンカーが整備されていて，そのまわりにゴチャッと木造のアパートやら民家やらが普通に建っててですね。ここに住んでる人は，朝起きてカーテンを開けると，いきなり窓からでかいタンカーを見上げることになるんだなあと思ったんです」。

岩田はいつものようにこちらを無表情にじっと見ながら，そう語った。私はその場所を知っていた。知っていて忘れていて，それからありありと思い出した。そこは港湾地区再開発からは取り残されてしまったような港の一角で，小さい漁船や釣り船の向こうに，さびれたドックがある場所だった。街に近い商用港の一部でありながら，そこはどちらかというと廃墟に近い空気を持ち，桟橋そばに散在するベンチには，家族連れではなく，空き缶を満載した自転車の男と野良犬を多く見かけた。しかしそういったことは彼には伝えず，そらおもろいなあ，いろんな風景があるなあ，といった話をした。そしてそういった話を大事に診察室に持ってきてくれて報告してくれた岩田の行為を，私は内心で嬉しがった。

考　察

1．場について

岩田の「診察」の場は，先述のように，無床の精神科クリニックであった。そこは駅前の雑然とした雑居ビルの2階であり，別の通院者の個人ホームページでは「汚いところだが，そんなに悪くはない」と評されている。医者

注3）「犬死にしなさんなよ」と声をかけた時には，「人はみんな犬死にですよ」と返されてしまった。

が1人なので1つだけの診察室は，椅子が2脚，机と棚があり，8畳間ぐらいの広さである。別の非常勤医が持ち込んだ小さな水槽には，メンテナンスフリーのクラゲのオブジェがゆらゆらと漂っていたが，すでに2年が経過した今となっては，かなりナイロンの地がくたびれてしまって，ただ水流に流されて循環している。点滴設備はなく，納戸のような処置室には簡易型の心電計が置かれているのみである。待合室の椅子は，ソファというよりは，純粋に待合室用の長椅子としての存在に徹した設計と能力である。もちろんスリッパは使用せず土足である。置かれている雑誌はごく普通の週刊誌と女性誌だが，多く読まれるのはスポーツ新聞である。現在のところ分煙に関する具体的な方策は採られていない。壁向こうのデイケアは，かなり広いスペースが取られているがさらに雑然としており，放課後の部室の空気を思い出すことになる。大量に並べられた漫画の蔵書傾向には独特のものがある。しばしば待合室にまでデイケア参加者の麻雀の音が聞こえてくる。麻雀が最近，流行しているのである。

　私は，この，変に小洒落ていない，クリニックというよりは診療所といった方が正確であるような，ここの風情を好ましく思っている。しかし昨今のさまざまな風潮から，通院者の半分と初診者の大半には，あまり積極的には支持されない調度と構造であることも，また事実ではあるとも思っている。いずれにせよ，私は週に1日の非常勤の身分であり，特にどうこうしようという気はなく，単に個人的に気に入っているだけである。

　岩田は，待合室ではじっとうつむいているか，気のない感じで持参した本を読んでいるようである。あまりに混んでいる時は，息が詰まるようになるので，2時間ほど時間をつぶしてから，ふたたび現れる。もともと，予約制ではなく純粋に来た順番で診療する決まりになっているのである。通院者はそれぞれ，すいていそうな時間帯を探すようだが，結局は運任せとなる。時間帯によっては，1人に数分しか取れないというようなひどい状況になる時もあるが，岩田は特に上手に待ち時間の少ない瞬間に滑り込んでくる通院者の1人である。彼がどのようにして適切な瞬間を探しているのか，私は知ら

ない。
　彼にとっては，この雑然とした診察の場の構造は，おそらく性に合っているのではないかと思われる。また，さまざまな医学的装備が，そもそもここに存在しないことも，おそらく岩田にある種の安心感を与えているのではないかと考える。たとえば，施療者が受療者を最新の装備で検査し診断をつける，という行為は，少なくとも彼にとってはあまり意味をなさないし，おそらく余計なお世話なのかもしれない。それでも彼が，無意味と思っている社会と，どこかで時折関わらねばならないとすれば，そして「診察券を出し受付に名前を告げ待合室で見知らぬ他者と並んで座り診察を受け支払いをし院外薬局で処方箋を渡し薬を受け取り再び支払いを済ませて帰る」という一連の受診行動も一種の「社会との関わり」であると考えるならば，その関わりの場は，なるべく雑多で（場を提供する側の）主張も目的意識も薄いほうが望ましいのではないか。たとえば先進の検査機器や高度の専門知識が集積する場からも，また同時に，浅薄な「癒し」の場などからも上手に隔たって，ある種の居心地のよい無関心と節度のある親切を，結果的に析出させているべきであろう。それは岩田にとって，場の意味が，〈医学の場〉ではなく，〈医療の場〉でもなく，〈相談の場〉でさえなく，単に〈ちょっと寄っていく場（いちおう医者が1人いる）〉という形式に，薄められることになるはずである。（蛇足ながら，それは敷居の高低やアクセス性などとは次元が異なるものである。またそれは無名性とも異なるのではないかと考えている）。彼は，医学の権威や方向性に縛られず，検査の日程に縛られず，診察時間にさえ縛られないことが可能となる。それらは岩田にとって，今のところはほとんど意味を持っていないし，そしておそらく実際に，それらは彼とは無関係な事柄なのである。
　また，私にとっても質こそ違え，この診察の場の構造は，ある安心感をもたらしてくれる。この雑多で主張の薄い場と時間は，暗黙の合意事項として，「あんまりお互いに期待しないでおこう」というものを，私と岩田の間に成立させることを可能にしてくれているように思われる。当然それは，近隣の

きちんとした入院施設の協力の上で成立するものであることは論を待たないが、おそらくそれは、岩田にとってだけでなく、私にとっても非常に重要なことがらである。ここで診察しているときの私は、大学病院で仕事をするときと違って、検査機械や点滴台や各種の伝票などの医学的装備や様々な対人力学を、背負ってはいない。私はこの場が好きではあるが、場の経営的な将来を背負っているわけでもない。そこにあるのは基本的に、くたびれた人工のクラゲとボールペンと、非常勤医で着回している白衣のみである。私はここで勤務するときは、私自身に対してそのようにして自己限定しているし、当然それは何らかの形で診察の場に現れ出ているはずである。その私の自己限定の現れは、やはり岩田にとって〈意味〉を薄めてくれているように思われる。ここでの私は、医学的立場や医学的知見や医学的治療というものへの主体的な意識が薄くなっており、その分だけ他の雑学めいた様々な話を取り出しやすくなっている。いわば、私自身が雑然として雑多なまま、場に立ち現れているはずである。それは、やはり岩田にとっては、少し楽なのではないかと私自身は考えている。（これも蛇足ながら、それは「気楽である」とか「手抜きをする」という意味ではない）。この「場」と身体とのかかわりについては、後述する。

2．診断について

岩田に対する精神医学的診断については、筆者は積極的に、留保したい。そして青年期臨床において青木[1]が主張する「ゆるめの診断」にとどめておくべきであると考える。

冒頭で記したように、岩田は〈生きる意味〉を問いつつ、無意味であることを生きていた。その「問い」は、ぼんやりとした「抑うつ」の形をとって、彼の〈生き方〉を構成していた。《虚無的》な彼をいらだたせる様々な〈意味〉から退却するために、彼はひきこもるという方策を選択した。

当然のことであるが、疾患と生き方は、そもそも別の概念である。そして岩田の場合、彼の「呈して」いる症候学的特徴と、彼が「選択して」いる生

き方は，ほぼ不可分な状態で，「岩田」という姿を構成しているように思われる。そこには〈疾患〉と〈生き方〉（あるいは客観と主観）が分離され独立したものとして考えうる，という一種の身体医学的な仮定は通用しない[注4]。

　医学の場というものが，その意味を洗練させればさせるほど，確かに「疾患」は細かく探知され，特異的に「治療」されるだろうし，さらに遺伝学的な「個」へのオーダーメイドの対応という新しい価値観さえも付与されることになるかもしれない。もしも精神医学が医学の1分野として，同様にその方向性を取るのであれば，しかし同時に，もともと雑多な複合物である〈生き方〉そのものを（生き方としての「個」を），分類・還元せず雑多なままに扱える足場と能力は，並行して失われていくことになる。そうであるならば，たとえば岩田の場合，もしも「ひきこもるという生き方」を，精神科医が「ひきこもり」として精神医学的に誠実に捉えようとするのであれば，自身の足場と姿勢を，努めて雑多なものに保持しておくべきではないだろうか[注5]。そうでなければ，彼ら「ひきこもる者」の診断は，洗練された精神医学によって分類・還元された様々な病名が「併発」し「合併」し，いわゆる第1軸診断・第2軸診断も多彩に取り混ぜて，平面的に羅列されたものに捨象される。それは，あたかも〈生き方〉そのものの雑多な複合性を逆説的に照射するかのように，それら様々な診断名が，雑然と診療録の表紙や医療

注4）もちろん身体疾患が，常に〈生き方〉から独立しているわけではない。この〈疾患〉と〈生き方〉の独立性に関する《身体医学的な仮定》とは，〈疾患〉を迅速かつ的確に探知し〈治療〉せねばならない場合（救急その他）などを念頭に置いている。中井[12]が論考しているように，その治療時間が予後を大きく左右する際には，受療者の個別性の優先順位は大きく下がり，施療者の迅速な診断と普遍的対応が最優先される。〈生き方〉としての個別性が重視されるのは，その身体疾患が慢性的な経過をたどる場合となる。Kleinman, A.[7]は，その著書の中で，身体疾患が慢性化すると共に，その受療者の〈疾患〉が，彼の〈生き方〉そのものと複合していく状況を「病者の語り」として記録している。

注5）同様に「ひきこもり」に対する「支援」という公共放送の《キャンペーン》[13]は，その侵襲性[15]の評価も含めて，事例の個別性を刈り取らないためにも，先鋭化しすぎないような成熟を待つ必要があると思われる。

情報提供書の病名欄にいくつも書き連ねられることになる。そしてそれら複数にばらばらに還元された雑多な診断名をもう一度つなぎ合わせてみても，もうそこには本人の姿はとうてい復元されないのである。

　このとき，筆者はあらためて診断行為の意味について考えざるをえない。

　確かに，「ひきこもり」の人々に対して，正統的な精神医学的対応は確かに必要とされる場合も多い。しかしその場合，「ひきこもり」の背景に，多くは強迫性障害や精神病圏内の症状を抱えており，結局はその《昔ながらの》疾患に対する医学的対応にシフトしていく。

　一方では，症例岩田のように，狭義の意味での《精神医学的疾患》は探知されないながらも，一般社会から「退却」する生き方を選択している者も存在する。このとき，施療者が，医療者としての対応に集中すればするほど，受療者との齟齬は，かえって大きくなるような印象がある。岩田の場合，彼の「抑うつ」あるいは「社会的ひきこもり」そのものに医学的な焦点を合わせれば合わせるほど，彼の〈生き方〉と方向性に施療者が沿っていくことは，ますます難しいものとなっていく。

　一般に，「主訴」として受療者から語られる内容の，個別性に富んだ文脈と方向性は，施療者の側に伝達される際に，客観性，普遍性の観点から中和され，静的に分類・還元され固定される。その固定あるいは同定された症候と，もともとの文脈や方向性は，時として，特に思春期青年期例において，その距離を大きくし妥当性を失う場合があるように思われる。自分の将来や家族内での悩みと無力感は〈抑うつ〉とされ，同世代に対する引け目と自信の欠如は，〈不安〉あるいは〈回避性人格〉〈自己愛〉として変換され，彼らの動的な《ベクトル》は，静的な症候学を通して，《スカラー》として翻訳される。彼らの主訴が〈生き方〉と不可分であればあるほど，翻訳語としての〈抑うつ〉〈不安〉〈回避性人格〉〈自己愛〉は，その意味を薄れさせてしまう。そうであるからこそ，青木の「ゆるめの診断」の意義に立ち戻らざるをえないのである[注6]。

3. 身体性と行為, 報告してくれるということ, 〈意味〉へ

　岩田とのやりとりの中で, その身体性と行為に目を移してみたい。

　岩田がパロキセチンの服用をやめるきっかけとなったのは, 性機能障害が出現したからであった。様々な状況の変化に対して, 冷淡かつ受動的に対応していた彼が, 「やっぱり勃たないのは哀しいですからね」とニヤッと笑い, 主体的にベンゾジアゼピン系の薬剤に変更したのであった。その時すでに, 精神科的薬物は, 初期に本人が述べていた〈生きる意味が分かるクスリ〉であることをやめ, 身体感覚に影響を与える要素の1つとして, その意味を変化させていた。そして現在は, 「飲み心地はこっちの方が楽かもしれない」とアルプラゾラムをほぼ定期的に服用しており, すでに判断基準は, 身体感覚に移っている。

　また, 短期のアルバイトの職種については, 彼はなるべく体を使う作業を選んだ。もちろんその方が, 対人場面のやりとりが少ない分, 本人にとっては楽な面もあったと思われる。しかしそれ以上に, 岩田は体を使うことそのものに, 自身を向けていこうとしているようだった。そういった身体的行動にある種の活路が開ける場合があることは, 医学的な知見や対応とは水脈を異にしながら[9], 一般的な対処の《知識》(あるいは Good, B. J.[3]の考察した用語としての, 広い意味での「信念」) として, 常に存在してきたようである[注7]。岩田の選択も, 施療者の目から見れば, それは自己治療行為あるいは主体的なコーピングの1つであるように見えることになる。

注6) 青木は, 特に思春期例における初期の統合失調症の診断に際して, 施療者の取るスタンスとして, この「ゆるめの診断」という用語を充てている[1]。筆者は, 精神病圏の病者に限らず, 場合によっては医学的介入を「ゆるめに」しておくことで, かえってなんらかの上積みが期待できる場合があるように思われる。そのことを含めた上で筆者は青木の用語を使用した。本稿では, 症例に対して治療者が「ゆるめ」であることが, 彼の〈生き方〉の方向性を損なう可能性が少なかったと考えている。またそういう意味では, 保険病名としての「抑うつ神経症」も妥当であったかもしれない。しかし, クリニックの業務改変により, コンピュータ環境の制約から全通院者がICD-10準拠病名に変更されることとなり, この「病名」も複数の「公式」診断名に自動的に置換されることとなった。

〈生きる意味〉と身体性，行為，文脈　57

　そして岩田とのやりとりに対して筆者がある種の安心感を抱く（腰が据わる）ようになったのは，彼が語るときの形式の変化に気がついた時からであった。彼は診察室で筆者と話をする時，「考えていたこと」を独白のように語っていたのだが，徐々に，いつのまにか，「感じたこと」を報告してくれるような形式に移っていた。常にそこには，彼なりの《虚無的》な色づけがなされてはいたが，筆者は，彼の語る「内容」から，彼が語るという「行為」の方をよく考えるようになっていった。彼の身体的行為そのものは，内

注7）本文中の「医学とは異なる水脈」と「一般的な対処の知識・信念」について。おそらく，「退却」する青年や「ひきこもり」の青年として，今日とらえられるような一群は，「ひきこもり」成立以前，例えば大正から昭和初期においては，（厳密な学術用語ではなく一般用語としての）《神経衰弱》として把握されていた群と重なりうるのではないか。「神経衰弱」という語が，19世紀以来の神経病理学的な知見[2]を携えた普遍医学的範疇を離れて，大正時代においてはすでに一般的な，非身体的不具合を示す言葉として社会的に用いられていたようである。例えば大正期の大衆小説家久米正雄の作品にも，専門用語としての注釈もなく，ぽんと《神経衰弱》の言葉が顔を出す。（「姉さん，僕はこの頃ほんとの神経衰弱にかかったようですよ。ここにいる中はそんなでもないんですが，宿へ帰ると陰鬱になって堪らないんです。何だかこう世の中が，すっかり暗くなってしまうような気がするんです。一体どうしたんでしょう」姉はじっと見定めるように私を見て，それから私の言葉をこう軽く外した。「お寺なんぞにいるからだわ」[8]）。《神経衰弱》がその用語としての医学性を薄れさせて一般化（ある意味では民俗化）していく時，その対応にも，やはり医学的対応としては純化できない個別的な（あるいは土着的な）対応という次元が開かれ，《神経衰弱》はそこにおのずと吸収されていったのではないか。（本文での「医学的な知見と水脈を異にしながら」とはそういう意味である）。昭和初期の旧制高校生がしばしば，《神経衰弱》を「呈して」蟄居したとき，雑嚢を背負って穂高に分け入ったというような登山行為[6]も，おそらく当時それほど珍しいものではなかったのではないか。あるいはやはり《神経衰弱》で蟄居した22歳の坂口安吾の，全精力を注ぎ込むような語学や哲学の独習[4]も，その身体行為としての側面が大きいように思われる。《神経衰弱》の社会的成立以前では，それは《医学》的水路を通ることもなく，「漂泊」や「修行・修験」の，やはり身体的な対処行為として下位文化に吸収されていたのかもしれない。本邦における《特殊精神療法》として独特の発展をみせた森田正馬の理論[10]も，そのような「異なった水脈」に近接していたように思われる。その身体性を取り込んだ森田療法の医学的知見が，普遍医学の範疇において，現在でも若干の特殊性を帯びているのは，その《異なった水脈》と土着性に根ざすためではないかとさえ思えてくる。それはGood, B. J. の意味での「信念」として，特殊な（あくまで普遍医学から見た場合の《特殊》な）合理性を，その内部に保持している。

容にどのような色づけがされていようとも，筆者にある安心感を与えてくれるのであった。それはおそらく岩田にとっても，悪くはない感触であったと思われる。彼の通院は，2週間に1回の定期的なものに変化し「報告」してくれるようになり，ただし話す内容の方は，相変わらず〈無意味であること〉に収束し続けた。

　この，語る行為の変化と，語る内容の不変は，岩田にとっても筆者にとっても，つきすぎず離れすぎず，適度に「疎」な繋がりを保ってくれるようであった。その変化と不変の共存は，論理的には矛盾した両価的なものであるにもかかわらず，身体的な感覚としては統合された形で適度に疎な感覚（間隔）を保つ基点であった。それは無意味かもしれなかったが，不快ではなかった。

　岩田は，〈生きる意味〉を積極的に探すことを中断しているように思われる。彼は様々な形で，様々な事象が無意味であることを報告してくれるが，〈生きる意味〉を問うことの無力感からは，少し距離を取りつつある。あるいは，「身体」を通すことで，論理的な〈生きる意味〉ではない，別な形の《生きる意味》すなわち〈生きる感触〉に，置き換えつつあるのではないかと思われる。

　〈生きる意味〉の方向性を身体感覚へとシフトすることは，岩田にとっては重要な選択であろう。意味あるいは主義・主張が突出したものに出会うほど，彼は辟易し，遠ざけようし，退却する。身体感覚・感触を通すことで，意味を問うことの無力性は，その虚の破壊力を減じることになる。例えば，様々な身体感覚は，要素が「疼痛」などの形で純化され抽出されない限り，快／不快は選別されないまま，統合された雑多（heterogeneous）な感触として存在しうるはずである。それらは〈生きる意味〉の世界には包摂されず，雑多なまま，様々な感触として重層的に織り込まれる。疲労したこと自体は快適でなくとも，睡眠は快適なものとなるかもしれない。筋肉痛そのものは，ある動作においては不快なものとして意識に上るが，漠然とした達成感と結びついた疲労そのものは，決して不快なものではない。それは価値観や社会

性などの次元のものではなく，もっと単純で普遍的な〈生きる感触〉であり，〈生きる意味〉の世界からは適度に隔たった感覚である。そして〈生きる感触〉が，ある文脈を伴って繋がるときに，雑多なまま再構成された〈意味〉は，すでに岩田にとってそれほど嫌なものではなくなるのではないかと思われる[注8]。

先述したように，診察の場も，施療者の立ち現れ方も，雑多な形式のまま，岩田の前に広がっていた。そこは彼にとって，退却せねばならなくなるほどの〈意味〉の突出が希薄であった。Searles, H. F[14]は，著書の中で，人間がノンヒューマンな環境（人間の環境全体から人間だけを除外したもの）に対したときに体験する反応様式について，考察を進めている。「ノンヒューマンな環境に，本質的な善，美，強さ，意味，正義などの抽象的観念を付与するという事態が希薄になるほど，ノンヒューマンな環境はわれわれにとってさらに大きな意味を持つことになるだろう。（中略）この現実のあるがままの環境と親しくかかわることができればできるほど，ますますこの環境が悪や善やその他の何やかやに染められているという見方から解放され，さらにはますます環境と豊かに満たされたかかわりができるようになる。（中略）ベールを完全に近く取り除くほど，ますますノンヒューマンな環境とのかかわりは生き生きとしたものになるだろうと思う（強調原文，p.127）」。岩田が退却せねばならなくなる〈意味〉——すなわちSearlesの述べる《環境に付与された善，美，強さ，意味，正義などの抽象的観念》——が，診察の場においても施療者の立ち現れ方においても希薄であったことが，彼にとっては奏功したのかもしれない。それが，身体を介した雑多で重層的な〈生きる感触〉を再構成し，かかわりを保持することに繋がれば，すでにそれは無意

注8）この考察から，統合失調症と作業療法の関係に繋げることは，筆者の力量を超える。ただ，統合失調者にとっての〈意味〉と，本症例の〈意味〉には，大きな隔たりがあるものと思われる。また，〈意味と身体〉に関する現象学的論考を進めるには，考察の厳密性が不十分であり，今後の課題とせざるを得ない。同様に，岩田が「退却」を選択するときに感じる〈意味〉の突出と，彼が〈無意味である〉と判定することの関係にも，まだ考察の余地があると考えている。

味ではなくなるのかもしれない。

おわりに

　いわゆる「ひきこもり」症例を中心に，〈生きる意味〉と身体性，語る行為について，考察した。

　港を自転車で走った末に岩田が見た風景が，彼に実際にどのような思いを与えたのか，筆者は聞きそびれている。しかし，そのことを診察室に運んできて報告してくれた彼の行為は，港の情景や彼の足の疲労も含めて，筆者の中で再現と反応を引き出した。このとき，岩田と筆者―我々―の間では少なくともそれは〈無意味〉ではなくなり，またそうして〈意味〉は行為と文脈を共有することで再構成されていくのではないかと思われた。しかもそこに身体性を介在させることで，〈生きる意味〉を一方的に問う空虚さをやわらげ，〈生きる感触〉にずらすことが可能となり，それが重層的で雑多（heterogeneous）な〈意味〉として再生することになる可能性を示唆した。そして，その「雑多であること」を保持することが，診断学的にも（それが「治療」であるならば）治療的にも，意義を持つ場合があることを示した。ただし，岩田にこのようなことを告げれば，じっとこちらを見てから少しニヤッとするだけであろう。

　もちろん，〈生き方〉としての個別性への筆者の着目と執着[16]は，一方では論考の一般性と伝達力を失わせる。本稿においても，岩田の〈生き方〉への考察が，冒頭で記したような「ぼんやりとした抑うつ」を呈する思春期・青年期例の全体に一般化されるわけではない。しかし，〈生きる意味〉への問いに，身体性を介在させることで〈生きる感触〉にずらすこと・ずらそうとすることが，時には彼らにとって，若干の意義を持ちうるのではないか，という言及は，少なくとも可能であろう。あるいは彼ら彼女らの手首の傷も，それが浅ければ浅いほどに，時にはそのような身体性を，すでに備えているのかもしれない。

文　献

1) 青木省三, 池田友彦：分裂病以前―青年期臨床の立場から. 臨床精神病理, 23(2)；133-139, 2002.
2) Berrios, G. E.：The history of mental symptoms：descriptive psychopathology since the nineteenth century, Cambridge University Press, Cambridge, 1996.
3) Good, B. J.：Medicine, Rationality, and Experience：an anthropological perspective, Cambridge University Press, Cambridge, 1994.（江口重幸, 五木田紳, 下地明友, 大月康義, 三脇康生訳：医療・合理性・経験：バイロン・グッドの医療人類学講義. みすず書房, 東京, 2001.）
4) 兵藤正之助：坂口安吾論. 冬樹社, 東京, 1972.
5) 笠原嘉：退却神経症―無気力・無関心・無快楽の克服. 講談社現代新書, 東京, 1988.
6) 北杜夫：どくとるマンボウ青春期. 中央公論社, 東京, 1968.
7) Kleinman, A.：The Illness Narratives：Suffering, Healing, and the Human Condition. Basic Books, New York, 1988.（江口重幸, 五木田紳, 上野豪志訳：病の語り：慢性の病をめぐる臨床人類学. 誠信書房, 東京, 1996.）
8) 久米正雄：学生時代. 新潮社, 東京, 1922.
9) 久野哲也：福岡のNPOをしている人インタビュー. Fukuoka New Generation Magazine No, 37；54-55, 2003.
10) 森田正馬：神経質の概念. 神経質3(10). 1932.／森田正馬全集第3巻. 白揚社, 東京, p.45-57, 1974.
11) 村上春樹：ねじまき鳥クロニクル第1部　泥棒かささぎ編. 新潮社, 東京, 1994.
12) 中井久夫：治療文化論. 岩波現代文庫, 東京, 2001.
13) ＮＨＫひきこもり情報局：ひきこもりサポートキャンペーン. http://www.nhk.or.jp/hikikomori/
14) Searles, H. F.：The Nonhuman Environment：in normal development and in schizophrenia. International Universities Press, New York, 1960.（殿村忠彦, 笠原嘉訳：ノンヒューマン環境論. みすず書房, 東京, 1988.）
15) 鈴木啓嗣：援助の専門化と侵襲について. こころの科学, 109；146-152,

2003.
16) 樽味伸：慢性期の病者の「素の時間」．治療の聲，4 (1)；41-50，2002．
17) 塚本千秋：ひきこもりと小さな思想．高木俊介編：メンタルヘルス・ライブラリー7　ひきこもり．批評社，東京，p.56-74，2002．

（治療の聲，5(2)；3-13，2003．）

臨床の記述と「義」について

樽味　伸

人々が仮に微笑と呼ぶ表情があなたの顔に宿った，その表情の理由を誰かに説明してもらいたい，そう思った瞬間にもまだあなたはほほえんでいられますか？

〈谷川俊太郎：質問集より〉

I. はじめに

　本稿は「患者という他者の精神内界を，他人である精神科医がいかに表現できるのか」を主題とする。そして，それがどのように不可能であるのか，その"不可能の海"の中でなにが生起しうるのかを考えたい。

　本稿では，人が直接に対峙している相手のことを〈他者〉，対峙しないままに関わっている相手を〈他人〉と表記する。この「対峙」とは，記述のために強く関わっている状況を指す。「強く」とは強度であって相対的なものである。したがって〈他者〉と〈他人〉はまったく別個のものというわけではない。記述しようとしたときに相手は〈他者〉となるし，別の場面ではその相手は〈他人〉となりうるし，関わりさえなければ〈風景＝道ゆく人・たたずむ人〉となる。

II. 内界の記述に関する私見

1. 〈私〉に関する私の記述

　記述は不可能にまみれている。

私が〈私〉の内界を十全に記述することさえ，まず不可能である。

〈私〉の内界は「気まぐれ」で時間的に変容するし，〈私〉が置かれた状況によっても「気をつかって」変容する。私が〈私〉を記述しようとするとき，それが〈私〉の内界を適切に記述し得ているかどうか，つまり妥当な記述であるかどうか，私には判断不可能である。私ができるのは，その〈私〉に関する記述が，そのときの私に馴染むかどうかくらいでしかない。それが過去の記述であれば，「思い出」と「日記」のような関係になり，〈私〉に関する記憶との照合は，さらに不安定で根拠の薄い作業となり，やはり検証不可能となる。

2．〈私〉に関する〈他者〉の記述

一方，〈私〉に関して，私ではない〈他者〉が記述した場合を考える。

もしも私が，その記述の検証の場から除外されていれば，その記述は皮肉なことに安定性を獲得しやすくなる。〈私〉に関して〈他者〉が実行した記述が，はたして妥当な記述であるかどうかという点は，私が除外されていればいるほど，安定しやすくなる。

私が狂っていればいるほど，私が罪や嘘にまみれていればいるほど，「判断能力」や「責任能力」や「病識の有無」といった〈私〉以外の外部の因子で固められるほど，「〈私〉に関する記述の私にとっての妥当性」は問われる余地をなくす。「判断能力」も「責任能力」も「病識」も，私の〈私〉に対する判定ではなく，他者の〈私〉に関する評定であって，私の埒外にある。そして記述の妥当性は，「書かれた本人である私にとっての妥当性」ではなくなり，「記述した〈他者〉とそれを見聞きする〈他人〉にとっての妥当性」として構成されなおす。

このようにして，「書かれた私」が除外されることで，〈私〉に関する記述は，安定性を獲得する。

3．〈私〉に関する〈他者〉の記述，の〈他人〉への伝達

　もしかしたら，私が〈私〉について気付かないことも，ほかの人から見ればわかることはあるかもしれない。しかしそのことについて記述した〈他者〉が「この人が自分ではわかっていないことを私はわかっている」と考えたとき，それがどこまで妥当であるかというと，それは記述した〈他者〉自身では，再び判定不可能となる。その記述が有効であるためには，その〈他者〉にとっての〈他人〉に共有されなければならない。〈他人〉から共有され評定され妥当とされるためには，記述は伝達力を持たねばならない。安定して伝達力を獲得するためには，安定した用語が必要となる場合が多い。

　もちろん誰にも見られないように書き付けたのであれば，安定した用語の必要はない。ただしその"書き付け"は，「秘密」という別の性質を帯びたものとなる。それが「伝達」されれば「秘密」ではなくなる。

4．〈私〉に関する〈他者〉の記述，の〈他人〉への伝達，のために

　〈私〉に関して〈他者〉が，伝達を目的として記述した場合，その記述を評定する〈他人〉が属する場にふさわしい用語が必要となる。たとえば精神医学関係者は精神医学用語をきちんと使用することで，伝達力を効率的に得ることができる。

　〈私〉に関する〈他者〉の記述の伝達力は，その記述が数値化されれば格段に上昇する。それがグラフになれば大変に効率的である。またその「数値化された〈私〉」が，〈他者〉から私に逆提示されることもある。〈他者〉と〈他人〉が付着させた判定基準とともに，私は「数値の〈私〉」を"認知"する。「数値の〈私〉」にはカットオフ・ポイントが付着しており，私はそれを価値判断とともに受け取る。

　精神医学用語を使用することで，記述は精神医学的安定性を獲得し，精神医学は，精神医学的記述を蓄積することで，揺らぎにくい領域を構築し続ける。こうした相互作用によって，精神医学と記述は双方向的に安定する。

　しかし同時に，安定した用語に変換され固定されることで，私および書か

れた〈私〉に本来付随していた，私の個別性や異種混淆性（いろいろあるというありかた）は，その多くが失われることになる。「書かれた本人である私」は，その用語の網からは復元不可能に分断され散逸する。数値化されグラフ化されていれば，記述によってくくられた〈私〉さえも，すでに不在となりうる。散逸したところで，最初からすでに私は記述と伝達の場から除外されているのだから，誰も困ることはない。こうして，〈他者〉による〈私〉に関する記述は，安定性と伝達力を獲得し「妥当な」記述となる。

それを補強する道具立ても軽視してはならない。それは記述内容とは基本的に関係なく，さらにまた「書かれた本人である私」とは，まず関係のない道具立てである。たとえば診療録は「2号用紙」という特殊な呼称で表現される紙媒体であることが必要であり，伝達用のひながたは「緒言・目的・方法・考察・結語」の様式が望ましい。

このようにして，〈私〉に関する〈他者〉の記述は，その安定性と伝達力の獲得のために，いくつかの行程を踏む必要がある。

眼前の相手を記述して生業の基盤とせざるをえない我々は，しばしばこのような「虚構」と言えなくもないような行程のうえで，記述させてもらっているのは，多分確かなことである。

III.「義」の視点

ここからは，冒頭からの流れを逆にして，「私が，誰かを記述する」という状況をもとにして考察する。そのほうが筆者としても論述しやすいからである。それも「記述」に付随する特性かもしれない。

1.「させてもらう」感触，「きちんと」の意識，相互作用と虚構

記述をさせてもらっているという感触は，なんらかの内省を，記述する者に促すことがある。

その内省は，なにも記述を手加減するとか，「患者様と呼びましょう」と

かいうことに繋がるわけではない。

　させてもらっているからこそ，記述はきちんと実行しなければならないという，ある種の役割意識に繋がる。多分それは，なんらかの後ろめたさを背景としつつも，それを越えて，美学とモラルの複合物に近いようなものである。あるいは，なにかを託された者が負うことになる「業」のようなものとなることもあるかもしれない。記述をできるかどうか，ではなく，せねばならない。しかもきちんと。

　「なにかをさせてもらうのであれば，それはきちんとしておかなければならない」という意識は，なにかとても大事な要素である。きちんと遂行しておくことは，記述の重要な基点になるように思われる。それは医療に限らず，あらゆるモノ作りの現場を中心に，もともと様々な「役割」に備わっていたはずの意識である。そしてそれは，「役割」がオートマチックに「処理」されるようになればなるほど，薄れていく要素でもある。

　記述行為を「させてもらう」ときの私が，記述されつつある〈他者〉に対して抱く相互作用の感覚は，たとえ双方の間に虚無の深いふかい溝があったとしても，それでもなんとなく繋がっているかのような感触をもたらす。それは，常にではないにしても，どちらかの，なにかの，一方的な暴走を柔らかく抑止する働きをも，ときに持つように思われる。

　繋がっているかのような感触のなかでやりとりされるものやことが，（たとえ冒頭の"〈私〉が除外された記述"と同様に）虚構であったとしても，そしてそれを記述者，被記述者の双方が薄々感じていたとしても，なにかがきちんとされているとき，虚構の「虚構性」は，その虚無の力を減衰させるように思われる。

2．それは「情」ではなくて「義」である

　虚構を超える「きちんと」の姿勢は，上述のように，美学とモラルの複合物に近い。

　あまりよい喩えではないが，武士の世界で，やむにやまれぬ事情があって

切腹する武士と，彼を介錯する武士の間には，武士道という虚構のうえに，そういった一瞬の「義」が成立していたかもしれない。もう少し穏やかな喩えで言えば，きちんと作られたカメラを手にするときに，製作者となにか近しい感じがすることがある。別に頼まれたわけでもないのに，そのカメラを大事に使っている。文具なども同様である。車でもそうかもしれない。身体感覚を介するモノであれば，特にそういうことが起こるようである。それらは「情」ではなくて「義」である。

医療保護入院の入院届けに，「幻覚あり，妄想あり，奇異な行動あり。まったく病識なく治療の必要性を理解できず云々」と記述するときの「いやあな感じ」，ぼんやりして無抵抗な状態にある病者のことを誰かが「かわいい」と表現したときの「いやあな感じ」，別に目くじらをたてることでもないのかもしれず，また怒り出すのも野暮な気がするけれど，ただ，なんとなく「いやあな感じ」は，おそらく臨床に携わる者の多くが感じると思われる。それは義理を欠いているような「いやあな感じ」であって，おそらく「義」の問題なのである。

相手を記述するときに，記述する者は「きちんと」名を名乗り，「きちんと」記述し，そして「きちんと」刻みつける。杉林が論[1]の中で言及する「公正さ」「慎み」「記述者の表明」「記述の宛先」とは，臨床の一瞬一瞬に成立する「義」にまつわる諸側面であるように思われる。それは，あらゆる記述の基点となりうる。

ただし「義」は，一瞬一瞬に成立する姿勢であって，それを取り出して箇条書きにできるものではない。そうしてしまったときに，それは「義」ではなくなり，押しつけがましい「倫理」となる。

「義」が，あたかも確固として存在し，固定的な目的のように掲げられるときには，ある暴力性が突出してしまう。「義」は内省と表裏一体であって，単体で突出したときには本来の姿ではなくなるように思われる。「義」は分離抽出されたときには，融通のきかない「倫理」になり，最終的に「規則」となってしまうかもしれない。また，スローガンとして固定化しやすいよう

に加工され「医療者の義務と患者の権利」として現れるときは，もともと「義」に付随していたはずの「互いの暴走を柔らかく抑止していたかもしれない相互作用の感触」は，おそらく抜け落ちているように思われる。「義」は，常に臨床の，記述の行間にこそあるべきものかもしれない。

IV. おわりに

　本稿では，前半に記述の「虚構」を，後半部では，その「虚構」のうえで生起するものについて考察し，それを「義」と名付けた。

　本稿において「記述」とは，おもに診療録の記載および発表などにおける記述を中心に想定しているが，もっと広く，臨床場面において〈他者〉と対峙する姿勢なども含めて捉えることができるように意識している。それが実を結んでいるかどうかは，記述者の私には判定できない事柄である。

　記述には，どうしても「虚構」のようなものが付随してしまうように思われる。しかしそれでも，我々は記述せねばならず，そこから考えなければならない。

　記述に「虚構」のようなものが付随すること自体が問題なのではない。虚構は存在する。それを記述者はどこかで知っているし，被記述者も（すべてが理解されているわけではないことを，ときにはある安心感も伴って）おそらくそれを知っている。そしてそうであるからこそ，記述者の記述への姿勢は磨かれる可能性を持つ。その「虚構」を，無自覚に塗り込めてしまうことこそ，「義」の視点において問題となる。

　本稿は，2004年6月19日に福岡行動医学研究所において開催された公開シンポジウムにおいて発表したものをもとにしている。当日，貴重なご意見を頂きました諸先生方に深謝いたします。

文　献

1) 杉林稔：精神科臨床における記述と他者．河本英夫，谷徹，松尾正編：他者の現象学Ⅲ―哲学と精神医学の臨界―．北斗出版，東京，p.95-111, 2004．

(福岡行動医学雑誌，11(1)；36-39, 2004.)

統合失調症者への支持，に関する素描

樽味 伸

鍵音

　保護室の扉を閉めるとき，鍵音の響きは，私たちの中になにかを残す。
　閉鎖病棟を出るとき，入院中の何人かがこちらに会釈をする。会釈を返して扉を閉める。
　ゆっくり鍵をかける。
　その音は，再びなにかを残す。
　私たちは，その音を知っている。その音が自分の耳にこびりつき過ぎないように，私たちは個人的に工夫している。
　彼らも工夫していてくれれば，と思う。

素地 I

　たとえば初回エピソードを考える。
　早急に入院を要するような，急性期の切迫した状況において，治療者が技巧的に「支持」を謳うことは，かえって治療場面の"なにか"を大きく損なってしまうように思われる。
　その"なにか"とは，保護室の「保護」という用語に示されるような，ぎりぎりの線に存在する"なにか"である。それはちょっとしたひと押しで，途端に「偽善」に変質してしまいかねない，ぎりぎりの"なにか"である[注1]。その"なにか"が存在するぎりぎりの線には，「保護」のほかにも

「傾聴」，そしておそらく「支持」がぶらさがっている。

　本人が望まない入院時の，あの急速に変転する状況の中では，「保護」も「傾聴」も，そして「支持」も明確なかたちでは存在しえない。そこにあるのは，張りつめた線に危うく乗っかっている「やりとり」の感覚のみである。そのぎりぎりの線の上で，さまざまなことがらが，多くは制御できないままに流転していく。その激流のなかで，「やりとり」のひとつひとつは，そこになんとか差し込まれる櫂の動きである。治療者が握りしめた「やりとり」の櫂は，切迫した流れのなかで，続けざまに装飾を剥ぎ取られ基材が露呈した棒になっていき，その場を乗り切るのに精一杯となる。

　入院時処方を考えるとき，その薬理学的思考は治療者を少しほっとさせる。
　そして状況と気力が許せば，自宅でシュヴィングを読みなおすかもしれない[注2]。

　急流をなんとか乗り切ったときに，さまざまなことがらははじめて双方にとって，比較的穏やかな遠近法の世界に戻ってくる。幸運な経過が開かれたときに，それまでの「やりとり」のひとつひとつは遡及的に，彼らのなかで少しはっきりした輪郭をもち始めるように思われる。そうして「やりとり」は，「保護」や「傾聴」と私たちが自らに期待して呼ぶようなものに，ほんの少し近づくことになるかもしれない。保護室は保護する部屋として機能するだろうし，彼らに耳を傾けることも本来の意味で可能になることもある。
　しかし「支持」の行方は，そこではまだ明らかにならない。
　ここで形作られるのは，私たちにとっても彼らにとっても，なにかの素地にすぎない。
　それは「支持」の素地であるのかどうかさえまだわからない，たぶん新しい素地である。少し医療の色はついているけれども，ほかのものにも開かれている。
　もしも急性期のあとのゆったりした入院療養継続に意義を探すとするならば，それは，生活上の変動の少ない構造化された環境が可能にするかもしれない，その素地へ織り込まれるゆるやかな時間の要因であろう。そこで厚み

を増した素地は，私たちにとっては，基材の露出してしまった「やりとり」を再び被覆してくれる緩衝材となり，彼らにとっては自身を護る皮膜となるように思われる。

素地 II

　退院を迎えるときに，私たちと彼らをどこかで繋いでいるかのように働いてくれていた素地は，いったん離れる。彼らは素地の一部をもって帰るし，私たちは別の一部をしまいこむ。もちろん彼らのなかには素地を置いて帰ってしまう人もいる。そういうときに私たちは彼らを心配する。
　もしも彼らが，その素地をわりに気に入ってくれて，もって帰ってだいじにしてくれたならば，たぶんそれは退院後もゆるやかに彼らの裡で層をなしていく。
　退院した彼らが，日々の生活のなかで，その素地をどのように扱っていくのかはわからない。それは（この文章と同じく）あまり実務的に役に立つものではないから，周囲も，ときに本人さえも，隠そうとしたり捨てようとしたり，あるいはなかったことにしようとすることもあるだろう。
　しかしもしも，致し方のないきっかけや偶然の不運のために，彼らに再発が待っていたときに，少し厚みを増した素地は，本人を"支持する層"として，ここでやっと機能し始めるのかもしれない。
　再発したその人を前にして，そのような層にふと気づいたとき治療者は，"いつかどこかでだいじに治療された人"としてその人を感じ，そしてその層をなんとかだいじにしていこうと意識する。その治療者の意識は，できるだけ"支持の層"を踏み荒らさぬように，注意深くさせる。彼らがこれまでに保持してきただいじな層を，なにかの治療プログラム上の名目のためにないがしろにしてしまう確率は，そのとき少し低下するかもしれない。
　たぶんこれが，統合失調症者への「支持」である。
　そこに「医者」あるいは「ひと」は，狭い意味では関与していない。

そこに関与しているのは「ひと」ではなく，ひとの「跡」のようなものである。それらの層が彼らを支持するのであって，具体的な人や言葉や技法や約束ごとが彼らを支えるのではない。もしも彼らが支持されているとしたら，それはその人の初期の治療者の「跡」と，そのあとの素地をこつこつとだいじにしてきたその人自身の「跡」が，しばしばその人自身も知らないうちに，ひっそりと降り積もり織りあげた"支持の層"によるのではないかと思っている。私たちがもしも「支持的」であろうとしたいならば，まずするべきことは，その層を踏み荒らさないように，慎重にだいじにしていくことではないか[注3]。

このように，統合失調症者に対する「支持」は，"いつか・どこかで"働いてくれる「支持」であって，一般的な"いま・ここで"の「支持」とは，少し質が異なっている。あるいは，次のように記してもよいかもしれない。統合失調症者に対する「支持」とは，その人が"だいじに治療された人"であることに，ときどき気づくことである[注4]。

くやしいことに，再発が繰り返されればされるほど，その層は医療の色を濃くしていき，ほかのものへの開かれを失っていく。しかしそれでも，彼らが一生懸命だいじにしてきた層がもしもあるならば，それは彼ら自身を支えるだいじな基盤のひとつであることに変わりはない。

層　Ⅰ

だいじに治療された人，という感じはどこから来るのか考えることがある。
なにをだいじに治療すれば，その人は"支持の層"を身につけてくれた人——つまりだいじに治療された人——になってくれるのだろうか。

"支持の層"を身につけてくれた人の特徴を並べてみるのは，比較的容易である。
たとえば，適度な緊張感と恥じらいが一体となった，ある種の距離感。た

とえば，過剰になりすぎない配慮と微笑。たとえば，なにかを申し出るときの節度と姿勢。逆にこちらの余分な申し出を断るときの自然な矜持と気遣い。なんとなく人好きのする感じ。それをどうも本人は少し困っているらしい感じ，等々。そのような特徴と，そのような特徴をもつ人々を，比較的すぐに思い浮かべることができる。それらの要素は，精神症状の重症度とは必ずしも一致しない。幻聴があろうと妄想があろうと，彼らは彼らの層に支えられて，さまざまな日々を送っている。

　それでは"支持の層"を身につけてくれた人になされた治療の，なにがよかったのか，どのような「療法」や「技法」が奏功したのか，具体的に抽出してみようとすると，それは途端に困難な作業となる。いったいなにをどのようにすれば，彼らの"支持の層"につながるのだろうか。

　コントロールスタディで有効性が実証された薬物療法をアルゴリズムに基づいてきっちり進めることであろうか。それはだいじである。薬物療法は精神病性症状に対する治療の基本であり主軸である。きちんとスケジュールが組まれた作業療法と認知療法のセッションだろうか。それもだいじである。薬物療法のみでは社会機能が低下しかねないし post-psychotic depression が発症する危険性もある。採光のよいデイ・ルームと明るい病室と廊下だろうか，医療スタッフの笑顔だろうか。それもだいじである。療養環境は重要であるし，なにより精神医療は身体医療と同じく，サービス業としても磨かれていかなければならない。

　しかし，どうもそれだけではないようである。むしろ，さっきから私たちが目をつけようとしている"支持の層"は，これらの大きな「治療」の柱と柱の間，になんとなく霞のように漂っている"なにか"によって，ひっそりと作られていくように思われる。その"なにか"が素地となり厚みを増して"いつかどこかで"彼らの裡に"支持の層"を構成していくようである。

　もちろん柱がなければどうにもならない。統合失調症に対して実務的に役に立つのは，さきほど記したような柱のほうであって，残念ながら霞についての記述は，とりとめないものになる。ただし，とりとめないからといって，

無価値であるわけではない。

　たとえば「この薬があればいいです」と言ってくれる人がいる。私はうなずいて，何代か前の担当医からずっと処方されてきた薬を，そのまま処方する。彼は，ちょっと会釈して帰っていく。さらりとした後ろ姿である。

　その薬は，その人を確かに支持している。しかしその薬は，かなり昔に一時的に脚光を浴びただけで，今となっては作用プロフィールもはっきりしない低力価の薬剤であったりする。もはや製薬会社の宣伝担当者の口にはまずのぼらない，そういう薬である。私はそのことを知っている。知っていながら，やはりその薬がその人を支えているのだということも知っている。おそらく，その薬理学的効果というよりも，その薬に付随していた"なにか"が，彼を安定させているのである。

　その"なにか"には，最初に処方した医師との関係だけでなく，その薬が処方されたときの病棟看護詰所の雰囲気あるいは外来待合室の人々の顔ぶれ，薬袋を持って帰る帰路の情景，その日に食べたものの味，さらにはその日に贔屓の野球チームが勝ったかどうかまで，要するにその"薬"にまつわるさまざまな物語が重ねられるように思われる。しかしそれが具体的になんであるのか，彼にも私にもわからないし，たぶん尋ねすぎない方がよいのだろう。なぜならそれはだいじなものだから。

　たぶん彼はだいじに治療され，そして安定し，かなり時代遅れになってしまった優しい錠剤を含め，彼の内外の多くのものが，ひっそりと彼自身を支持している。私はそれを続けたいと思う。もしかしたらその時少しだけ，私は彼を支持しているのかもしれない。

　それは科学的な意味での「医学的治療」とは，あまり関係ない部分なのだろう[注5]。たとえばそれは薬剤の科学的有効性判定作業においては，皮肉なことに除外すべきノイズにさえなりうる。仮に理想的で細やかな「支持」がなされていたとしても，科学的言語で記述・再現・確認ができないならば，それは標準的な「治療」には含まれない余剰物か趣味の一品のように取り扱われる状況になりつつある。ほかのさまざまな科学的言語で記述される「治

療」たちが颯爽と精神医学の廊下を闊歩する中で，「支持」は古びた白衣を着て背中を丸めて隅っこをゆっくり歩いているのかもしれない。それはあたかも，総合病院における精神科医の存在様態に重なるようにさえ思えてくる。

でも結局のところ，「支持」とはそういうものかもしれない。「支持」がなくとも医学は可能である。しかしそれでも，たぶんあったほうがよい。

次の処方日までなんとか無事でいてくれるようにと思いつつ黙って院外処方箋を手渡す。そしていつもの声で「おだいじに」という。それからその人が退室する間際に「あと，風邪をひかんようにね」と言い添える。

それらがいちいち「支持」になるとは私は信じてはいない。

信じていないけれども，なにかがどこかで彼の"支持の層"に届いてくれますようにと念じていることは，たまにある。

層 II

疾患について書くときには，文章は一人称を必要としない。病んだ人自身について書くときにも，一人称はそれほど必要ではない。しかし「支持」について書こうとするとき，文章には「私」が頻出することになる。興味深いことである。そのように「支持」は，書いている「私」を引っ張り出すのである。そして治療者に含まれている「私」がにじみ出ることほど，統合失調症者に対して有害であることはないのではないか。もともと他者との距離に敏感な彼らにとって，治療者が「私」をにじみ出させている「治療」ほど，危ういものはないかもしれない。だからこそ「私」を引っ張り出してしまう「支持」は臨床場面においては，"いま・ここで"はできる限り解毒されていなければならない。それが本当に彼らにとって有用な「支持」として働くのであれば，繰り返しになるけれども，それは"いつか・どこかで"のことである。

「支持」なんかされなくて構わないという人がいる。

支えられたくて，あるいは支えられていることを確認したくて受診する神

経症圏の人々と異なり，統合失調症の人々は程度の差こそあれ，多くはそのような「支持」とは無関係に生きているように思えることがある。少なくとも，人との関係性から編み出されるような「臨床的もたれあい」は，あまり重要ではないようである。彼らがそのような関係に執着し始めたときは，その執着は別の基盤をもつか，「支持」が悪化促進因子として働いている可能性を考慮しなければならない。

　安定している彼らが定期的に外来受診してくれているのは，そう決まっているからであって，医者の顔を見に来てくれることはあるにしても，別に医者に支えられたいからではないようである。薬さえもらえれば，あとは医者の話なんかなくていいと思っている統合失調症者は多い。

　けれども大体において，彼らはこちらに気を遣ってくれていて，ときに受診前夜から話題を考えてきてくれたりしつつ，いつも通りのかわり映えのしない診察を受けてくれる。彼らに対してこちらから，あまり毎回あれこれ話題をひねり出そうとすると，その話題に彼らは一生懸命応じてくれながら，それでもみるみる疲れていく。

　彼らのそのような《支持非依存性》と《気遣い》の微妙なバランスそのものを，私たちはできる限りだいじにしなければならない。"いま・ここで"治療者がしたほうがよいことは，それぐらいである。

　もしも「支持」の先に，さらに「内省」や「洞察」と私たちが呼びたいものを治療者が積極的に用意しているのだとしたら，その重要なバランスを崩しかねない。内省や洞察は，よほど人生の根幹に関わるものでない限り，並行処理を要する心的動作である。つまり，内省しつつ人と接し，洞察しつつ日々を送らねばならない。さらに小器用な人であれば，内省・洞察は治療場面に限定し，ほかでは変わらぬ日々を送ることができる。しかしそのような並行処理を苦手とし，よしんば可能であったとしても潔しとしない統合失調症者が，もしも本当に内省・洞察に至ろうとするならば，彼の切迫した自殺の危険性を治療者は意識しなければならない。

　それよりも，知恵を貸すのは実務的な処世術(ノウ・ハウ)のみに限定し，あとは「しが

らみを遠ざけること」「物事と距離を取ること，離れて見ること」「ゆとりを失わぬこと」を地味に唱え続けるほうが，彼らにとって有用であるかもしれない。皮肉なことに，親切にきめ細かい返答をし続けることは，不親切に薬理学的に返答し続けることと同じぐらいに，強い負荷をかける場合さえある。もしもそれが漫然と行われるのでないならば，治療者の「いつもどおり」の処方継続が，かなり適切な選択となっていることも多いかもしれない。ただし，飲み心地の変化を教えてもらうなど，身体感覚へのチャンネルは常にだいじにしてもらったほうがよいようである。それらを「支持」と呼ぶかどうかは，治療者個々のスタンスによると思われる。

　よく話しかけてくる床屋は居心地が悪い。「いつもどおりで」の一言で，あとは気詰まりでない沈黙の中で少し居眠りさせてくれる床屋は，得がたいだいじな場所である。

情　景

　帰りにオロナインば買うて帰ろ。
　うん。
　それば塗ってみよ。
　うん。
　人影もまばらな外来棟の廊下で，ふと耳にした会話である。見知らぬ初老の夫婦である。
　おそらく妻は統合失調症である。かたわらの夫が声をかけ，妻はゆっくりとうなずき，そしてふたりは会計窓口の方へ歩いていく。
　それを私はなんとなく見送っている。
　秋の終わりの午後4時で，少し冷えてきた廊下は薄暗いまま伸びている。そのむこうにあるロビーが，照明にぼんやりと白く浮き上がって見える。
　妻は料理をしていたのかもしれない。

そして指にちょっと火傷をしたのかもしれない。

彼女はそれをとても気にする。痛い痛いと言う。腰まで痛くなってきたような気がする。なんとなくいらいらする。夫はそれをなだめる。今日は早く寝ようと言う。そしてあさっての外来診察日に，先生に相談してみようと言う。

外来主治医は迷う。人差し指の小さな水疱は，もう治癒しかけている。ワセリンを処方するまでもないだろう。彼は彼女にそう告げる。少し彼女は不服であるが，夫は納得している様子で，それも彼女はちょっと不満に思う。しかし話題は，睡眠と食欲についてのいつもの問いかけに移っている。よく眠ります，ご飯も食べています，と彼女は言う。夫もそばでうなずく。主治医は，オーダリング端末のモニターばかり見ないように，それとなく意識している。彼は，そっとマウスをクリックして，いつもの内服薬を14日分処方する。窓から見える午後4時の空は，冬が近いことを告げている。

院外処方箋を手渡され，彼女と夫はお辞儀をして席を立つ。おだいじに，と主治医が言う。夫婦は受付の看護師にも小さく会釈をして，それから廊下に出る。

そして私とすれ違う。

〔附記〕
本文では，病者との一般的な対面状況を想定したときに「治療者」の語を，具体的な例示には「私」を使用している。それ以外の記述には「私たち」を用いた。

脚　注

注1）その「ひと押し」は，不注意の場合もあれば，すべてを尽くした上で，それでも不可避の場合もある。「偽善」への変質は「告発」を呼び，「告発」は入院にまつわる多くの記憶を同じ色に塗り込め汚染する。あらゆる「支持」は，受け手の中で「茶番」に変質する。このとき治療者は，もしもそれでも「治療」を続けるしかない場合，「告発」を続けるその人を前にして，眼を伏せ耳をふさぐ以外，なすすべがないのかもしれない。急流は遡ることはできず，すべては結果論として固定される。

注2）シュヴィングの著書については，本稿で愚言を弄するまでもない。誠実さは，常に

重要なチャンネルとなる。道徳論ではなく技術論の地平において，統合失調症に限れば，謙虚と誠実は，最後まで残存するチャンネルであるように思われる。
　Schwing, G.：Ein Weg zur Seele des Geisteskranken. Rascher Verlag, Zürich, 1940.（小川信男，船渡川佐知子訳：精神病者の魂への道．みすず書房，東京，1966．）

注3) もちろん統合失調症者に対しても，日々の臨床場面でさまざまな「支持」が行われていることは論をまたない。しかしそれは，彼らが抱く心配や困惑や気苦労（あえて「不安」とは表記しない）に対して，治療者が"世間の窓口"になって応接しているのであって，それを統合失調症に対する精神医学的専門技法として「支持」と呼ぶことには，筆者は躊躇する。当然その"窓口"は，非常にのんびりした応対を原則としている。

注4) ただし，それはなるべく悟られないようにしなければならない。

注5) もしも私が彼に対して，その薬剤と同じ有効作用をもち同時に無用なレセプターへの親和性を極度に低めた新薬を代わりに出したとして，彼はさらに安定性を高めるのだろうか。私はなかなかそう思えないけれども，もちろんそれは私の勝手な思考実験に過ぎない。ただ，いわゆるジェネリック医薬品に変更したときにさえ，彼らの症状がしばしば変動することを経験した治療者は多いのではないかと思う。それさえも，彼らの無意味なこだわりとして，認知障害に分類されてしまうかもしれないけれども。

文　献

　直接の引用はしていないが，本稿の背景としたかった文献を以下に挙げる。もちろん文責は「私」にある。

星野弘：分裂病を耕す．星和書店，東京，1996．
神田橋條治，荒木富士夫：『自閉』の利用―精神分裂病者への助力の試み．精神神経学雑誌，78；43-57，1976．
松尾正：沈黙と自閉．海鳴社，東京，1987．
中井久夫：精神医学の経験　分裂病．（中井久夫著作集1巻）岩崎学術出版社，東京，1984．

（青木省三，塚本千秋編：心理療法における支持．日本評論社，東京，p.117-131，2005．）

社会的・文化的・診断的論考

「水俣病」における，いわゆる「医学的」病像論に対する一私見
（疾病概念と倫理性について）

樽味　伸

（この著作は，著者が医学部大学院の課題レポートとして提出したものと思われる。）

　筆者は残念ながら「水俣病」に関する医学的調査研究あるいは法学的調査研究に携わる機会はなかった。従って，当事者でも参加者でもない以上，本レポートは考察ではなく感想文である。筆者にできることは，一般的な医学知識と，専攻分野である精神医学で足がかりとしてきた「疾病概念の考え方」を援用して，講義の後の感想をどのようにして自分の頭で整理したかを記録することにする。

　講義では，病像論と責任論の2極に分け，それぞれ医学的見地および法学的見地が，論考の入り口として提示された。しかし「病像」論が規定されるとき，はたしてそれは一貫して医学的見地だけで構成されるのか，留保が必要ではないかと思われた。すなわち，scientific な医学の知の次元から，clinical な医学の知の次元に移る際に，その規定は変容・変質をおこすように思われる。（例えば，実験室の知と，診察室の知が，その様相を変化させるように）。それは異種混淆的（heterogeneous）な規定となり，疾病性のみでは構成されず事例性の側面を持つようになる。そして病像が（臨床的に，社会学的に）規定されていく経緯を分析することが，最終的に病像論と責任論を繋ぐことになるのではないかとも考える。しかしそれは明らかに筆者の力量を超えている。本レポートでは，「水俣病」に対する疾病性について，社会学風の感想文として，その疾病概念を整理したい。

そもそも「水俣病」という用語自体，すでに医学用語の範疇にはなく，「水俣」における「病」として，高度成長期にあった日本における陽と陰；「産業の発展」と「公害」という歴史・社会学的事象における概念としても成立している。すなわち，有機水銀中毒について「ハンター・ラッセル症候群」を語るのではなく「水俣病」を語ろうとする行為自体に，すでにある種の社会学的概念が混入することになるのである。

　整理しておくべきことがらとしては，以下のようになる。
Ⅰ．〈「どこからが〈水俣病〉であり，どこからが〈水俣病〉ではないのか」という問い〉。
Ⅱ．〈「どこからを〈水俣病〉とするか，どこからを〈水俣病ではない〉とするか」という問い〉。

　Ⅰは，質（本性；もともと備わっている性質）に関する定義であり，医学的定義と，法学的定義が，それぞれ存在するはずである。そして〈定義〉である以上，原則的にそれは変動を許されない。

　Ⅱは，判断に関する規則であり，やはり医学的判断と，法学的判断がそれぞれ存在することになる。判断は（人が為すという意味において）人為的なものであり，二次的に人が為す以上，そこにはなんらかの変動要因が絡むことになる。

　すなわちⅡには，Ⅲ〈ある種の倫理的観点〉が変動を与えることになる。
　例えば大まかに，事例に対する個々の距離と志向性によって，以下の5つに分類されるような視点の影響力の混在が，Ⅲを構成する。
① 「今まで食べていた魚によって，猫と同じような症状が，自分にも現れた。日常生活にも支障をきたし，なんらかの対処を要していたが，かなえられなかった」（当事者・現場）
② 「何も知らない一般市民に対して，企業が利益を利己的に追求するためにトラブルを起こし，それを行政が黙認した」（支援者・非現場）
③ 「『大騒ぎ』することで，現地の漁業は大きな風評被害を受ける。そっち

の方が困る」(非支援者・現場)
④「社会科の授業で学習し,歴史的事実として記憶していた」(浮動層・非現場)
⑤「なにも知らなかった,興味がない」(非支援者・非現場)

　絶対数から考えれば,おそらく④⑤が最大であろう。しかし個々の影響力を考慮すれば,①②がもっとも強力にⅢを構成し舵取りを行うことになる。厳密には④についても,その「学習」は,病像としての「ハンター・ラッセル症候群」を学習したのではなく,高度成長期における過疎地漁村の空気を強く匂わせた当事者(患者)のモノクロ写真図版を中心に学習された「水俣病」であった。そこにはある倫理的メッセージが表象されており,従って④も①②の舵取り次第では予備集団となりうる。

　上記の倫理性は,医学的判断を現場で行う観察者にも影響を与える。「水俣病」の認定は,基本的に本人が生存していなければ,意義は大きく失われるか,少なくとも形骸化してしまう。そうであれば,毛髪中の水銀量の測定が効を為さなくなるほどに時間が経過してしまって,「水俣病」を確定する客観的所見は,臨床的にはほぼ皆無となった場合,scientific な医学の知による判断は,膨大なノイズの中で特異性と妥当性を見失うことになる。現実的には,糖尿病による末梢神経障害と,不全型のハンター・ラッセル症候群を scientific にはっきりと区別することは(おそらく剖検以外では)不可能となり,「臨床的に」区別することになる。すなわち,再現性と一般性を重視する科学的所見から,個別性—"目の前に座った知覚脱失と振戦のみを呈する老人"を「水俣病」とするか否か,という一回性の判断となる。その判断を行う観察者(医療者)にはおそらく,純粋な医学的判断のみではなく前述のⅢが影を落とすことになる。(少なくとも筆者がそのような場に遭遇すれば,そのような恣意的判断から,「医学」的見地からの公文書として「診断」書を発行する可能性があると思われる)。このとき,「医学的」病像論はすでに社会学的影響を受け,疾患概念は現場レベルで変容をおこすことにな

る。

　そうであるならば，当初はIにおける疾患確定作業および医学的対応であったものが，事例の特性（単なる風土病ではなく，公害という公共性を持つものとして）IIとしての対応が要請されるようになり，それはIIIの舵取りによる倫理性の影響を受けるようになる，という変容・変質が（もしもフィールドワークを行えば）社会学的に観察されるはずである。時間経過し法廷闘争となった事例に対し，病像論を純粋に医学的知見として論考することは，社会問題においては不可能となり，病像論に絡んだ倫理性は，責任論へ移行することになる。

参考文献

Hacking, I.：The Social Construction of WHAT?. Harvard Univ. Press, 1999.
工藤宏司：「クレイム」が立ち上がるとき．中河ら編：社会構築主義のスペクトラム．ナカニシヤ出版，京都，p.78-96, 2001．
中河伸俊：レイベリングからトラブルの自然史へ―逸脱と社会問題の研究へのエスノメソドロジーの影響．山田ら編：エスノメソドロジーの想像力．せりか書房，東京，p.105-120, 1998．
波平恵美子：病気と治療の文化人類学．海鳴社，東京，1984．
壹弘，土居健郎：精神医学と疾病概念．東京大学出版会，1975．

（水俣病に関する課題レポート，2003．6）

「物語」と「逸脱」そして「共犯の時間」
<いわゆる "神経症圏" における>

樽味　伸

I. はじめに

　精神医学の分野において，ある事象の疾病性が議論されるとき，なぜそれが「疾患」として成立せざるを得ないのか，という点はしばしば見過ごされてきたように思われる。その理由のひとつは，精神医学的疾病性（morbidity）がどのようにして構成されていくのかという問いが，身体科におけるそれとは大きく異なり[35]，純粋に精神医学的判断のみでは回答し得ない次元に属しているためであろう。

　例えば Diagnostic and Statistical Manual of Mental Disorders：DSM[1]の策定作業において，様々な「新しい疾患候補」が，どのように採用されて「疾患」となり，またどのように破棄されて「疾患にならなかった」のかという記録[27,37]は，すでに精神医学の範疇を越え，社会学的・医療人類学的な事象として成立してしまう。この時点，すなわち，ある「疾患候補」が採用された時点で，ひとつの問いがそこに内在することになる。すなわち，それは自然に存在する精神医学的「疾患」として，自明に，自然科学の対象として，すでに与えられていたのか，そして我々は賢明にもそれを探知し，切り取って取り出すことに成功したのか，それとも，それは与えられた対象ではなく，我々の様々な相互作用の結果としてあたかも実在するかのように，社会的に構成し構築されたものであったのか，という問いである。その「疾患」が，幻覚・妄想を呈さない種類のものであれば，その問いはさらに強く露呈することになる[注1]。

ある好ましからざる非・身体的事象に対して，臨床場面における精神医学的介入の是非の判断は，教科書的には「本人がそれで困っているか」「周囲がそれに困っているか」という次元で問われる[注2]。それに対し，精神医学的診断学における疾病性確定の次元では，その疾病性がどのように判断されてきたかという点について，臨床場面におけるような社会学的要素は，「科学としての医学」の名の下に前提として排除されつつ，非常に曖昧なままである。

精神医学において，臨床的な判断と診断学的な判断のこのような乖離は，冒頭の問いに対し，どのような事態を露呈させるのだろうか。精神医学的診断学の次元は，"(すでに)弁別された標準器をもとに，個々の事象がどこにあてはまるのか，それがどのように成立し得るのか"を説明し自己生産するシステムであって，「疾患である／ない」という根本的な弁別行為自体は，ほとんどの場合，そのシステムからは見ることのできない暗点となる。それは参照し説明し判断するための準拠枠のためのシステムであって，システムそのものの存在論的妥当性を，システム自体は検証し得ないのである。そして精神医学的診断学は，すでに存在している（とされる）疾患を，いかに的確に診断し得るか，という技法論となり，そこではover diagnosisとunder diagnosisをいかに避け，信頼性と妥当性を保持しうるか，が問われることになる。そして，その「診断行為そのもの」に関する社会学的・医療人類学的妥当性とでも言うべきものは，基本的に埒外におかれる。

その「疾患」が，いわゆる"精神病圏"に属するものである場合，その疾

注1) 例えば卑近な例として，昨今の日本において，「不登校」は疾患であるのかないのか，「ひきこもり」は疾患であるのかないのか，といった議論も，常に社会学的あるいは政治的な検討を要請され，精神医学的介入の是非を巡ってしばしば対立している[31]。また拙論[34]も参考にされたい。

注2) 一方，身体科では，本人も周囲も困っていなかったとしても，例えば糖尿病の「教育」入院という形式が存在する。ただ，基本的には，臨床場面における医学的介入の判断と症候学における疾病性の判定は，一般に「生命予後」という共通の収束点を持ち，従ってそれほどちぐはぐではないように思われる。

病性に関する厚い記述は，主に精神病理学の分野で展開されてきたことは論を待たない。それは例えば病者にとっての「自明性の喪失」[4]という事態，あるいは"ないものが見え，ないものが聞こえる狂気"が他者に呈する異質性に対して，多くの論考が行われてきた[32]。その喪われた自明性あるいは，呈された異質性が，「疾患」の疾病性の core として，記述の重要な足場になってきたと考えられる。

しかし一方，上記の意味における"自明"で"異質"な core を持たない"神経症圏"[注3]とされるような「疾患」概念が精神医学の分野で成立するとき，その疾病性の記述はどのようにしてなされなければならないのだろうか。

本稿では，その記述の可能性を，社会学および医療人類学の論考を援用しながら，その「物語性」に着目しようとする。"神経症圏"の「疾患」が，"精神病圏"のような現象学的隔たり[18,19]を持たず，社会・環境といわば"地続き"であるからこそ，「疾患」の，社会との接触面においては，社会学的・医療人類学的な視座の記述[14,26]が可能となるはずである。逆に，その問いが置き去りにされるとき，bio-psycho-social という言葉は，一般化し得なかった専門的言説に対する免罪符としての存在に堕してしまうことにもなりかねない。

もちろん本稿で，"神経症圏"全般を扱うことは不可能である。従って，もっとも「物語性」をまとっていると思われる「疾患」として Post-traumatic Stress Disorder：PTSD を主に論じることにする。主な視座としては，社会構築主義：social constructionism[2,29]と呼ばれる社会学の論を中心とし，その「疾患」概念が，どのようにして病者と治療者の間で構成・構築されるのか，あるいはされないのか，という点を，ふたつの症例を呈示して明らかにする。社会構築主義は，精神医学関連領域では主に nar-

---

注3) 本稿では，非・精神病性の疾患を「神経症圏」という用語で括っている。この「神経症」という用語は，精神病 psychosis に対置する一般用語 neurosis として使用するのみであって，様々な精神分析学的知見やその他の治療論的知識をまとっていないものとして措定して使用している。

rative therapy[25]と呼ばれる分野で注目され，「治療」のための理論的根拠（の一部）とされてきた[20]。しかし，本稿ではそのような治療的志向性の"拠り所"として社会学理論を提示するのではなく，"神経症圏"の「疾病性」における相対性を記述するために援用する。そして，"神経症圏"の様々な「物語」および，それらが診療場面において扱われる「治療」時間について考察することになるが，まず次項では，予備的論考として「逸脱」の概念を整理する。

II．予備的論考・社会と物語，逸脱

　社会学分野における論では，「精神医学的」な不具合を示した者に対して，社会と，それを代表する「専門家」としての精神科治療者が，しばしば「疾患」を認定し（その瞬間「狂気」は「疾患」として成立し），社会から「逸脱」した者を「病者」という別の形で社会に帰着させる，あるいは「治療」を経て，元のシステムに戻すという（社会的）権力構造の存在を論じる[28]。

　Foucault は，多様な「狂気」が「疾患」として医学に吸収される中世末期に，ある転回が訪れたと見ている。「狂気」に対する医学的な説明は，しばしば（当時のキリスト教会にとっての）異端宗教を「科学」的に論破するために要請された側面さえあったとされる[9]。そして彼は，17世紀のヨーロッパの病院に，狭義の「疾患」の有無に関わらず，「理性，道徳および社会秩序に関して『変調』の徴候を示す人たちが閉じこめられることとなった」とし，「この時の問題として浮かび上がるのは狂気と病の関係ではなく，社会が自らに対してどのような関係を持ったか，ということ」[9]であるとした。その権力構造そのものは，「制度や装置に固定されているものではなく，人々との出会う動的な状況の中に，動的な関係として存在している」のであった[7,11]。そうして，「狂気はその言葉を奪われ，他人が狂気について語り続けたとしても，狂気が自らについて語ることは不可能となり」「狂気の世界は疎外の世界となった」[9]のであった。

同時に，中世における「悪徳」が示していたものは，＜傲慢＞＜どん欲＞から，近代市民社会における＜経済活動に携われない怠惰＞に変化し，（たとえそれが精神医学的疾患であったにせよなかったにせよ）社会経済活動に参加し得ないことが，当時の「逸脱」として構成されていくこととなったとする[9]。このとき，秩序あるいは社会的規範からの「逸脱」に対する権力構造が露呈するが，もしも「社会的規範」が歴史的，社会的に変動するのであれば，そこからの「逸脱」も当然変化してきたはずである。そして精神医学的疾患が「逸脱」をめぐる事象を内在させているのであれば，必然的に，疾患概念の変動に関する論考が，（たとえcoreとしての「狂気」が不動であったとしても，少なくとも"辺縁"においては）社会的規範の変動も射程に入れた上で，なされねばならない[注4]。

"精神病圏"の者の場合，その「治療」にまつわる記述において「逸脱」と「権力」の概念は，表層的であろうとなかろうと，その論考にたやすく導入されうる。なぜならば，多くの場合，病者自身は「狂気」としての「逸脱」を自ら意識しているわけではなく，他者の方が「逸脱」を知覚するからであり，従ってその処遇は他者によって（しばしば一方的に）決定されるからである。つまり，病者自身に，強制的な医学的介入の条件が存在するのではなく，彼ら以外の者が「逸脱」を知覚し，その「逸脱」の質的検討から，「専門」的対応が要請され，医学的介入が開始される，という構造上の特性

注4）本稿の主題である非・精神病圏の「逸脱」（すなわち"狂気"ではない「逸脱」）において，その認定をめぐる社会的規範の変動は，重要な要素となる。例えば「同性愛」をめぐる「逸脱」の定義は，大きく変動しつつ，それはやはりDSM-IからIVへの改訂作業の流れにおいても明らかに影響を与えている[13, 27, 37]。Homo-sapiensの内的区分のうち，もっとも本質的な弁別標識であったはずの「性」に関する社会的規範さえも，社会的・歴史的に変動し，「同性愛」者自身のローカルな行動にも影響を及ぼすことになる。その背景には当然，いわゆる性転換を可能にする身体科的手技の発達という歴史的要因も存在する。このとき，「逸脱」の認定は，それら医学的次元に属さない部分において，重大な変容を呈することになる。DSMの改訂の変化は，この部分においては当然，医学的進歩などではなく，社会学的変容の証左にほかならない。

があるために,「権力」構造への眼差しが導かれやすい[28]。これが「病識」の社会学的意義であり,「病識欠如」が,「本人の自由意志によらない入院治療」を進めるために少なくとも必要な法的権力導入の根拠となることは,多くの精神医療従事者が経験することである。そこに,社会システムから逸脱する者を隔絶し,再び彼らをシステムに戻すための「治療」を行う権力構造を見る,という視点を取ることは可能である[注5]。

しかし,いわゆる"神経症圏"とされる者には,その逸脱の形式と疾病性の認定について,別の論述が要請されるように思われる。

なぜなら彼ら"神経症圏"の者は,多くの場合,"逸脱"を自ら意識しており,しかもそれはしばしば必要以上に(あるいは他者・関与者以上に,彼ら自身において)強く知覚している。逆にその「病識」があるからこそ,精神科医療場面において彼らは"神経症圏"とされる根拠の一部ともなりうる。この同義反復によって,彼らは医学的強制の構造から基本的に分離される。この場合,彼らの"逸脱"を認定するのは,おそらく彼ら自身であり,精神病者に対する論で措定されるような,社会システム維持のための他者からの「権力」ではない。

①それでは,彼らが聡明であるから,自ら逸脱を知覚しているのだろうか。
②あるいは,疾患が軽症であるから,自ら逸脱を知覚しているのだろうか。
③それとも,「逸脱」の質が異なるのであろうか。

注5) もちろん受療者自身が常に「逸脱」を意識しないわけではもちろんなく,しばしばそれは初期には"困惑"そして"超越"や"覚醒"という文脈で自発的に語られる。それを他者あるいは関与者が,宗教的に包摂する方向を選択するか,治療的隔絶を選択するか,あるいは他の方策を選択するかは,その「疾患」の質についての医学的判断だけでは成立し得ず,その社会および個人環界固有の関数も常に参照されると思われる[24]。ただし,"精神病圏"とされる事態が,単に社会的に構築されるだけのものではないということは,やはり臨床場面においては自明である。その事態が,なぜどのように通常とは異質であるのか,という記述と証明は,筆者の力量を越えており,ただ「そうある」としか言えない。

① については，論を待たないか，あるいは別の大きな論に繋がるが，本論の趣旨とはずれてしまう。
② については，もしも"正"とするならば，ある種の単一精神病論を展開する必要がある。それが一応否定されている現在[注6]においては，もしも忠実に疾患分類を遵守するならば，異なるふたつの疾患の軽重を比較する無意味さも遵守せねばならない。社会機能の高低に比重を移すとすれば，それでは"神経症圏"と"精神病圏"の社会機能の軽重に関する標準的な evidence（具体的には疾患分類別の Global Assessment of Functioning：GAF スコア[1]の標準値）は，筆者は寡聞にして目にしたことがない。
③ が，おそらく妥当であろう。もちろん可能性としては④「逸脱の質は同じであるが，病識があるために，社会側が権力を行使しない」ということも確かに考えられる。しかし臨床的には「病識がたっぷりある"精神病圏"の者と，いわゆる"神経症圏"の者が，同質の社会的逸脱を呈するか」と問われれば，筆者は間違いなく"否"に票を投じるだろうし，その筆者の判断が精神科医療従事者のなかでことさら偏ったものであるとは思われない。

おそらく，「逸脱」の質が異なるのであろう。"逸脱"を認定するのが社会あるいは他者の側でない以上，彼らの"逸脱"は，権力構造とは無縁な，"逸脱"である。
　それでは彼らは，なにから"逸脱"するのか。
　本論では，この問いに対して，「個の＜物語＞からの"逸脱"」という視点を示し，"神経症"者の"逸脱"と治療者との関係，その「治療」時間について考察する。

注6）ただし，Crow[6]など，単一精神病論を展開する分子遺伝学者も存在する。

III. 症例呈示

　本項IIIおよび次項IVにおいては，治療者＝筆者を「私」と適宜表記する。なぜならば，症例の記述は，筆者である「私」を含んだ各要素の相互作用によって構成されるものであり，「私」を除外して客観的に構成されるものではありえないと考えるためである。なお，プライバシー保護の観点から，症例2の胎児の名前も含めて，若干の変更を加えている。

【症例1】46歳　女性　主婦　X年9月初診
　診察室に入ってきたその女性は，首に装着した薄青いコルセット，左腕の大きな包帯が目立ち，腰をかがめてそろそろと歩いてイスに座った。小太りでくすんだ感じの中年女性であった。彼女は伏し目がちにぽつぽつと語った。
　主　訴：「車が怖い，大きな物音が怖い，眠れない，雨の日が不安」
　病歴と現症：X年7月，雨の日の山道で車を運転中，対向車線の居眠り運転の車に衝突された。
　「警官もびっくりするほどひどい事故だったのです」。
　気付いたときには，自分で車を路肩に寄せていて，しばらく怖くて車内に残っていた。ドアはへしゃげて開かなかった。車内でぶるぶる震えていて，警官が到着するまで目撃者が一緒にいてくれた。加害者は60代の男性で，車から降りてきて「すみません。寝ていました」と謝ったという。
　2週間後に現場検証が行われた。
「事故の状況をひとつひとつ確認されるのですが，それが本当につらかったんです。そのあとで，車がひどく怖くなって，大きな音にもびくっとするようになりました。夜も事故を思い出して眠れないし」。
　7月下旬までは自転車には乗れていたが，それも怖くなってきた。車を見ると怖い，という。事故による左手の麻痺と頸椎捻挫のために近医整形外科に通院，加療とリハビリを受けていたが改善せず，遷延した。レントゲンや

MRIの所見では器質的には異常がないこともあり「PTSD疑い」にて，受傷後2ヶ月してから，私が非常勤で勤務する精神科クリニックを紹介受診した。精神科受診に抵抗はなかったかと問うと，もともと自分から受診するつもりだった，と答えた。

既往歴は，もともと頭痛持ちであることと，3年前に頸椎ヘルニアの治療で入院したぐらい。精神科受診歴はなく家族歴も「別にありません」とのことであった。26歳の長男，23歳の長女は二人とも独立し，7歳の次男と夫の3人暮らし。「もともと鬱になったことはない。気分の変化はそれなりにあったが，元々明るい性格だった」とのことであった。主訴を巡る私とのやりとりでは，特に演技的な印象もなく，つらそうに訥々と語った。

子供の年齢が離れていることについて少し聞いた際に，20年前に離婚し，現在の夫と平成元年に再婚したこと，その夫が，ちょうど本人の事故の頃，会社が倒産して軽運送のアルバイトを始めたときだったことが少し語られた。

しかし，そういった「事故被害とは関係のないプライベートなこと」を聞くには，腕の包帯と首と腰のコルセットなど，彼女はあまりに痛々しい姿であり，特に生活の状況を深く聞かなかった。少量の抗鬱薬と抗不安薬を処方し，またいわゆるPTSDと考えて良いと思うことを伝えた。また同時に，事故以外のこと，事故以前から続けていることは，大事にしてできるだけ変えずに続けてみることが必要と伝えた。

薬の説明をした後，次週の受診を約束してもらい，そして彼女はぼんやりとうつむいたままで，しびれて動かない左手をかばうようにして，そろそろと歩いて退出した。

経　過：入眠困難と悪夢，ゴミ収集車の音などで覚醒し，眠れなくなる。めまい。ふらつき，事故が水曜日だったので水曜日には特に動悸と不安が強い，など様々な症状が遷延し，そして薬物の増量・変更も無効であった。

愛媛県の海洋実習船のニュースを見ると鳥肌が立つなど，関連する出来事すべてにたじろぎ，不眠，めまい，動悸と不安の症状が強まった。私は診察の度に，症例の厳しい状況に「共感」を示しつつも，同時に症状形成的にな

らないように，なんとかして「事故以外の内容」の充実に話を持っていこうとした。しかし，「事故以外の内容」を聞かれたときの彼女の釈然としない表情と，左手をかばいそろそろと歩く姿に，どうしても私は枠をはめられた不自由さのような感覚を覚え，また症状が改善しない事へのいらだちと自責がのしかかるように思えた。

　事故の保険上の処理については，彼女にまったく過失がなかったために，彼女の加入していた保険会社は対応をせず（これは自動車保険の規定である。詳しくは述べないが，これには会社にとっても正当な事由がある），そのために加害者側の保険会社担当員との交渉には，彼女が一人で対応せねばならなかった。それは明らかに再体験に繋がる負の強化因子となり得たし，しかしそれは弁護士を立てる以外に，暴露を回避する手だてはなかった。そして弁護士の件については，彼女は常にどっちつかずの返事で終始した。夫の協力体制は，仕事上の多忙もあって，彼女にとっては不十分だった。

　診察場面では，徐々に，膠着状態と言うよりは，漠然とした「すれ違い」の感覚が強くなっていった。彼女は毎回，身体的苦痛と保険交渉の不首尾を報告し，私は「事故以外」の生活状況をなんとか膨らませて再認識してもらおうとしつつ，同時にまるで自分が故意に話を逸らそうとしているのではないかという疑念も抱えながら面接していた。彼女が左腕のしびれを報告すれば，私は「しびれが少しでも軽い時間」を探そうとしていたし，強度の不眠を訴えれば，少しだけでもよく眠れた時間を尋ねようとした。車が怖いと訴えれば，「それ以外」の対処法を探そうとした。そしてそのやりとりは，ほとんどなんの手応えもないまま，薬の調整の話題になり，次回の予約の話になり，彼女はそろそろと退出していった。

　年の明けた4月，後遺障害認定の診断書発行を彼女が希望して，私はそれを作成した。これで保険交渉の手続きが終了するとのことであった。「診断 PTSD。自動車事故を契機に発症し，IES-R（Impact of Event Scale）は73点と極めて高値である。日常の些細なことがトリガーとなり，フラッシュバックなどの侵入症状，回避，過覚醒，睡眠障害を呈し，日常生活が強

く障害されている」。手続きは7月にほぼ終了し，翌8月で彼女の受診は，ぷっつりと途絶えた。

　年の明けたX+2年1月，彼女は，数年来の摂食障害の長女をクリニックに受診させ，その付き添いとして再び私の前に現れることになった。

【症例2】34歳　女性　主婦　Y年7月初診
　彼女が入室する前に，私は産婦人科からの紹介状に目を通していた。（そのまま抜粋）「4月30日（妊娠12wの時）に夫が自殺。本人が発見し，錯乱状態となって救急搬送されるというエピソードがある方です。その後，不眠，食欲減退の訴えあり，睡眠導入剤を処方していますが，服用はされていないようです。精神科での診察を希望されています」。淡々とした添書に，逆に警戒しながら呼ぶと，待合室から立ち上がった彼女は，静かに入室し着席し，互いに挨拶を交わした。
　主　訴：「眠れない，食欲がない」受診時妊娠22週。
　病歴と現症：会社員の夫と二人暮らしをしていた。Y年4月30日（妊娠12週），朝，夫が消費者金融で借金を作っていたことが露見し，口論となった。彼女もパート勤めであったため，決着の付かないまま双方出勤した。彼女は帰宅し，そして夫が2階で縊死しているのを発見することとなった。私が非常勤で勤務する総合病院の産婦人科に救急搬送された。その日は硫酸アトロピンを筋注されブロチゾラムを処方され帰宅。しかし上述の添書と共に，同年7月精神科コンサルトされ，私が診察することとなった。精神科受診に抵抗はなかったかという問いには，自分から来るつもりだった，と語った。
　睡眠は2時間おきに覚醒し，産科主治医から処方された睡眠導入剤も，「薬がやめられなくなったらこわいし，この子にも悪いと思って…」と胎児移行を心配して服用しなかったという。すでに実家に戻って両親と暮らしていたが，商店を営む父母は「しっかりしろ，前向きになれ。おまえが帰ってきてから家が暗くなった」と，彼女が涙を見せるたびに怒るという。「後を追って，自殺するのは，怖くはないんですよね。でも，この子がいる

し，しない，というかできないですよね」。

　自分の部屋は実家の3階にあるが，階段を上ると，自室に入るときに夫がぶら下がっているような気がして，自室で過ごせず常に2階の居間にいるという。しかし居間にいると父母が来て「また泣いているのか，家が暗くなる。前を向いて生きろ」と言われるのが，とてもつらい。

　彼女は，嗚咽し落涙しながらも，きちんと言葉を選んで正確に状況を語ろうとした。抑揚を押さえ，時に震える声で，冷静に受診理由を伝えようとする彼女の姿勢は，聞き手の私の声や表情，居ずまいを，同じように抑制のきいたものにさせていた。症候学的には，日中の過覚醒，不眠，回避などPTSDと診断して良いように思われたが，後述する私の迷いもあって，明確には告げなかった。その代わりに「適切にかけるべき言葉も思い浮かばないけれども，それは本当につらい体験だったと思うし，ずっと家にいるのも大変なようだから，もしよかったら，睡眠のことやいろいろと相談に来てくれませんか[注7]」と伝えるほかなかった。

　彼女は静かに泣きながら，弱々しいながらそれでも少し笑顔を見せ，次回の予約をして退出した。エチゾラムを処方したが，飲めるときでいいと伝えた。

　経　過：処方したエチゾラムは，やはり胎児への影響が心配で飲まなかった。「2時間おきに目が覚めます。母はしっかりしろと言うし，父とは口がきけません。葬儀の時にいろいろあって…。でも，父と母は，今まで住んでいた家を空き家にしておくのはもったいないから人に貸してはどうかとか相談しています」。

　母は「まだ病院（精神科）に行くの」と言うらしい。家族調整も必要であると強く考えられたため，両親を連れて受診できるか尋ねると，「私がこう

注7）これは意図した上での治療的な話し方ではなかった。そもそも現実的な＜不幸＞としては，私が直接見聞きした物事の中で，彼女のそれは，おそらく，もっとも苛烈なもののひとつであった。私はそれにたじろいでいたため，それしか口に上らなかったのが，正直なところである。

いうところに（「こういうところ」で勤務する私に気付いて，ごめんなさいと彼女は言う）来ていること自体，両親は嫌がっているんです。自分からは絶対に来ないと思います」とのことであった。両親に電話か手紙で状況を説明しようと提案したが，それは本人からは強く押しとどめられた。精神科受診そのものも両親にとっては不快であり，精神科医が表に出ると，私は受診さえさせてもらえない，との事であった。あまり私が強く出ると，今度は彼女が板挟みになると考えられたため私はとりあえず思いとどまり，週に一度の面接を続けてもらうことにした。子供の名前を聞くと「はるか」といって，その名前は，夫が存命中に彼女と相談して決めていた名前だった。私も，胎児に言及するときは，その名前を呼ばせてもらうことにした。

　気分転換に，夫の実家に行ったりすると，向こうでは優しくしてくれる。でも行く途中，車の中で急にたまらなくなって叫んだりしてしまう。8月「インターネットで同じ体験の人達のサイトを見つけました。インターネット掲示板（以下，BBS）に書き込んだら，多くの反応があって，少し心強かった。初盆は，何とか乗り切ったけれど，きつかった。夫を発見したときの光景が，急に浮かんでくるんですよね。夜に。目を閉じたとたんに出てくるので，目を閉じるのが怖い」。

　8月下旬，少し母と和解して，近くの温泉に行った。話が出るかなあとおもっていたらやっぱり「籍を抜いた方がいい，いつ抜くか」という話が出て，つらかった。両親の対応は相変わらずで，籍をいつ抜くのか，夫の実家からはいつ詫びを入れに来るのか等，本人に問いつめたりするらしく，厳しいものであった。

　ただし彼女は，それに対して医療者が踏み込んで対処することは決して望まなかった。「ここが唯一泣ける場所なんですよね」といいつつ，週に1回顔を見せてくれたが，それ以上の医学的対処は，投薬も含めて，望まなかった。

　少しずつ，そして言葉を選びながら，当時の状況や実家の来歴が語られていった。

弟の所に身を寄せることも提案してみた時には「彼には決して迷惑はかけられないんです。せっかく彼は家を出たのに，また巻き込むことになる」と固辞した。そこから，弟も両親と折り合いが悪かったこと，弟は高卒後すぐに家を飛び出し，それが彼女には羨ましかったこと，いつも本人が，弟と両親の間に入って気をもんでいたこと。もともと両親は商売をしていたこともあって，世間体には本当にうるさいこと。弟の出奔も，専門学校に行こうとした弟に，大学を受けないのなら出ていけと言った父親に対するものだった，といったことが語られていった。今回の件は弟も知っているが，葬儀の相談でも「姉ちゃんには悪いけど，俺はあの家には二度と近寄りたくない」と言われたのであった。

葬儀の際に酔っぱらった父が親戚中に夫の縊死の件を触れ回ったのが悲しかったこと，そうかと思えば，「あの男はあんな死に方をして，親戚中に体裁が悪い」といつもなじること。（「自分であんなに言いふらしといてですねえ，勝手ですよねえ」と彼女は泣いた）。

夫は件の借金は（もう二度としないと誓っていたのに）2度目だったから，本当に腹が立って悲しかったから怒ってしまったこと。最後の別れが，結局は口論の捨てぜりふになってしまったことが，どうしても「あきらめられない」こと。だけど，どうして自分と＜はるか＞を置いていったのか，とても腹が立つこと。でも，自分が殺してしまった，最後に嫌な思いをさせて殺してしまった，と。

毎回面接時には，「ついつい夫のことを思いだしてしまうんです」「ごめんねえ，つらかったねえ，あたしも連れて行ってくれたらよかったのにと考えてしまう」と話す彼女には，無理に忘れようとはせずに，とにかく大事に覚えておくように，どんなお父さんだったかこの子に上手に話せるように，と私は呪文のように繰り返すこととなった。＜はるか＞の存在が，私には非常に有り難かった。それだけが，彼女にとっても私にとっても，「次」に繋がる命綱であった。＜はるか＞の成長曲線やエコーでの様子は，数少ない，安らげる話題であった。

9月中旬，悲哀と自責がある程度落ち着くきっかけとなったのは，私や彼女の友人の支持的な言葉ではなく，かんしゃくを起こした父の乱暴な言葉であった。「あの男は最悪だ。おまえも悪いんだ。おまえがあの男を殺したんだ」。
「ひどいとは思ったんですけど，逆に今まで空いていた部分にしっくりくるような感じもあって，変な話ですけど，私が責められて，ほっとしたような気もしたんですよね」。（涙を流しながら，彼女は少し笑った。）そしてそのことをBBSに書き込んだところ，『私もそうだった』というメールが多く来てびっくりしたという。
　9月の終わり「夫の墓に行ったとき，『私も連れていってくれればよかったのに』といつも言っていたのが，『見守っていてくださいね』って言ってるんですよね。私が彼を見つけたのも，彼は私に最初に見つけてほしかったんだなあ，と思って，だから大事に覚えておいてあげようと思う。＜はるか＞は最近，よく動くんですよ。でも＜はるか＞のことばっかり考えると，彼に対して冷たいかな悪いかな，彼のことばっかり考えると＜はるか＞に対して悪いかな，とか考えます。でも結局は背負っていくんだろうな…と思って」。
　Y年11月，無事に出産。助産師の撮影した写真を後で見せてもらったが，児を抱いた彼女の横には，がっちりした母親が立っており，レンズを見据えていた。
　Y＋1年4月，私の元に彼女は挨拶に訪れ，臨時の職を見つけて働き始めること，近いうちに実家そばにアパートを借りることを語った。「今日も両親には小児科に行って来ると言って出てきたんです」と少し笑った。

IV．症例考察

　症例1，2とも操作的定義からはPTSDという診断名が付与されうる。
　症例1では，私は上記診断を下しつつも，彼女の周囲のあらゆる生活上の

日常的イベントが,「病的反応」を「惹起」する「刺激」となる状況に囲まれた。そこからの突破をはかるべく,「症状関連状況」とは別の場面へ「治療的に」話を持っていこうとしたが, 常にそこには「交通事故被害者」としての彼女が立ちふさがるように感じた。

　彼女は＜患者＞であったが, それ以上に＜被害者＞であり, それは大きな違いだった。そして, なんらかのコーピング（小手先の, と彼女は付け加えるかもしれない）を探ろうとする私の動きが, 私自身のなかで『自分は不誠実なのではないか』と感じさせるような, 厳然たる「トラウマ」の不可侵性・聖域が広がっていた。それは北澤[15]が考察しているように「被害者は犯罪被害という特異な経験を語る『受動的で無力な』存在であり, その語りには部外者が入り込めない聖性が付与される」のである。もちろん「その『聖性』は, 理不尽な被害経験との引き替えであり, 自ら望んで得た性格のものではない」[15]のは言うまでもないことであるが, しかしそれでもその聖性は, 少なくとも, 常に治療促進的な性質のものであるわけではなかった。

　症例1にとって, ＜加害者＞側の保険外交員との折衝は, 本人にとっては非常に厳しいものであったと思われる。そして私はこの時点で＜治療者＞として, 彼女の＜支援者＝法的実務代行者＞として弁護士を紹介するなど, なんらかのサポートを私の方から強力にセッティングする選択肢もあったと思われる。また実際, 私は「法律無料相談」のパンフレットや,「交通事故被害者相談窓口」の新聞記事の切り抜きなどを渡したりはしたが, しかし所詮, その程度の助力に留まることになった。

　それは「（疾病性を前提とした）医療行為を行う者としての行為」の妥当性と,「＜被害者＞に対する社会的支援の文脈からの行為」の妥当性の「差」を意識するときに, 私の中で, ある種の逡巡をもたらすこととなった。というのも, 単なる＜支援者＞ではなく,「＜被害者＞に対して医療行為さえ行うことのできる＜支援者＞」という立場は, 上述の北澤の意味においての「聖性」さえも, ＜治療者＞は「＜被害者＞の治療者」として身につけることになり, それはあまりにも強すぎる力をしばしば持ちうるからである。それ

は「当事者＝＜被害者＞」が「被害」と引き替えに手に入れることになった「聖性」を，「被害」さえ被ることなく「聖性」のみを受け継ぐことになるという意味において，またその「被害を伴わない聖性」によって立つ「医療」行為の妥当性を，他者は誰も検証し得ない（検証しようとするとき，それは「聖性」から導かれる「（社会）倫理」において強く攻撃される。例えば私は，常に「自分は（社会）倫理的に不誠実なのではないか」という疑念にさいなまれることになる）という意味において，しばしば非常に危険な影響力を持ちうるからである。それは，"支援"という文脈では強力であるが，"医療行為"という文脈では，必ずしも治療促進的とは言えないのではないか。

　私は，それは＜治療者＞としては身にまとうべきではない，とあるときは考え，また症例1を前にするたびに再び逡巡し，後遺障害認定診断書の発行によって，その逡巡は中断することとなった。

　念のために追記するが，彼女は決して演技していたわけではないし，私にPTSDの診断を強要したわけでもない。また示談に使う診断書だけのために加療を受けに来ていたのでもないはずである。そのような，なんらかの権益を志向する意志などは，彼女からは微塵も感じられず，彼女は常にくすんだ感じで，伏し目がちで，包帯をしてそろそろと歩いた。ただ彼女は，＜PTSDとしての物語＞と，そのPTSDとしての時間の扱いを，望んでいた。そしてそれ以外の時間を扱われることを望んではいなかった。そしてそのためには，娘の摂食障害については，沈黙せざるを得なかったのである。それを批判する権利は，私にはない。

　症例2では，やはり私はPTSDと診断を意識しつつも，しかし彼女に単純に当てはめることには躊躇し，また彼女もそれを単純に受け入れることをしなかった。ひとつは，時間経過として症例2に会ったのは症例1の後であり，そのために症例1に関する逡巡を，私がずっと抱えていた，という私の個人的な要因によるものである。またもうひとつは，「診断」を当てはめるための「イベント」に症例2自身が深く関わっていたため，"発症"に繋が

ったイベント」として切り取り対象化することは，彼女の関わりの文脈そのものを分断してしまうことに繋がり，それは好ましくはないと考えたからである。それは，彼女の「生き方」に対して，私が「裁定者」[10]として侵入しすぎるように思えたのである。

彼女の訪れていたインターネットサイトには，「医師への相談を勧める症候」としてPTSDの項目が記載されていたが，彼女はその「精神医学的疾患名」を一度も口にしなかった。彼女は，薬剤の胎児移行性の心配を語り，少量のベンゾジアゼピン系薬剤さえも，まったく服用しなかった。

常に存在したのは，彼女の自責感だった。私は，どちらかといえば＜被害者＞と考えても良いはずの彼女が，常に自責の念にさいなまれつつ，しかし＜はるか＞を大事にしながら両親の圧力に耐えている姿に，ある種の感銘さえ受けた。彼女は決して＜被害者＞という位置を選択しようとはしなかった。もちろん「睡眠障害」や「過呼吸発作」をはじめ様々な「症状」を呈していながらも，しかし彼女になんらかの精神医学的診断（たとえば「PTSDですね」）を付けること自体に，私は躊躇した。それは「生き方」であって，「疾患」ではないのかもしれなかった。

父母とのやりとりで過呼吸発作が出現したとき，私はたまらず半夏厚朴湯を頓用のみで処方したが，それは一度使用された後，残りは安産のお守り袋に入れられ，使用されなかった。あたかも，薬物で自分が楽になることを自ら禁じ，父母からの圧力に身をさらすことが，夫への償いとしていたかのようだった。しかしそのような文脈は，彼女からは語られることは一度もなかった。彼女はひっそりと，＜加害・自責・贖罪の物語＞を生きようとしていたように思われる。そして彼女の＜物語＞は，自身を＜被害者＞として措定するベクトルを持つ＜PTSDとしての物語＞や，あるいは＜疾患・治療＞のベクトルを持つ一般的な＜医療の物語＞を拒否していた。彼女は決して自分の「診断名」を聞くことはなかった。

彼女は週に一度診察室を訪れ，ひとしきり状況を話しながら，崩れすぎない涙を流し，しかし最後にきちんと居ずまいを正してから，退出した。私は，

彼女に対して精神医学的診断を付ける行為，症状の経過をチェックする行為そのものが，どこまで意味のあることなのか分からなくなった。それは疾患と症状経過ではなく，彼女の生き方であって，私はその＜物語＞と時間を，ただ見守ることが要請されていた。医療的な説明と介入はおろか，外部からの「家族調整」さえ，そこでは望まれなかった。つまり症例2との診療場面では，「医学」的介入の妥当性を保証するような「PTSDとしての疾病性」は，（存在しなかったわけではないにも関わらず）存在を許されなかった。彼女は「治療」あるいは「支持」されるべき＜被害者＞として構成されることを拒否していた。

V．受療者の＜物語＞と施療者の＜物語＞

本項V以降は，病者を「受療者」，治療者を「施療者」と表記する。なぜならば，社会構築主義を主体とした本論の視座においては，"神経症圏"における「病」とは構築的・相対的な性格を帯びており，比較的確かなことは「診療を受けている」ことに限定されると考えるからである。同様に，「治療」についても「病」に対する本稿のスタンスが上記のものである以上，「治療」ではなく「施療」がまだ妥当であると判断した。また，そうすることで両者の関係を中立的に論じることの一助になりうるのではないかと期待している。

1．受療者の＜物語＞

IIにおいて概説したように，"神経症圏"の人々は，"逸脱"あるいは"逸脱しかけている"と考え，みずから精神科的「治療」を求めて施療者の前に現れる。その，受療に訪れる際の"逸脱"をめぐる彼らの思いを，「逸脱知覚」と表現することにする。実際の逸脱の有無は問わず，「逸脱を感じること」そのものに焦点を当てるためである。後述するように，彼らの"逸脱"を，施療者は中立的に検証することは不可能である。

彼らは，みずから，そしてしばしば他者・関与者以上に積極的に，「逸脱知覚」を「呈して」いる。そして同時に，"逸脱"を自身で知覚しながらも，医療構造において純粋に外部のみから「逸脱」を認定されようとしているわけでもない。つまり，もう少しほぐして言えば，彼ら自身の知覚した"逸脱"に沿った「逸脱」を，外部から補強される形で付与されることをしばしば要請するのであり，意に沿わないような「逸脱」が施療者から付与されそうな場合，時には強く受療者の方からそれは却下される。

そして，彼らの"逸脱知覚"に沿わないような外部からの「逸脱」が付与される方向にはない，と彼らが判断した場合に（つまりある種のラポールが成立したときに），以下の言明が受療者の方から行われることが多いように思われる。

「私は元に戻れるでしょうか」

「元の元気な自分に戻りたいのです」

「元気に仕事をしていた頃の自分に戻りたいのですが，どれくらいかかりますか」等々。

このように受療者は，精神科医療場面において，彼ら自身がそれまで属していた（とする）彼ら自身の＜物語＞へ，元に戻すよう，施療者にしばしば強く要請する。このとき，施療者は何らかの困惑を抱くことがあるのではないだろうか[注8]。

そもそも施療者の前に現れたときの彼らは，最初から既に，彼らの言う「元の自分」ではないのである。そして施療者の手がかりとなるのは，受療者の表明する「もともとは，私は活発な性格だった」といった言説（あるいは彼らの＜元の自分の物語＞）を，そのまま受け取る以外にはないのである[注9]。

施療者の目の前には，もしも純粋に中立的に「観察」するとすれば，どこからが受療者の言う"逸脱"であるのか不明の，漠然としすぎた「生活歴」と，もし付随するとすれば，やや典型的すぎるかに見える，彼らの言う"きっかけ"があるのみである。そういった受療者自身の＜物語＞を，施療者が

受け取るとき，あるいは受け入れる時，上述の「ラポール」には，若干の「共犯関係」めいた色彩が原理的に混入する。あるいは，"神経症圏"の受療者とラポールを形成するためには，そもそもその必要条件として，共犯関係の確立が不可欠となる。

　彼らは，「元の自分」という＜物語＞を構成し，そこからの"逸脱知覚"を携えて，施療者の元へ現れる。そして，その＜物語＞を受け入れられ"逸脱"をうまく認定されたときに，「治療」上の関係が始まる。その"逸脱"の認定については，＜施療者の物語＞として後述する。

　なお，この＜元の自分の物語＞とそこからの"逸脱"をめぐる関係性・共

注8）逆に，「物心ついたときから，私はそうでした」という物語を提示する場合もある。ある"逸脱"を明示するイベントが，「昔から，記憶があるころから」という性格を要する場合である。このときは，本論とは逆に"逸脱の物語"は「元の自分に戻ること」さえも要請されず，「昔からそうであったこと」を医学的・社会学的に承認され補強されることを要請する。具体的には①「虐待」関連の疾患および，それにまつわる解離傾向の問題（Dissociative Identity Disorderも含む）など，不可逆の被害的体験を前提とする必要がある場合，②いわゆる"Adult Child"に「なってしまっていた」こと，あるいは成人期になってからretrospectiveにごく軽度・高機能の発達障害が想定される時など，発達論的視点が不可欠な場合，③Gender Identity Disorderなど"生まれながらにして"の要素が要請される場合である。それらの「疾患」のcoreと，「疾病性」に関する根元的な議論は，その「社会的（疾病性）認知」のための"coming-out"を含めた積極的ラベリングの運動と「差別撤廃」のための反＝ラベリング運動などが錯綜したまま，社会的存在感は増大していく。そして臨床現場においては，そういった＜物語＞は強く提示され，承認を要請し，＜物語＞に見合った対処を求められる。その対処が提供されない場合，彼らは「分かってもらえない」と強く糾弾するか，場合によっては「差別」の文脈を適用することになる。もちろん本稿は，その「疾患」の存在そのものを否定しようとする意図はまったくないし，筆者自身，そのcoreはおそらく存在するのだろうと考えている。ただし少なくとも本稿では，その社会学的あらわれの方を考察しようとするものであり，あらわれの無秩序な拡大は，かえってそのcoreへの的確な対応を見失わせることになりかねないと考えている。このような断り書きをすること自体，筆者の弱腰と共に，上記疾患の社会的存在感と（支援者を含めた）影響力を示すと考える。いずれにせよ，"逸脱の物語"の補強を，受療者の側から要請されるという意味においては，①から③として提示した受療者においても，本編の考察は，それほど的はずれなものではないのではないか。

注9）そのような受療者からの＜物語＞を施療者が受け取らない場合，「自宅から近い」などの，まったく別次元の事由がない限り，受療者は施療者の元を去り，受療者―施療者の関係そのものが解消される。

犯性の様相は，"精神病圏"の病者に対しての臨床場面と好対照をなす。施療者に意識される「自明な疾病性（あるいは逸脱）」という点で，それこそが，IIにおいて提示した「逸脱」の質的差異（の少なくとも一部）であると思われる。"精神病（症状）"とは，基本的には「ないものが見え，ないものが聞こえる病」であり，施療者側において，彼らの言いたい「元の自分の物語」は「"精神病症状"のない彼ら」という形に近似されうるし，病者自身，そのような"元の自分の物語"に関しては，そもそも施療者に強く要求あるいは確認さえしないことが多い^{注10)}。そもそも彼らの＜物語＞は基本的に，「症状」あるいは「逸脱」と地続きではないのである。要するに，上記のような「共犯関係」は，"精神病圏"の病者に対しては，それほど混入しないし，共犯関係を確立し得ないからこそ"精神病圏"である。それがおそらく，場合によっては，"精神病圏"の病者に対して治療者が抱く，ある種の神性となって現出するのかもしれない。

2．施療者の＜物語＞

　もちろん，施療者側も，受療者へ付与できる＜物語＞のレパートリーをいくつか持っている。それは，基本的には"疾患概念"として様々に体系化され伝えられてきた知である。内容については，精神医学教科書に記載されているものであったり，あるいは別の形で様々に語り伝えられたものであったり，自然に受け継がれ，また経験的に会得され抽出されてきたものである。ただしそれら，多くのすべての知あるいは＜物語＞が静的で安定したものであるはずはなく，当然，"教科書内容"でさえも時代的に変容し，地域的に

注10) 本来的な意味においては，彼らの言いたい「元の自分の物語」とは，「"精神病症状"のない自分」というわけでは，もちろんない。厳密には，神経症者の言う「元の自分」と，精神病者の言う「元の自分」は，まったく異なっている。従って本文では「近似」という語を使った。ただし，本項の目的は「共犯関係」の確立についてであり，やむなく粗雑な比較を行った。では両者の言う「元の自分」がどのように異なっているのかという異質性については，脚注5にも記したように，その記述は筆者の力量をこえる。筆者にできることは，それを「素」と「具」で喩える[33)]ぐらいである。

も内容と広がりは限りなく変化し，様々に更新されていく。

そして，なかでも"神経症圏"に属する疾患概念あるいは＜物語＞は，そこに"狂気"という自明性を持たないために，歴史的にそれほど安定したものではなかったのではないか。

本稿において，"神経症圏"に関する本格的な精神医学史論を展開するわけにはいかないものの，もともとは末梢神経障害として記載された「神経衰弱 neurasthenia」の身体医学からの分離[3]，「神経症 neurosis」の発見と「現実神経症」の精神医学化など（さらに本邦では，1920 年代における「神経衰弱 nervosity」に対する「森田神経質」の再定義[21]も加わるはずである），さらには 20 世紀末 DSM-IV における「神経症」そのものの解体と散逸など，その時代時代におけるなんらかの要因（それは医学的要因のみには限らないかも知れない）によって，常にその疾病性，中核群と境界例に対する更新と再定義が繰り返されてきた印象がある。すなわち，そのような圏内の受療者に対して，施療者が付与できる＜物語＞（すなわち"神経症圏"の各疾患概念）は，その強度と妥当性（説明する力）および背景にできる"存在の自明性"を，そもそも歴史的に持ちにくいまま経過してきたように思われる。

"神経症 neurosis"そのものは，操作的定義のもとで現在では多くの disorder として"分化"しているが，そもそも"神経症圏"の疾患概念は，例えば古典的な"境界例"が「精神分析療法に反応しない一群」として 1930 年代に分離されていった[12]ように，常に治療論からしか境界を設定し得なかったのではないか。あるいは本邦においては，対人恐怖症が社会不安障害として修正されるときに，その新しい＜物語＞＝疾患概念の中心的役割を果たしたのも，治療論としての Serotonin Reuptake Inhibitors：SRIs の発達と流布であった。このとき，それまで「精神交互作用」を軸に理論化されていた「対人恐怖症」が，SRIs による治療成績から「対人恐怖症は異種混淆的な概念である」[17]と断じられるに至った流れに，治療論による疾患概念の構築を見ることもできるのではないか。

さらには，医学的概念に先行する形で，社会的概念を中心として疾患単位を“構築”することも行われつつある。例えば，本稿の症例で取り上げたPTSDについても，なぜPTSDが，例えば“反応性の抑鬱”の亜型ではなく，独立した概念として成立したのかという問いには，常に社会学的な側面，政治的な側面が含まれている。なぜならば，その成立の背景には，医療保険の問題やベトナム戦争後の帰還兵の問題，それらを問題化し支援する医療者や在郷軍人会を中心とした力学的変容も考察されねばならないからである[27,37]。社会学的・医療人類学的な面からも構築されたPTSDは，しかし現在ではついに生物学化され科学的対象となり，「外傷性記憶」に関する神経内分泌，神経心理学的研究において，確立した科学的範疇（“traumatology”）として歩き始めている。そして今度は，PTSDは「既にあったはずのもの」として再び社会化されていく。

1月16日　木曜日　14版　社会　30

阪神大震災は日本をどう変えたか（中）

PTSD

長崎被爆地 指定広げる

「被爆体験による精神的要因に基づく健康影響が、認められる」

01年12月、坂口厚労相が長崎の被爆指定地域の拡大を表明した。政府を動かすきっかけのひとつは、阪神大震災の被災者の心的外傷後ストレス障害（PTSD）に関するある会合だった。

拡大認めぬ国

98年9月、神戸市の兵庫県庁分室に、米国で開発された「CAPS」というPTSDの診断方法を学ぶため、精神科医ら約10人が集まった。CAPSは、心の傷を浮かび上がらせる約20項目の質問に対する答えから、症状の有無や重さを数値化し、客観的に評価するものだ。この場に、雲仙・普賢岳噴火災害の被災者支援活動に取り組んできた長崎大医学部の太田保之教授(59)＝精神医学＝も参加していた。

太田教授は長崎に戻って間もなく、被爆指定地域の拡大をどう政府に認めさせるか、長崎市の職員から相談を受けた。

長崎の被爆地域は行政区域をもとに指定され、爆心地から南北に半径12㌔、東西に半径7㌔のいびつな形になっていた。市などは「地域の均衡や被害状況から不合理だ」として、半径12㌔の同心円状の地域指定を要請し続けていた。

90年には市と県が残留放射能プルトニウムを調べて報告書を提出した。しかし、国は「有意性は認められるが、確認された被曝線量では住民への健康影響はない」と受け入れなかった。

被爆50年にあたる95年には、県や市、関係6町の議会が全会一致で、拡大・是正を求める決議や意見書を可決した。しかし、政府の「拡大には科学的・合理的な根拠が必要」との見解が大きな壁となっていた。

「心の傷」着目

98年、市は未指定地域の被爆体験の証言集作成を計画した。しかし、「証言では科学的、合理的根拠になり得ない」といった反論も予想された。そこで、太田教授に助言を求めたのだった。

「CAPSで心の傷そのものを調べてみては」

太田教授の提案で、被爆体験についての本格的な調査が始まった。

証言を寄せた数千人から312人を抽出し、面接した。

身近な人との死別、原爆症が子供に遺伝するのではないかとの不安、水を求める被爆者に何も出来なかった後悔の念――。様々な体験が心の傷となっている実態が浮き彫りとなった。およそ4人に1人がPTSD、もしくは準じた症状を体験していた。

7000人に医療費

報告書を受け取った厚生省（当時）は検討会を設置。その指摘が被爆指定地域の拡大につながる。これで昨年末までに、約7千人が新たに医療費の給付を受けられるようになった。

阪神大震災は、PTSDに苦しむ多くの被災者を生んだ。同時に「心のケア」の大事さについての理解を一気に広げた。犯罪被害者のPTSDの研究も進み、労災で認定されるようにもなった。

太田教授は「CAPSによる調査も、心の傷を意識するようになった震災後の時代背景がなければ、見向きもされなかっただろう」と振り返る。

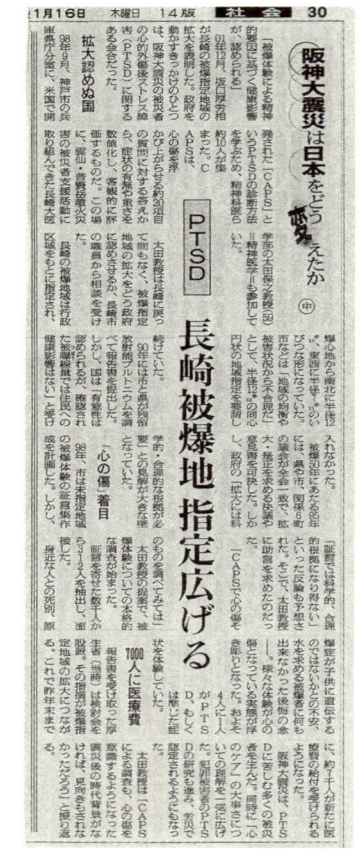

図1　2003年1月16日付
朝日新聞　朝刊記事より

図1に示す新聞記事は，長崎市への原爆投下に関する記事である。約60年前の被爆に対して，国からの財政的補助のために，「被爆指定地域の拡大を，国にどう認めさせるか」という問題を，長崎市は抱えていた。これまで指定地域拡大のために「被災者」の証言が市によって集められたが，常に国からは退けられてきた，という。これに対して，新しい解決策が，精神医学

的知見から提示しなおされることになる。そこで採用されるのがPTSDおよびその「客観的」質問紙 Clinician-Administered PTSD Scale for DSM-IV：CAPSであった。

記事は，これまで居住区の地理的問題から認定されていなかった被爆者の「科学的合理的根拠に乏しい証言」の補強のために，「精神医学教授」が「CAPSで心の傷そのものを調べてみては（傍点筆者）」と「助言」し，「心の傷を浮かび上がらせる約20項目の質問（傍点筆者）」による「客観的な評価」から「4人に1人がPTSDを体験し」たことを「実証」し「指定地域の拡大につながった」としている。そしてこのような方法論は「（阪神大）震災後の時代背景がなければ，見向きもされなかっただろう」という教授の談話で締めくくられる。

その社会的倫理性と妥当性はともかく，そこには，"神経症圏"の「新しい」疾患概念の科学化と再社会化の過程が見て取れるように思われる。そしてこの＜施療者の物語＞の社会学的変容は，診察室における施療者・受療者の間でも，同様の構造：すなわち"ある目的のためのストーリーの選択"がしばしば露呈するように思われる。あるいは，多くの「新しい」非・精神病圏の「疾患」には，多かれ少なかれ，このような「＜物語＞の背景にある恣意性」が付随しているのかもしれない[注11]。

このように，施療者の＜物語＞の構築作業においても，その初期の作業工程にしろ，その後の再社会化においても，決して純粋に医学的な視点から決定されるわけではない。社会学者（特にエスノメソドロジスト[7,8,13,22,29]と呼ばれる人々）は，このような状態についてしばしば触れることがある。

注11）"新しい疾患"のこの種の性質は，特にその疫学調査において露呈する。様々な不安障害の有病率などで，もっとも安定した数字を残すのは，simple phobiaやobsessive-compulsive disorderなどの"古典的"な疾患であり，generalized anxiety disorderやPTSDなどの"新しい"疾患は大きなばらつきを示す[30]。また「抑鬱」との「合併頻度・併発頻度」についても，安定した説得力のある数字は残しにくい[30]。この変動の幅は，診断基準の問題ではなく，＜物語＞の恣意性，後述するBruner[5]の意味での「レトリック」による自然な帰結であると考える。

例えば中河[22]はEmersonらの論文[8]を引きつつ「多くのトラブルは，最初にそれに気付いたときは，関係者にとって曖昧なものに見える。しかし，そのトラブルを解決し，あるいは制御するための手だてがとられるにつれて，そのトラブル自体が徐々に明確化され，漠然とした『不都合な状態』の輪郭と細部が，次第にはっきりと記述されるようになる」とし，「トラブルをめぐる議論と推論が積み重ねられるにつれて，しばしばトラブルの始まりや性格や解決策は，個々の状況の枠組みの中で繰り返し回顧的に再定義されてその姿を変える」。そしてそもそも，「トラブルのクレイムが最初に誰のところに持ち込まれるかが，その後のトラブルの展開に大きな影響を及ぼす。Troubleshooter（注・警官，医師，ソーシャルワーカーなどの，公的資格を持った"処理屋"といった意味で使われている）は，持ち込まれたときは往々にして定義の競合状態にあるトラブルに対して，自分の専門的理論と手順とを援用して『客観的』（とされる）定義を下すからだ。」[23]と論破する。

　中河が念頭に置いているのは，「ある不都合な状態」が，どのようにして事例化し，どのような「専門家」が呼ばれ，どのような「専門的・客観的」意見が述べられ，どのようにして「不明確なトラブル」が「〇〇の問題」として明確に対象化され対処が決定されるか，という"作業工程"の部分である。「〇〇」には，例えば「虐待」でもよいし，「トラウマ」でもよいし，「ひきこもり」あるいは「保護者」でも構わない。それぞれ，「"それ"に対して誰が呼ばれるか」[23]という，（まだ医学的俎上に載る前の）社会学的な選択肢が，後々の「トラブルの原因」を遡及的に決定することになるのである。呼ばれる候補は，児童相談所職員，精神科医，教職員，警察官といった，Troubleshooterであり，そして犯罪的事例性が薄く「警察官」という選択肢が除外されたとき，ほとんどの場合，そこに精神科医が何らかの形で絡むことになる。そしてそこから（初期は漠然としていた）「トラブルの原因」が，Troubleshooterが絡むことにより「回顧的に再定義され」[23]るが，そのとき次々項Ⅶにおいて述べる「受療者・施療者」の抗原抗体反応とでも言うべき相互作用が現出し，そのトラブルの「疾病性」を二次的に構築するこ

とになる。

　"神経症圏"に関する施療者の＜物語＞は，静的に安定した物語のレパートリーではなく，また常に受療者，関与者および社会的側面，歴史的側面から決定されるという意味において，決して自律的なものでさえあり得ず，常に様々な場面での相互作用において磨かれ選択されるのである[注12]。

VI. 物語の変容・ストレス，トラウマ，癒し

1. 物語の方向性の変容

　次項VIIにおいて「受療者・施療者」の相互作用の時間（いわゆる治療時間）を考察するが，その前に，相互作用そのものの変動を考察する。

　一般に，「逸脱知覚」が起こった場合，知覚した者（この段階では彼らは『受療者』ではない）は，近親者などの家族システムを中心とした環界での＜相談＝緩衝＞を，まず試みる。それは経済的な逸脱知覚であったり（"普通"よりも懐が寂しい），環境的な逸脱知覚であったり（"普通"よりも隣がうるさい），身体的な逸脱知覚であったり（"普通"よりも調子が悪い）するが，多くの場合は未分化なものに留まる。しかしそういった＜相談＝緩衝＞に失敗した場合，次善の策として，それまでとは異なる行動をとり，その行き先としては，個にとって＜境界＞に位置する施設・システムへの接近行為が多く含まれていたと考えられる。それは種々の（"普通"は行かない）公的施設や私的施設における「相談」や「気分転換」であったり，なんらか

注12) 受療者の＜物語＞もそうであるが，施療者の＜物語＞のこの（受動的）恣意性も，決して常に非難されるべきものではない。この，相互的な変動性によって，あきらかに施療者と受療者は文字通り恣意的な自由度をお互いに基本的に保証され，豊かな治療的地平を（終着点として行き着くかどうかは別として）互いに自由に見据えることさえ可能にしてくれると思われる。逆に，その個別的な自由度が，ある種のイデオロギーに拘束され社会的に範疇化された倫理と聖性で固められるとき，「治療」への方向性は強く揺さぶられ，「支援」「援助」という文脈にすげ替えられ，それをする側・される側とも，（せっかく神経症が日常と地続きであったにもかかわらず）日常への戻り方そのものを失いかねない。

の宗教施設，あるいは"啓発"を目的とした集団，場合によっては"逸脱"そのものも含み込めるほどに大きく＜物語＞の範囲を広げるための，(他者からは) 突飛にさえ見えるなんらかの個人的な「挑戦」の開始であったりする。それら＜境界＞の一部に，"人間ドック"などの，漠然とした医学的検査の可能な機関や，もちろん精神科的医療施設も位置してきた。

　そのうち，様々な経路を通って医療施設に現れた彼ら (ここで初めて『受療者』となる) は，すでに施療者のもとに現れた段階で，何らかの策は彼らなりに尽くした場合も多く，それなりに医療的説明 (あるいは施療者の＜物語＞) を受け入れる準備が整うことになる。もともとは，その準備段階の上に，施療者→受療者方向の＜物語＝医療的説明＞の付与・移動が行われることになっていたはずである。

　現在でも，特に"神経症的"症状を呈する高齢者は，基本的に施療者の＜物語＞を (少なくとも診察の場では) すんなりと受け入れる。あるいは，「受け入れるように生きてきた」ように思われる。もちろんそこには，(良くも悪くも) 古典的な「医学の権威」や「情報の非対称 (詳しい側と無知な側)」という要因が背景にはあるはずである。

　おそらくは徐々に，やや新しい世代に移るにつれて，施療者→受療者方向への＜物語＞の一方的な移動ではなく，相互的な＜物語＞の交換 (両者の＜物語＞のすりあわせ) が要請され始める。「よく話を聞いてくれるセンセ」「わかりやすく教えてくれるセンセ」は，例えば中年期から初老期に属する受療者にとって，価値を持つ値踏みの基準のようである。

　しかし，上記のような様々な＜境界＞の要因が痩せた結果か，あるいは精神医学的「啓蒙」の結果か，他のなんらかの必然的な変容のためか，さらに若い世代の＜物語＞は質的に変化し，また伝えられる方向性も変容しつつあるように思われる。

　それは具体的には，複数の場で「相談＝緩衝」される経路が省略されて，多面的な視点・意見・談話を持たず，受療者のみがひとりで削り込みとがらせた＜物語＞となって現れ (質的変化)，それを留保なしに受容するように，

一方的に施療者に向けられる（方向性の変化）。このとき医療場面では，受療者→施療者の方向での＜物語＞の移動が，しばしば強力に行われる。つまり，上述したような，受療者側の物語を施療者が受け取るあるいは受け入れる行為である。この時点，この場面において，前項Vで触れた「受療者・施療者」の相互作用が問題となる。

　すなわち，「どのような施療者が，どのような＜受療者の物語＞を抵抗なく受け取るのか」という，リガンドとチャンネル，あるいは抗原・抗体反応のような相互的要因が現出するのである。前述のように，もともと"神経症圏"においての病態説明と把握方法は，それぞれの治療論あるいは社会的視点からの説明に大きく依存していた可能性がある。すなわち施療者側の視点の差異（施療者が選択しようとしている治療論の差異あるいは社会的問題意識の差異）によって，病態に対する"疾病性"の認定は，"神経症圏"の場合，そもそも大きく変化しうるという特性である。この特性に加えて，さらに上記のような＜物語＞の質および方向の変化と（抗原抗体反応に喩えたような）「受療者・施療者」の相互的要因が，相乗効果となって，＜物語＞の意義を，大きく変えようとしているように思われる。

2．物語の質の変容

　一般的な流れとして，施療者側の＜物語＞が徐々に生物学的精神医学の方向へ洗練されると共に，（"治療"論からの疾患概念の確立が導き出してしまう結果として，つまり"治療"が非・力動的な方向にシフトするにつれて），"神経症圏"の病態説明と把握そのものも，生物学的・神経薬理学的方向性を研ぎ澄ませつつあるように思われる。それは例えば，パニック障害とアルプラゾラムの関係や，社会不安障害とセロトニン機能の関係といった形で修正されていく。

　受療者側の＜物語＞はしかし，そのような一方向的変化を呈するのではなく，逆にふたつの方向へと乖離を始めているように思われる。ひとつは，上記の生物学的説明を（施療者側に存するときは量的・相対的説明であったモ

デルを），定性的・絶対的なモデルとして変容する方向[16]である。もうひとつは，大きくその生物学的モデルを離れて，いわゆる"力動的"説明モデルへの回帰の方向性である。

しかしながら受療者側の提示する＜物語＞における"力動"とは，本来的な意味での「力動」ではなく，いわば「非物質的な因果論をもとにした考え方」といった形式を取り，しばしば一方的に「ストレス」と名付けられたものに帰着される。受療者にとって，その「ストレス」は，彼ら自身の生活の網の目や人生の流れ（自伝的物語と言って良いと思われる）から（時には巧妙にさえ見える形で）ぽっこりと外在化されている。その「ストレス」は「解消」されねばならず，若干の非日常的な＜相談＝緩衝＞で「ストレス解消」されない場合，それは施療者の元に預けられるべき「モノ」として容易に対象化されてしまう（そしてそれを「消す」ように要請する）。このとき，受療者の「ストレス」は，自身ひとりで削り込んだ＜物語＞と"逸脱"の重要な要素としてのみ存在を許され，そのために，本来その＜物語＞に付随していたはずの他者からの様々な視点や文脈は，すでに背景に退いてしまっており，そういった別の"挿話"は施療者からは容易には見えなくなっている。

施療者の＜物語＞と受療者の＜物語＞の乖離がどの時点で始まったのか，あるいはそれはすでに（精神医学が成立した時点から）存在しながらも強く問われることがなかったのかは，不明である。ただし少なくとも受療者側の＜物語＞が問われるようになったのは，おそらくごく最近のことではないかと思われる。そして様々なところで彼らの＜物語＞が問われていく過程の中で，その＜物語＞の文脈に（おそらく受療者・施療者の外部から付与される場合さえ含めて），「トラウマ」「こころのケア」そして「いやし」といった要素が加わりつつあるように思われる。それらの言葉が正確にはどのようなものを指しているのかということは（「ストレス」と同様に）問われることはなく，ただその言葉が持つ「雰囲気（意味内容）」と「文脈」のみが，行き来することとなる。その「用語の不確定性と恣意性」をも受療者は（少なくとも結果的に）装備するようになっている[注13]。

すでに社会的総意においては，単なる比喩表現を越えてあたかも自明な＜事実＞であるかのように，＜こころ＞は＜傷＞つくもの，＜こころ＞は＜ケア＞されるべきものとして，しかもそこにある種の倫理性（あるいはすでにイデオロギーとしての機能と前述の聖性）も強く纏った上で，言表が発せられ伝播しているように思われる（再び，図1を参照されたい）。すでに「トラウマ」は，その外科学用語であったはずの語源を変容させ，本人の責任性を問われることのない純粋な被害的事実としての意味を持っている。そしてその構成された＜事実＞に対処できる／するべき＜専門家＞として，精神医学的施療者が指定・要請されつつある。そして＜非・専門家＞に属するとされる人々は＜いやし＞を提供するという棲み分けが構成されつつあるようである。

VII. 共犯の時間へ

神経症圏の受療者にとっての「治療」における時間を考察する。まず，少し長くなるが，内海の記述[36]を引用する。
「ある神経症患者が医師のもとを訪れる場合を想定しよう。患者が来訪するのは，その契機が何であるにせよ，無意識（からの）到来に促されてである。それゆえ，彼はそうした促迫の中にあるのだが，同時にその到来をもちろん恐れている。患者が現れるのはこうした臨界的な不安状況のもとである。
ところでその際問題となるのは，患者の側だけでなく治療者の側の不安である。神経症者との交感は，治療者に同じような不安を惹起する。それゆえ，神経症治療の場には，こうした不安を減圧しようとするベクトルが常に働く。

注13）受療者が（あるいは彼らの外部が）「こころの傷」「こころのケア」と呼ぶ，生物医学的説明モデルではないものを要請するとき，施療者は（その安易な対象化を時には腹立たしく思いながらも）その要請に対するための足場を練らねばならない。そうでなければ施療者は，彼らの言う「こころの傷」「こころのケア」の領域に（無自覚にしろ自覚的にしろ）装備を持たないまま引きずり込まれてしまうか，あるいは脳科学と薬理学の科学的言説を命綱とし続けるほかなくなる。

もっともよくある形としては，症状をめぐる表向きの，通り一遍の問答に終始する場合などが挙げられるだろう。しばしば患者は一見筋道の通った発症の理屈を用意しており，治療者はそれをただ追認するに終わる場合もあるだろう。どちらが水を向けるにせよ，いったん鉾先を収めるように場が動くと，たちまちのうちに患者と治療者との間に，不安を回避する共犯関係が形成される。『到来』は聴き届けられずに終わり，抑圧は成功する。抑圧とは患者の中に想定された機制であるが，治療上問題となるのは，不安を媒介として，患者と治療者の結託によって形成される抑圧である。患者が決意して来訪した際に高まった水かさは，結局はもとの神経症的構造（＝抑圧）の反復という形で収束する。」

　神経症圏の受療者にとっての治療時間とは，既述してきたように，物語の補修という側面を持っていた。そして「病識」の存在は，彼らの"逸脱"が，社会（権力）側から規定されるものではなく，基本的には彼らの側の物語からの"逸脱知覚"であることと対をなすものであった。
　彼らが提示する"逸脱"は，その「疾病性」を恣意的に選択することよって施療者との関係を続けつつ，その関係の上で"逸脱"を「消す」ことを目指すという二律背反の状況をもつ。その"逸脱"をめぐる＜物語＞には既述してきたように施療者自身もその状況に含まれている。
　内海が述べるように，もともと神経症者との治療場面は，双方がいかに「不安を回避するか」という共犯関係のもとで成立していた。しかし，前項で述べたような共犯のための＜物語＞の変容によって，おそらく「不安を媒介として，患者と治療者の結託によって形成される抑圧」であった構造は，公的に認められた（しばしば「公式」な診断名も伴って）表明され積極的に選択される"抑圧"に変容しつつあるのではないか。それはすでに，漠然として不定型な，「到来の予兆」としての不安ではなく，すでに恣意的に積極的にとがらせ磨き込んだ＜不安と"逸脱"の物語＞ではないだろうか。その物語はBruner[5]が述べているように，「もはや中立ではなく，レトリックと

してのねらいや，発話の内に宿る意図を持っており，その意図はかなり説明的であるばかりでなく，少なくともある特定の解釈を納得させようと」述べられ，構成されていく。そしてしかも，彼ら受療者が（あるいは＜物語＞の受け手である施療者側でも）頻回に疾患分類を参照すればするほど，彼らの＜物語＞は個別性を失い，頻用される鋳型のリストとして疾患分類の方が先に機能してしまい，しばしば一方的に解釈されていくことになる。そしてどの＜物語＞が「正当」化されるかどうかは，「どのストーリーが状況を緩和できるか[5]」にかかっており，当事者と関与者の状況に依存するのであって，決して客観的かつ中立的に＜受療者―施療者で構築された物語＞（「診断」も含む）が構成されるわけではないのである。そしてそれは少なくとも，神経症が「神経症」として緩やかにまとめられていた時代には，決して起こり得なかった事態ではないだろうか。

彼らとの治療時間は，多くは彼らの物語の補修作業であり，時には施療者との共同作業であるものの，しかし多くの場合，既述したように主導権は受療者にある[注14]。その＜共犯の時間＞は，施療者にとって時には気楽な（創作の）時間であり得るが，時にはその物語の展開方向によっては，大きな消耗と逡巡を施療者に与える時間となる。

もしもそこに施療者として，本来の意味で治療的なものを織り込もうとするならば，おそらく我々がするべきことは，例えば「心の傷そのものを浮かび上がらせて客観的に実証し，心のケアの専門家として早急に対応する」というような「公式」の方向性[注15]とは，しばしば逆行せねばならないのではないか。すなわち我々は，もしも本来的な意味での「治療」を志向するのであれば，受療者がしばしば一方的に削り込みとがらせ純化させた"逸脱"をめぐる＜物語＞を，いかに耕しなおし，個別性を取り戻させ，雑多で異種混

注14) あるいは，主導権が施療者にあるかのような状況が続いてしまい，しかもそれが経過の上でうまくいかないとき，passive-aggressive personality disorderという概念が「公式に」必要になっていくのだろう。DSM-Vにおいて，おそらく研究用診断基準から正式な基準として格上げされることになるようである。

淆的な物語に還元して,野に返すことができるか,という方向性こそを基盤にするべきではないだろうか。そして「共犯者」である施療者の影は,結果ではなく過程に,内容（contents）ではなく彼らの＜物語＞の文脈（context）に,少しだけ織り込まれることになるのである。

　診断行為そのものについても,"神経症圏"においては,いくつかの古典的な疾患を除けば,客観性を保持した純粋に科学的な診断は,治療時間のなかでは成立し得ない。治療時間の中で,「診断」は,施療者―受療者の相互作用の中で常に社会化され物語化され,本来持っていたはずの透明性をおそらくすぐに失うことになる。あるいは,それが治療時間に語られた瞬間に,Brunerも触れた「レトリックとしての機能」[5]も含んだ恣意的な「物語」として,機能し始める。にもかかわらず,それがなんらかの「客観性と中立性」を謳うとき,すでにそこにあるのは,単に「客観性と中立性という物語」にすぎないのかもしれない。そうであれば,その＜物語＞を扱うときの「共犯の自覚」は,少なくとも「客観性の盲信」よりも,おそらく本来の意味で治療的ではないかと思われる。

Ⅷ. おわりに

　神経症圏の「疾患」の疾病性が,どのように構成され扱われていくのかという点について,その「物語」と「逸脱」に視点を置き,症例を通して記述した。そして,その「物語性」の存在が,治療時間においてどのような意味

注15) 非日常的出来事の事後処理情報に関して,常に追加されるようになったこのような言質が,いつから成立し始めたのかは不明である。ただし少なくとも,このフレーズを確立したのは,「心のケアの開発およびその効果の実証」といった医学的な転換点ではない。（癌治療の進歩による,胃癌検診の早期発見早期治療のアナウンスとはまったく異なるのである）。それよりも,ある種の出来事が与えた社会学的な衝撃が,対策として「公式」に設定させた転換点（「こころのケア」という言説とその無秩序な伝播が,果たして虚構ではないと言い切れるのだろうか）によるものと思われる。そうであればこそ,神経症圏の治療時間は,常に社会学的な影響に曝されているのである。

を持つことになるのか，考察した。その治療時間における＜施療者・受療者＞の共犯性，すなわち「共犯の時間」について説明し，「客観的治療という言説」を批判的に検討した。

　もちろん，本論で批判的に展開したからといって，例えばPTSDと言える状態にある病者の「治療」と「支援」すべてを批判しているわけではない。様々な事件や災害による被害者・被災者に対するサポートは，当然のことながら，決してその意義を疑われるようなものではない。彼ら受療者は，治療的対応を必要としているし，我々施療者は治療的対応をしなければならない。問題は，「治療」されるべきである／するべきであるという大きな流れが，逆に彼ら受療者の様々な方向性と個別性，多面的な社会性を失わせ，標準化された＜物語＞に固定してしまうことであり，それは決して本来の意味で治療的とは言えない，ということである

　本稿は，2003年4月19日に行われた福岡行動医学研究所公開シンポジウム「時間治療論」において発表したものをもとにしている。当日，貴重なご意見を頂きました諸先生方に，この場をお借りして深謝いたします。

文　献

1) American Psychiatric Association : Diagnostic and Statistical Manual of Mental Disorders, Fourth Edition. APA, Washington DC, 1994.
2) Berger, P. L. & Luckmann, T. : The Social Construction of Reality. Anchor Books, 1967.（山口節郎訳：日常世界の構成．新曜社，東京，1977．）
3) Berrios, G. E. : The History of Mental Symptoms. Cambridge University Press, 1996.
4) Blankenburg, W. : Der Verlust der natürlichen Selbstverständlichkeit. Ein Beitrag zur Psychopathologie symptomarmen Schizophrenien. Enke. Stuttgart, 1971.（木村敏，岡本進，島弘嗣訳：自明性の喪失，みすず書房，東京，1974．）
5) Bruner, J. : Acts of Meaning. Harvard University Press, 1990.（岡本夏木，仲渡一美，吉村啓子訳：意味の復権・フォークサイコロジーに向けて．ミネ

ルヴァ書房，京都，1999．）

6) Crow, T. J.：A continuum of psychosis, one human gene, and not much else—the case for homogeneity. Schizophrenia Research, 17；135-145, 1995.

7) 土井隆義：ある「暴力事件」をめぐる記述のミクロポリティクス．中河伸俊，北澤毅，土井隆義編：社会構築主義のスペクトラム・パースペクティブの現在と可能性．ナカニシヤ出版，京都，2001．

8) Emerson, R. M. & Messinger, S. L.：Micro-Politics of trouble. Social Problems, 25；121-134, 1977.

9) Foucault, M.：Maladie Mentale et Psychologie. Presses Universitaires de France, 1966.（神谷美恵子訳：精神疾患と心理学．みすず書房，東京，1970．）

10) Foucault, M.：Surveiller et Punir. Gallimard, Paris, 1975.（田村俶訳：監獄の誕生—監視と処罰．新潮社，東京，1977．）

11) Foucault, M.：La Volonte de Savoir. Gallimard, 1976.（渡辺守章訳：知への意志（性の歴史Ⅰ）．新潮社，東京，1986．）

12) Gabbard, G. O.：Psychodynamic Psychiatry in Clinical Practice. American Psychiatric Press, 1994.（舘哲朗監訳：精神力動的精神医学—その臨床実践［DSM-Ⅳ版］第3巻，1997．）

13) Garfinkel, H.：Passing and the managed achievement of sex status in an 'intersexed' person part 1：an abridged version. Studies in Ethnomethodology, Prentice-Hall, p.116-185, 1967.（山田富秋，好井裕明，山崎敬一編訳：エスノメソドロジー—社会学的思考の解体．せりか書房，東京，p.215-295, 1998．

14) Good, B. J.：Medicine, Rationality, and Experience：An Anthropological Perspective. Cambridge University Press, 1994.（江口重幸，五木田紳，下地明友ほか訳：医療・合理性・経験—バイロン・グッドの医療人類学講義．誠信書房，東京，2001．）

15) 北澤毅：中河伸俊，北澤毅，土井隆義編：社会構築主義のスペクトラム・パースペクティブの現在と可能性．ナカニシヤ出版，京都，2001．

16) Kleinmann, A.：The Illness Narratives：Suffering, Healing, and the Human Condition. basic Books, New York, 1988.（江口重幸，五木田紳，上野豪志訳：病の語り：慢性の病いをめぐる臨床人類学．誠信書房，東京，

1996.)
17) Matsunaga, H., Kiriike, N., Matsui, T., Iwasaki, Y. & Stein, D.：Taijin kyofusho：a form of social anxiety disorder that responds to serotonin reuptake inhibitors?. Int. J. of Neuropsychopharmacology, 4；231-237, 2001.
18) 松尾正：沈黙と自閉—分裂病者の現象学的治療論．海鳴社，東京，1987．
19) 松尾正：存在と他者—透明で平板な分裂者現象の先存在論．金剛出版，東京，1997．
20) McNamee, S. & Gergen, KJ. (eds.)：Therapy as Social Construction. Sage Publication, 1992.（野口裕二，野村直樹訳：ナラティブ・セラピー：社会構成主義の実践．金剛出版，東京，1997．）
21) 森田正馬：赤面恐怖（または対人恐怖）とその療法．森田正馬全集第3巻，白揚社，東京，p.164-174, 1932．
22) 中河伸俊：社会問題ゲームと研究者のゲーム．富山大学教養部紀要（人文社会科学篇），25(2)；57-81, 1992．
23) 中河伸俊：レイベリングからトラブルの自然史へ．山田富秋，好井裕明編：エスノメソドロジーの想像力．せりか書房，東京，p.105-120, 1998．
24) 中井久夫：治療文化論．岩波現代文庫，東京，2001．
25) 野口裕二：社会構成主義という視点—バーガー&ルックマン再考．小森康永，野口裕二，野村直樹編著：ナラティブセラピーの世界．日本評論社，東京，p.17-32, 1999．
26) Schutz, A.：On Phenomenology and Social Relations. The University of Chicago Press, 1970.（森川眞規雄，浜日出夫訳：現象学的社会学．紀伊国屋書店，東京，1980．）
27) Scott, W. J.：PTSD in DSM-III：a case in politics of diagnosis and disease. Social Problems, 37；294-309, 1990.（馬米武志訳：DSM-IIIにおける心的外傷後ストレス障害—診断と疾病の政治学における事例．平英美，中河伸俊編：構築主義の社会学　論争と議論のエスノグラフィー．世界思想社，京都，2000．）
28) Smith, D. E.："K is mentally ill"：The anatomy of a factual account, Sociology, 12；23-53, 1978.（「Kは精神病だ」—事実報告のアナトミー．山田富秋，好井裕明，山崎敬一編訳：エスノメソドロジー—社会学的思考の解体．せりか書房，東京，p.81-153, 1998．

29) Spector, M. & Kitsuse, J. I.: Constructing Social Problems. Cummings Publishing, 1977. (村上直之, 中河伸俊, 鮎川潤ほか訳：社会問題の構築―ラベリング理論をこえて. マルジュ社, 東京, 1992.)
30) Stein, M. B. & Lang, A. J.: Anxiety and stress disorders: course over the lifetime. In: (eds.), Davis, K. L., Charney, D., Coyle, J. T. Neuropsychopharmacology: the fifth generation of progress. An official publication of the American college of neuropsychopharmacology. Lippincott Williams & Wilkins, Philadelphia, p.859-866, 2002.
31) 竹村洋介：近代市民社会と精神医療の共犯関係. 高木俊介編：メンタルヘルスライブラリー7「ひきこもり」. 批評社, 東京, p.155-181, 2002.
32) Tatossian, A.: Phenomenologie des Psychoses. Masson Editeur, Paris, 1979.
33) 樽味伸：慢性期の病者の「素の時間」. 治療の聲, 4(1); 41-50, 2002.
34) 樽味伸：＜生きる意味＞と身体性―ある「ひきこもり」症例から. 治療の聲, 5(2); 3-13, 2003.
35) 臺弘：病気と疾患, 生活概念から生物概念へ. 臺弘, 土居健郎編：精神医学と疾病概念. 東京大学出版会, 東京, p.1-24, 1975.
36) 内海健：分裂病治療における非特異的なるものをめぐって. 中安信夫編：分裂病の精神病理と治療8：治療の展開, 星和書店, 東京, p.159-181, 1997.
37) Young, A.: The Harmony of Illusions: inventing post-traumatic stress disorder. Princeton University Press, New Jersey, 1995. (中井久夫, 大月康義, 下地明友ほか訳：PTSDの医療人類学. みすず書房, 東京, 2001.)

(福岡行動医学雑誌, 10(1); 20-38, 2003.)

「対人恐怖症」概念の変容と文化拘束性に関する一考察
―社会恐怖（社会不安障害）との比較において―

樽味 伸

抄録：文化拘束症候群とされる対人恐怖症と，「普遍的」疾患とされる社会恐怖（社会不安障害）の比較を中心に論考した。対人恐怖症の文化拘束性は"他者配慮的な日本文化"が醸成した症候学的差異として考えられてきた。しかし本論では，両疾患概念の背景となった治療文化に言及し，治療者側の診断行為に現れる文化拘束性の関与を示唆した。具体的には，本邦に移入された操作的診断の定着に伴う，両概念の診断時における差異化の変遷を明らかにした。そして，症候学的差異のみならず治療者側の視点との相互作用そのものが「文化拘束性」を構成する可能性を示した。文化拘束症候群は，症状形成の文化的影響だけではなく，治療者側の治療文化および患者・治療者が属する歴史的時間軸も含めて立体的に構成される。概念の変化は治療論の時代的変化にも左右され，したがって文化拘束症候群には，治療者の治療論的特異性，患者・治療者がともに属する時代的特異性も内包されることになる。

Key words：対人恐怖症，社会恐怖（社会不安障害），文化拘束症候群，治療文化，疾患概念

はじめに

本論は，「社会恐怖」との比較において「対人恐怖症」を日本における文化結合症候群として成立させてきた要因を再検討する。これまでその要因については，対人恐怖症の症候学的特徴を抽出し，本邦の文化要因に結びつけることで"他者配慮的な日本文化"が醸成した症候学的差異として語られてきた[16,36,41]。

しかし筆者は，対人恐怖症の「文化拘束性」を構成する要因が，単に地理的分布と症候学的特徴の特殊な複合物というだけではなく，治療者による症候の把握・分離・解釈という「診断行為」の文化拘束性もまた同様に関与しつつ，相互作用的に構築されてきた可能性について検討する。そしてその相互作用そのものが結局のところ文化拘束的であり，そうであるからこそ「文化拘束症候群」の記述においては，病態と症候の文化的特殊性のみならず，江口[5]が主張する「当事者と周囲が相互的に分節化した診断治療体系が存在すること」あるいはGood[8]が記すように「独特なやり方で現実を定式化し（中略）解釈学的実践が独特な経験の様式を産み出し，これらが今度は文化に特有の病いの形式に結びつく」ことも重要な要素であることを明らかにしたい。具体的には，本論が着目するのは，実際の一般臨床場面における「対人恐怖症」と「社会恐怖」の診断行為の差異化についてである。その分析により，診断行為と疾患概念が（少なくとも非妄想性の疾患群では）決して常に静的なものではなく，歴史的文脈，社会的文脈に開かれ，相互作用的に変容していくことを例示するモデルケースとして，対人恐怖症概念の変容を追う意義を示す。

I．歴史的概観

1．「対人恐怖」の成立と定着

1920年代に森田によって記述された「対人恐怖」は，本邦の精神医学において重要かつ特異な位置を占めてきた。それが本来もっていた精神医学的特殊療法[25]（森田療法）という属性を離れて，本邦の精神分析学者，精神病理学者[14,28,40]などが，さまざまなかたちで論考を発表し，学術的に重要な領域として存在してきた。

また，精神科一般臨床の現場においては，多くの患者が（統合失調症やうつ病の診断がのちにくだされるとしても）その初診時には，問診票の受診理由欄へしばしば「対人恐怖」と書くことは，精神科臨床に携わる者の多くが

目にする。それは，たとえば内科受診する患者が診察前にすでに「体温」に着目しているように，ある種の精神医学的問題の存在を示す徴候として「対人恐怖」の概念と用語が使用されていることを意味する。つまり，すでにこの「対人恐怖」は，患者と治療者をつなぐ医学的概念—すでに専門的色彩は薄れやや一般化されながらも，精神医学の辺縁あるいは入口に存する概念—として，精神科医療機関の窓口において使用される語としてすでに成立してきたのである。

またさらに「対人恐怖」は，深く本邦の一般社会に浸透してきた概念のひとつでもある。「対人恐怖」あるいは「対人緊張」という用語は，その疾病性の色彩を薄れさせ，とくに思春期を中心とした性格類型のひとつとして，一般的な心性・気質の連続体に含められ受容されてきた側面もある。とくに「対人緊張」という概念と用語は，一般的な家庭医学書に限らず，非医学的な分野—ビジネス書や人付き合いに関する本など—のさまざまなジャンルですでに流通してきた。

このように「対人」をめぐる不具合を指す概念は，それが「対人恐怖」であろうと「対人緊張」であろうと，その「対人場面の不具合」に対する論理的・操作的な定義が要請されることなく，これまで精神医学専門領域から一般的な日常場面までを貫くようにして，自律的に機能してきたように思われる。そして，それが医療行為の対象として正式な取扱いを要請される場合，「対人恐怖症」という語法で，「疾患名」として使用されてきた。

2．「社会恐怖」の流入

一方，のちに行動療法の重鎮となるMarksは，1966年に社会恐怖の概念を事実上「普遍的」精神医学の俎上に提示した[21]。さらに1980年には，社会恐怖がDiagnostic and Statistical Manual 第3版（DSM-Ⅲ）[1]に採用され，本邦においても対人恐怖症との異同について多くの議論がみられるようになった。当時のさまざまな研究者は，対人恐怖症の症候学的特徴と日本文化との関連性を考察し，その独自性を強調している[16,37,41]。この時期に提出

された笠原[14]の論は欧文の基本文献となり，対人恐怖症を文化拘束症候群として認識される素地[15]となっていった。

3.「社会不安障害」へ

1990年代にはいり，DSM-IV[2]で社会恐怖は「社会不安障害」の語と併記されることとなった。「Social Anxiety Disorder」の表記（つまりPhobiaではなくAnxietyの使用）は，副題として「neglected anxiety disorder」を掲げたLiebowitzの総説[18]から始まったのではないかと思われるが，その後，彼の薬理学的知見と大規模なコントロール・スタディの施行，そしてSerotonin Reuptake Inhibitors（SRIs）の席巻によって，広い注目を浴びることとなった。一方，対人恐怖症は，「日本における文化特異的な恐怖症」としてDSM-IV巻末の文化拘束症候群の項に含められた。

そして現在，対人恐怖症はそれ自体では本邦の一般臨床でも徐々に"公式"の疾患概念的存在意義を失いつつあり[38,39]，DSMシステムの普及とともに多くは社会恐怖（社会不安障害）の亜型，あるいは単純に同一のものとして扱われることが多くなっている。そして「対人恐怖症」に含まれていた症候の一部は妄想性障害や身体醜形障害など，別個に分類・診断されることになり，本邦で独自に発展した「対人恐怖症」概念は，西欧／DSMシステムとの異文化接触を経て，社会恐怖（社会不安障害）をはじめとした，さまざまなカテゴリーに分断されることとなった。またそれと同時に，本邦において，微妙な差異を含んでいた「対人緊張」と「対人恐怖」の語と意味も，「不安」という一語に"公式"に統一されることとなった。

II. 調査

1. 診断行為の変遷（調査①）

九州大学付属病院精神神経科外来初診者全例のうち，対人場面の問題—「人前で緊張してしまう」「人前に出られない」といった主訴—で初診した者

に対して，1975年，1985年，1995年，2002年においてどのような診断名が付与されたのか調査した。この年代設定はそれぞれDSM-Ⅲ以前，DSM-Ⅲ（Ⅲ-R）以後，DSM-Ⅳ以後，および直近1年を意図している。ただし初診時において精神病性障害，気分障害，器質性脳症候群など，非神経症圏の確定診断がなされていた例は除外している。また統合失調症については，疑い例のみを対象に含めた。これは，重症対人恐怖症と思春期妄想症の連続体に関する論考[27]を念頭においたためである。

2．診断場面の検討（調査②）

両概念が混在していた1990年代前半，どのような例に「対人恐怖症」（あるいはその関連病名：視線恐怖，赤面恐怖など）の診断が付与され，どのような例が「社会恐怖」と名づけられたか，その特徴の有無をSCT（精研式 Sentence Completion Test）の記載から類推を試みた。これは，診断者が（なんらかの弁別の結果として）どのように診断行為を差異化したのか，あるいはしなかったのかという点を明らかにしようと意図している。SCTは，未完成の刺激文に対する被験者の自由記載であり，診断者との相互作用の影響を受けていない資料であり，本調査においては有効であると考えた。

このデータは，客観的な数量化や統計学的分析には馴染まない。②について筆者が注目するのは，どのようにして（それがあたかも自明な差異であるかのように）診断が差異化されたのか，あるいはされなかったのか，という各例の質的側面である[注1]。なお対象全例の診断に，筆者はまったく関与していない。

Ⅲ．結　果

調査①の結果を表1に示した[注2]。学術用の疫学調査以外でDSMシステムが本邦の一般臨床に根を下ろす1990年代まで，「社会恐怖」の診断はなかった。そして1990年代前半が，最も高頻度に両概念が混在していたと考えら

れた。

　その期間に，どのように診断が差異化されていたのか，調査②における受診者のSCTを表2に示す。ここから明らかになるのは，操作的な診断や症候学的把握では俎上にのぼらない，ある種の「気質」の差異である。もしもDSM基準を遵守すれば，両者は同一のものとして扱われていたはずであったが，その自由記述のSCTの文脈からは，両診断における差異が明らかに読みとれる。しかしそれは数量化できる部分とはおそらく別の次元に属する質的側面である。表中の＊を付与している例は，同一の診断者が同時期に診断を差異化していた例である。この診断者は，診断学的に偏倚を指摘されたことのない熟練した精神科医であり，文化精神医学とは関係のない出自をもち，一般的な臨床業務を行っていた。しかしこの診断者は，日々の一般臨床の一場面で2つの診断を差異化していた。また，他の診断事例はそれぞれが当時の外来担当医によるものであるが，やはりある種の質的差異が読みとれ

注1）この調査において参考にしたのは，エスノメソドロジー[7]とよばれる社会学的視点である。この視点は「公式のカテゴリーの具体的な適用は状況依存的な作業であり，常識的推論や現場で適用をめぐる作業に携わる人達のローカルな慣行，組織的および偶発的な種々の実際的事情を抜きにしては成立しない」という立場からの分析[29]であり，データの解釈においては「逸脱性の同定の材料として使われる個別の『事実』の意味づけと，その意味づけのコンテクストとなる逸脱についての常識的および／あるいは専門的解釈パターンの間の関係は相互反映的なものであり，計量分析のメスさばきには馴染まない」とする立場である[29]。この立脚点のもとに筆者は，われわれの診断行為が臨床の場でどのように遂行され，疾患概念がどのように認識されどのように運用され，それによって精神医学的「現実」がどのように構成され，そして変容してきたのか，追跡することになる。

注2）表1の結果は，さまざまな読み方が可能である。本論の趣旨のために表の項目にのみ限定して示したが，本来は神経症の解体（診断行為の減少）に平行して人格障害概念の浸透，さまざまな《抑鬱の訴え》の増加と「気分変調症」などさまざまな《抑鬱の診断》の増加が観察された。たとえば1970年代であれば「頭が働かない」という主訴と「神経症」の診断が，1990年代では同様な様態に見受けられつつも「ぼんやりして憂うつ」という主訴および「気分障害」の診断のかたちで変容してきたような印象をもつ（そして当然処方も変化する）。主訴と診断を結ぶ作業は筆者に，非妄想性の「疾患」があたかも連続体をなしており，それに対する診断行為は「混沌の中にひとつの秩序を持ち込んで治療者を心理的に安定させる」（傍点筆者）と中井[30]が表現したような感触を体験させた。

表1　各観察年における診断の変遷

調査年（外来初診総数）	統合失調症疑い	自己臭・視線恐怖症	対人恐怖症	社会恐怖	"神経症"
1975年（947）	20*	2	8	0	9**
1985年（831）	4	3+	13	0	3
1995年（853）	7#	2	7	4	3
2002年（762）	5	1	4	11	0

*うち5例は自己臭，3例が醜形恐怖が主症状
**うち1例は自己臭と視線恐怖が主症状
+うち2例はdysmorphophobia（醜形恐怖）と併記
#うち2例はschizoid personalityと併記
主訴が対人場面での問題であった例を対象としており，初診時診断名による分類である。
「統合失調症疑い」には，ある種の質的差異の認識を類推させる診断名も，今回は紙幅の関係から統合失調症疑い例に含めた。すなわち1975年においては，神経症と精神病の連続性を念頭に置いた（古典的な意味での）「Borderline Case」の診断が多く見られ，1985年以降は「敏感関係妄想」および「思春期妄想症」の診断名が若干例存在した。本来ならば，それらの診断行為の，統合失調症との差異化についての分析にも意義があるはずである。

る。

IV. 考　察

1．治療者の視点

　社会恐怖という比較対象を得た1980年代以降，対人恐怖症の特徴は以下に集約されてきた[14,37,41]。
（1）"遠い他者"よりも"近い顔見知り"での緊張感，不安感，恐怖。
（2）声の震え，赤面，顔のこわばり，目つきが，相手の気分を害している，という加害感主体の観念の，訂正不能性，確信的であること。
（3）しかしそれは，程度の差こそあれ，多くは「妄想」とするには診断者が躊躇すること。なぜなら他の社会機能は保たれており，その「観念」はさらなる広がりや構築の進展がみられないために，いわゆる精神病とするには留保せねばならない様態であったこと。
（4）ただし，そのような加害感の明瞭でない例も少なからず存在すること。

表2 SCT（精研式Sentence Completion Test）にみる診断行為の差異化の例（1990年代前半）

症例	記述内容	診断
22歳男性*	I−18：仕事：はバリバリやるぞ。大統領のように働いて王様のように遊ぶ。やるときはやる。 I−20：世の中：力強く生きていかなければ。だれもがみな苦しみを背負って生きているんだ。僕だけ甘えていてはだめだ。 I−26：職場では：戦争です。勝ち抜かなければ。Yes-Manにはなるまい。自らの意見を堂々と主張できなければ。 II−28：年をとったとき：きっと平穏な日々が流れているだろう。その為にこれから頑張らなければ。	対人恐怖症
21歳男性*	I−18：仕事：が楽しく自分の生きがいであれば、これほどのぞましいことはない。 I−20：世の中：で一番大切なものは何かという問いは、なかなか答えにくい。 I−26：職場では：個人的な感情などよりも能率を優先させる方が理想的である。 II−28：年をとったとき：それまでの人生が充実したものであったかは、非常に大きな問題である。	対人恐怖症
29歳女性	I−18：仕事：ができるか否かが人間の価値を測るものさしになっているのが、現在の世の中だ。 I−20：世の中：は一見偶然の集合体のようだが人智の及ばない深い部分で有機的に結びついて成り立っている。 I−26：職場では：周りの人達にプラスに作用してはいなかったと思う。なぜなら人の鏡を通して見える自分が一番嫌だったから。 II−28：年をとったとき：自分の望むべき人間になっていたい。	対人恐怖症
23歳男性	I−18：仕事：は自分の興味のあることを一生続けていけたらいいなと思います。 I−20：世の中：は物質文化であって、人間の心が病んでいると思います。 I−26：職場では：自分を律して、後輩や助手の人に迷惑をかけないようにしたいです。 II−28：年をとったとき：自分の生きがいがあればよいと思います。	対人恐怖症
30歳女性*	I−18：仕事：は今は働く気になれない。でも仕事が生きがいなんてかっこいいと思う。 I−20：世の中：みんな平和がいい。 I−26：職場では：（記載なし） II−28：年をとったとき：陶芸とか興味を持ち楽しみたい。	対人恐怖症
20歳男性*	I−18：仕事：はまだ遠いかなた。 I−20：世の中：はわからない。 I−26：職場では：（記載なし） II−28：年をとったとき：（記載なし）	社会恐怖
23歳男性	I−18：仕事：は意欲がないし、あまり気はすすまない。 I−20：世の中：がどうなろうと別にかまわない。 I−26：職場では：やってけないでしょう。 II−28：年をとったとき： は知らない。	社会恐怖
17歳女性	I−18：仕事：がしたいと思う。 I−20：世の中：は複雑だ。 I−26：職場では：（記載なし） II−28：年をとったとき： いなかでのんびりくらしたい。	社会恐怖
22歳女性	I−18：仕事：は嫌い。 I−20：世の中：にはたくさんのことがある。 I−26：職場では：なんにもない。 II−28：年をとったとき： すてきな人でいたいなあ。	社会恐怖
29歳男性	I−18：仕事：は地に足のついた職人のような人になりたい。仕事が趣味になるぐらいの天職はないものだろうか。 I−20：世の中：は弱者に対して冷たいと思う。もっと人の心を大切にするような環境にならないだろうか。 I−26：職場では：浮きます。なぜ落ち着いていられないのだろう。 II−28：年をとったとき： 老け込んだ人にはなりたくない。いい人生だったとふりかえられる人でいたい。	社会恐怖

*は同一診断者が両診断を使い分けていた例、他は当時の外来医師がそれぞれ診察したときの診断。上記の4項目を選択したのは、特にその質的特徴が顕著であるように思われたからである。SCTそのものが施行されていない例もあり、1990年から95年の各年において約4割は未施行で他の心理スケールが施行されていたことを付記しておく。また紙幅の関係で90年代前半の全例を例示することは不可能であり、特徴的な記載の目立つ例を中心に提示した。第5および第10症例のように"どっちつかず"の記載例も散見されたが、ごく少数であった。

対人恐怖症　　社会恐怖

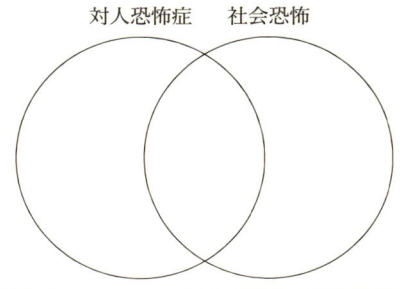

図1　従来論じられてきた対人恐怖症と社会恐怖の関係を示すベン図[13,32]

そして上記の特徴をもとに対人恐怖症は「一部は社会恐怖と一致しうる病態であり，一部は包含されない特異な症候を示す」とされ，図1のようなベン図で説明されてきた[13,32]。そして対人恐怖症に特異的とされる"他者配慮性と一体となった加害感（offensiveness）"は，それを構成する要因として「文化的特殊性」すなわち"他者配慮的な日本文化・風土"の影響が言及されてきた[15,16,33,37,41]。しかし一方で，比較文化的視点よりも神経薬理学的知見を念頭においた論[4,24]では，両疾患の類似性のほうが強調され，共通の神経基盤の存在が示唆されている。このとき，図1の包含関係は，図2に示すような三次元構造において，おのおのが，それぞれの切片における包含関係を議論していることとなる。つまり，文化的要因を重視する視点からは，2つの円の重なりは縮小され（図2視点①），逆に神経薬理学的共通基盤を想定する視点からは，重なりは強く拡大される（図2視点②）。このような「どの切片を採用するか」という治療者側の視点の変動は，2つの疾患概念の比較において，これまで十分に検討されてきたとはいえない。

調査①の結果からは「対人場面の不具合」に対して，1985年から「対人恐怖症」の診断行為が増加し，1995年において両者が混在した後，2002年では「社会恐怖（社会不安障害）」へ移行していることがわかる。

中村[31]が述べているように，対人恐怖症に関する多くの論は1970年代以降に開花し，重症対人恐怖から思春期妄想症に至る論の多くは1980年代に

対人恐怖症　社会恐怖

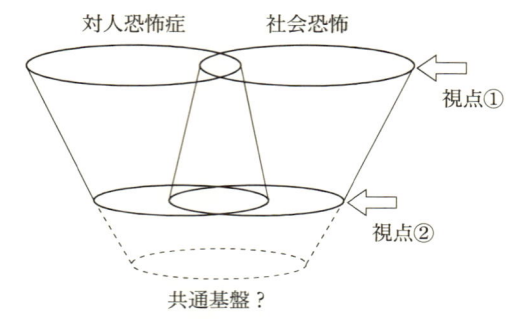

視点①

視点②

共通基盤？

この図は，論じる包含関係が視点によって変化することを示している模式図であって，視点②がより"本質"に近いことを示しているわけではない。視点②の背景となる生物学的共通基盤を，無自覚に"本質"と措定してしまうことこそ，Littlewood[20]が批判した先入見そのものである。Goodman[9]が記しているように，ふたつのversionは独立して合理性を保持し，それらを還元しうる"aboriginal world：原生世界"の存在は，決して所与のものとして規定されてはいない（考察2および注5参照）。

図2　観察者の視点による「切片」の変化

実を結び始めた[27]。それが「統合失調症」の診断を留保する方向へと診断者に影響を与えたことは想像に難くない。そしてその後の十数年で，DSMシステムが定着し，SRIs中心の神経薬理学的知見から疾患は語られなおし，「対人場面の不具合」が社会不安障害としての把握にシフトしたのが2000年代である。両疾患に対する診断行為の差異化は極度に薄まり「セロトニン機能という合理性」の元に対象がそろえられる。すなわち，表2の差異にもかかわらず両者は同質のものとされ，図2のベン図は限りなく重なる切片が採用されることになる。この観察期間を通じて，社会恐怖の診断基準そのものに，対象を拡大するような大きな変化はなく[1,2]，対人恐怖症については，冒頭に記述したように，そもそも論理的・操作的定義を要しない自律的な形式で存在してきた。したがってこの診断行為の変化は，両疾患に対する診断学上の洗練によるというよりも，臨床場面における「カテゴリーの具体的な運用に関するローカルな慣行や実際的事情」[29],[注1]の変化によるところが大き

いと思われる。

　それでは調査②における「対人恐怖症」および「社会恐怖」のSCTの差異について，どのように考えるべきだろうか。その性格特性の比較において，たとえば一般的な内向的/外向的の区分は，おそらく不十分である。観察可能な表現形式では，両者は共に「内向的」な行動特性を示していたと思われる。問題は，「対人恐怖症」者のほうが，ある内的な二面性すなわち「表現面における内向性と，意志面における外向志向性の個人内での葛藤」といえるような構造を有している，あるいはそれを治療者に（客観的に観察はされないけれども）強く感じさせるという点である。もちろんそこに"建前と本音の日本人論"も容易に持ち込みうるが，はたしてそれだけであろうか。

　"公式"[注3]には，「社会恐怖」の確立は行動主義者Marks[21]の報告から始まっている。そして，そもそも行動主義においては，そのような観察できない心的内界を不問に付すことから始まっていたのではなかったか[6]。社会恐怖は，その治療論的背景となる行動主義―刺激反応系と行動特性の観察と分類―に立脚して論述され，刺激場面の特徴，惹起される恐怖の数量化と回避の頻度において概念化されてきた。しかも，客観化・数量化不能な「恐怖」の評価そのものも省略し回避の頻度のみで把握しようとしたふしもある[22]。そして患者の内界が問われるのは，「その症状が自分にとって不合理であるかどうか」という点であり，それ以上の内面的な要因・葛藤の存在意義は，「社会恐怖」の診断行為の体系には存在していなかったか，意識的に除去されてきたのである。

　しかし一方「対人恐怖症」には，当初から，その内界における二面性が問われていた。それは決して，論理的な定義ではなかったが，森田[26]は対人恐

注3) Berrios[3]によれば，Marks以前にも，DugaやHartembergらが，類似の症候を記載しているという。しかしそれが"公式"に広まらなかったところに，"治療論をもたない非妄想性の症候に対する疾患概念は，成立しないし，伝達されない"という，おそらく精神医学に特徴的な構造が見え隠れするように思われる。あるいは，中井の「混沌に対する秩序」[30]は，神経症圏においては，皮肉なことに疾患概念・分類ではなく，治療論であるのかもしれない。

怖・赤面恐怖症者について「単なる赤面癖は，気の小さい恥ずかしがり屋であるが，対人恐怖・赤面恐怖は，恥ずかしがる事を以て自ら不甲斐ない事と考え，恥ずかしがらないようにと苦心する『負け惜しみ』の意地っ張り根性である。単に気の小さいのは意志薄弱の気質から起こり，『負け惜しみ』は神経質の気質から起こるのである」として，その内的葛藤が，神経質の下位分類：対人恐怖症の重要な要因であることを示していた。それは疾病性の中心として扱われ，したがって森田療法においては，症状そのものは「不問」とし，逆に内的な「負け惜しみの意地っ張り根性」のほうを「あるがまま」に変容させることを主眼として，「とらわれ」を克服することを治療目標のひとつとしていた。

　この治療論的な差異すなわち治療者の立脚点の差異が，臨床場面における診断行為において，具現化していたことは否定できない。表1の診断行為の変化は，「対人場面の不具合」に対する治療者の視点の歴史的変遷：つまり森田の記載から受け継がれた精神病理学的（非数量化的）把握《対人恐怖症》が，徐々に（客観的に観察可能な）行動主義的視点《社会恐怖》に移行しつつ，最終的には「control study における有意差という統計学的事実」を携えた"公式"診断行為《社会不安障害》に塗り替えられていったことを示しているように思われる。神経薬理学的統計学的事実（エビデンス）が大規模な進軍を開始したとき，診断行為は Phobia から Anxiety に標的を移し，観察可能な行動様式（行動主義的視点からの診断基準）および薬理学的効果の判定様式（Liebowitz Social Anxiety Scale）[19]が成立した[注4]。「対人場面の不具合」に対する alternative な視点は（少なくとも診断行為の次元からは）排

注4）症状評価およびSRIsの効果判定のために汎用される心理質問紙表（Liebowitz Social Anxiety Scale）[19]からは，すでにPhobiaの語は消えている。また「不安障害」へのシフトとSRIsとの共時性は，あたかもHealyが記した「抗うつ薬の時代」[11]と似たような状況を思わせる。おそらく今後，広いスペクトラムをうたうSRIsは，さらに"抑うつ"というカテゴリーそのものを脱構築し，多くを不安障害と融合させていくことになるのかもしれない。すでにGeneralized Anxiety Diorder：GADに関する論[35]では"depression"の意味内容は強く限定されつつある。

除され，「Taijin kyofusho」は文化拘束的疾患としてDSM-IV巻末に陳列され，SRIsおよび／あるいは行動療法が「標準的」治療として視点を統一することになった。この"公式"の治療においては，薬理学的な説明と，「行動療法のハンドブック」[23]が手渡され心理教育される。患者は，自己の脳内におけるシナプスに関する薬理学的効果を教育され，そして「不安」については行動療法的に，たとえば10段階評価の得点として表明するように要請される。その診察場面のフィードバックにおいて，森田の記載した「意地っ張りの負け惜しみ根性」は，すでに診察場面で問われる余地を決定的に失い，患者から診察場面において表明されることもなくなり，医療行為において取り扱われることをなくす。このとき「対人恐怖症」は，おそらく"公式"場面から姿を消すのである。

2．「対人恐怖」が照射していたもの

それでは，「対人恐怖症」の意義とはどのようなものだったのだろうか。

本邦では，冒頭に記したように，その疾病性がとくに強く問われることなく「対人緊張／恐怖」が定着していた。それは，たとえば幼児期の「人見知り」，小児期の「引っ込み思案」，思春期の「あがり症」，そして青年期の「対人緊張」という連続体の形で，一般的な心性のひとつとして共有され理解されてきた。そして「対人場面の不具合」が本人にとって強く意識され，彼／彼女が医療場面に現れたとき，「対人恐怖症」の語法で疾病性を付与することになった。したがって「対人恐怖症」は，多くの場合患者からは，「医学的疾患」というよりも「自己の性格傾向の問題」として語られる。それは彼／彼女にとって，自己の存在様式と不可分な傾向，自己に深く根ざした特性としてすでに内在化されており，それは「治してもらうもの」というよりも「克服するべきもの」として意識される（図3左）。そうであるからこそ，多くの論者が指摘してきたように，彼／彼女らは，医療機関に現れるまえに，なんらかの宗教的修養や自己啓発などの非医療的セクターにしばしば参加した経歴をもつ[15,28,37,41]。それは，社会恐怖のように，最初からすで

内在化「克服する」　　外在化「治してもらう」

対人恐怖症　　　　　社会恐怖

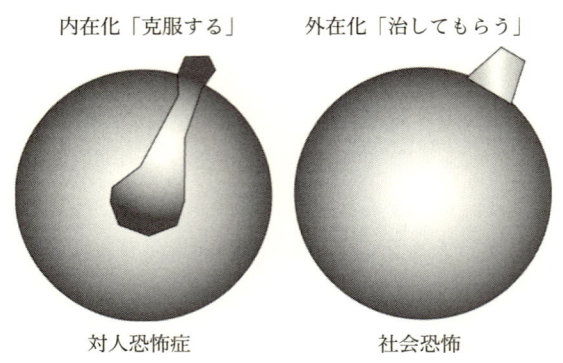

球体はpersonalityを比喩的に表したもの，不定多角形は"症候"を示している。
図3　「対人場面の不具合」の苦悩の形式における内在化と外在化

に外在化され「不合理」な「恐怖症状」を対象とする様態（図3右）とは，対照的な構造を有していた。そしてこれは明らかに，所与の症候学的差異だけではなく，その把握・解釈・診断行為の差異でもあり，「対人場面の不具合の苦悩の形式」に対して，治療者がそこに「恥の体験とそれに対する不甲斐なさ」をみたか，「恐怖を惹起する刺激と回避」をみたか，という患者と治療者相互の文化拘束性である。そして本邦の精神医療場面では，前述のような歴史的・社会的経緯から，欧米の「普遍的」精神医学体系と異なり，その患者の気質と二面性も包摂して診断しうる独自の alternative な視点—「対人恐怖症」をみる視点—が成立し，残存し，それが最もよく機能して「社会恐怖」と差異化させていたのが1980年代後半から1990年代前半であったといえる。その視点の差異化を可能とした「気質」への治療者側の sensibility は，のちに"公式に"「文化拘束」とされる「対人恐怖症」の存在によるものであった。それは現在において，「社会恐怖（社会不安障害）」に加えて，なんらかの第2軸診断を用いてさまざまに"公式"に列挙する[34]よりも，より適切にその患者を（その気質や個別性も含めて）把握し得たかもしれない視点であった[注5]。

そして当然予測されるように，SRIs 関連薬剤の，「社会恐怖（社会不安障害）」に対する大規模な治験広告が，これまでの本邦における「対人恐怖」の認識を大きく揺るがし，内在化されていた形式を変化させることになりうる。それは「克服するべき課題」から，「治療される疾患」として意味を変え―「抑うつ」が「きちんと治る"こころの風邪"」として流布したように―患者も治療者もセロトニンを中心とした神経薬理学的分類をもとに相互作用し始める。そこに Hacking の looping effect―あるカテゴリーに分類された者は，その分類に属するとされる特徴を身につけ変化していく。またその変化によって，カテゴリー自体も更新されていく[10]―が発動することになるのである。このときすでに「社会恐怖（社会不安障害）」の意味は，Liebowitz が総説において見出しとしていた「neglected anxiety disorder」[18]から「neglected distress」として対象者を掘り起こし始める。

3．治療文化へ

ここで本論は，中井の「治療文化」[30]の視点に進む。すでに公式には「社

注5）Goodman の version の概念[9]は，この考察を補強すると思われる。彼は著書のなかで「数多くの異なった世界：version は，唯一の基盤へ還元できるという可能性を要求ないし前提することなく，独立の意義と重要性を持つ」[9]としている。そしてそれぞれの世界の把握においては，その共通基盤としての「aboriginal world（原生世界）の虚しい探索をあきらめ，体系その他の version が（各々の）現実の再現を行いつつ同時にその生産に当たる点を認めるようになる」[9]（括弧内：筆者）という，共約不能性と併存可能性，自律性を示している。それは，さきに引用した Matsunaga の論[24]「Taijin kyofusho ; a form of social anxiety disorder that responds to serotonin reuptake inhibitors?」における観察点と「TKS may be a heterogeneous condition with various comorbidities…」の記述[24]に新たな意味を与える。つまり version の概念を援用すれば，"SRIs の効果"からみれば heterogeneous である（ようにみえる）「対人恐怖症」の version と，"森田のヒポコンドリー基調と精神交互作用"[26]からみれば heterogeneous である（ようにみえる）「社会恐怖（社会不安障害）」の version は原理的には等価であり，どちらの version も，その属する世界において同等に「現実」であり「合理性をもつ」ことになる。それが，操作的定義という形式で再構成されるとき，数量化が困難で伝達可能性の低い version は，その存在そのものが困難となる。その困難性は，すでに医学的妥当性の問題に由来するものではなく，情報伝達と流布の効率性という社会学的な特性の問題となる。

会恐怖（社会不安障害）」としてそろえられた現在の診断行為の水面下に，どのような世界が広がることになるのか。症状の文化拘束性のみならず，therapeutic-subculture[30]あるいは端的には therapeutic-culture-binding（治療論の文化拘束性）の検討を要することになる。中井がそれを「下位文化」[30]と表現したように，治療文化は独立したものではなく，その文化におけるさまざまな要因—働きの文化，子育ての文化，世界観，宇宙論などすべて—を包摂したうえで[30]，時間軸も含めた束から医療構造の切片を取り出した部分である。それは「何を病気とし，誰を病人とし，誰を治療者とし，何を以て治療とし治癒とし（中略）その社会の中で患者はどういう位置を与えられるか」[30]という文化的・歴史的切片である。紙幅の関係から，この領域への詳述は不可能であるが，2003年受診の症例を記載して本論を締めくくる。その症例の治療経過からは，治療的ダブルスタンダードとでもいうべき，下位治療文化が息づいているように思われる。それは医学における統計学的事実（エビデンス）とDSMシステムという公式共通語（リングァ・フランカ）の「切片」からはすでに姿を消したけれども，それでもひっそりと流れている，文化拘束的精神医学であった。

　症例は40歳の女性で「人前で緊張しうまく話せず，手が震えたりするのが困る」という主訴で当科を受診し「社会恐怖（社会不安障害）」の診断を受けた。それ以前の十数年，通院していた精神科クリニックから処方されていたブロマゼパム等で日々を過ごしていたが，転医を機に当科で，SRIsであるパロキセチン（パキシル®）を服用することになった。ただし後述するように彼女自身は森田療法を希望しており，入院治療を選択した。主治医はパロキセチンを中心とした「標準的」な薬物療法を施行しつつ，森田療法的アプローチ，すなわち"症状"の推移を数値化して評価することから離れた「日記指導」，入院中も"症状"の程度にかかわらず定期的にアルバイトのため外出する「作業」を平行して行った。これは黒木[17]がふれた「柔軟な現代の森田療法」の緩やかな治療的枠組みを背景にしていた。

　以下は，筆者のインタビューからの抜粋である。筆者はこの症例の治療には直接的にはかかわっておらず，「人前での緊張」について研究しているこ

とを告げたのち,「どんな風にしてここ(病院)に来たのか話をしてくれませんか」とお願いしたときの談話である。

「もともとは,20代のときに友だちと東京に旅行して一緒に食事に行ったとき,上手にナイフとフォークを使えなかったんですよね…。ものすごく緊張して,体が固くなって,友だちはすいすい上手に食べているし,そのあたりから人の前で緊張したり手がふるえたりするのを意識するようになったような気がします」
(それまではとくになにもなかったですか。それと,そういう状態を意識し始めてから,人に相談したりは)
「自分でもどこから病気なのかはわからないんです。確かに昔から神経質なほうで,真面目というか几帳面というか,そういうところはあったかも知れないけれど…。友だちに相談すると,『性分でしょう,性格でしょう』と言われて,それはそういわれても仕方ないと思うんですけどね。『私にもそういうところはある,気にしないでいるうちにそのまま通り過ぎるもの。あなたは気にしすぎるから』と言われると,そうかもしれないと思う。自分では,半々と思う。性格的なところと,病的なところ」
(病的とは)
「動きがぎこちなかったり,赤面したり震えたり,体に出るところですかね…」
(つまり,外に見えること)
「…どうなんですかね(笑)…」
(全然知らない人と,少し知っている人と,どちらが苦手ですか)
「あー。少し知っている人がいちばん苦手ですね。全然知らない人のところに飛び込むのは,それは確かに抵抗があるけれど,少し知っている人とのやりとりのほうがだめですね。ものすごく親しい人となら,また違うんでしょうけど。全然知らない人なら,もう会うこともないと思って割り切ったら気にしないんですけどね…」

（前医での様子について。また，薬物について。薬を変更するときに，あまり気乗りしない患者さんもいるけれども）

「10年以上，同じ薬を飲んでいました。緊張を和らげると言われたので。病院には，ほとんど薬だけもらいに行くような感じでした。薬を変えるのは不安だったし，飲んで解決するわけでもないと思っていましたし。ここに来てからは，パキシルを飲んでいます」

（森田療法については）

「森田療法は，前に通っていた医院で，患者さん同士の集まりで"森田療法"の勉強会があって，私は行かなかったけれど，少し知ってはいました。いまの状況から離れて，入院を考えたときに，根底から治そうと思って，森田療法もできるこの病院に来たんです。思い切ってここに来たので，薬がパキシルになるのはもうあまり抵抗がありませんでした」

おそらくは，友人との会食における"きっかけ"は，2つの意味をもっているように思われる。彼女が「性格と病気と半々」と表現したように，もしも「性格」であれば，その"きっかけ"は単に「もともともっていた部分がたまたま露出してしまった。つまり遅かれ早かれなにかのかたちで現出したと思われるものが，たまたまその時点で」という程度の"きっかけ"であり，しかし「病気」であればそれは「（疾病として成立するための）重要な因果関係の発端となる出来事＝初発イベント」の意味ももっている。それは現在の彼女からみても「半々」であり，そして「性格」の要素を（半分は）併せ持っていると判断したからこそ，その対処法については，現代の医学的知見に基づいた薬理学的治療のみならず，森田療法も選んだのではないかという解釈が，筆者のなかでは成立する。

彼女の言明には明確な疾病性の線引きはなく，性格・気質因も含めた物語[39]をもち，またそうであるからこそ，外在化された"患部"の治癒というよりも，（内在的な要素をもつ）性格・気質という部分からの"抜本的"快癒を目指そうとしたように思われる。彼女は「根底から治そうと思って」森

田療法と，10年来のベンゾジアゼピン系薬物からSRIsへの大幅な薬剤変更を決断している。彼女にとっての「社会恐怖（社会不安障害）」においては，その線引きとしての「不合理感」は，性格と疾病という両義性を保つために，逆に曖昧なままである。

　このとき彼女は，"公式"診断としての「社会恐怖（社会不安障害）」と「標準的」治療としてのSRIsによる薬物療法を受けながら，しかしその心性・気質および「疾病」の認識に，本邦で独自に培われてきた「対人恐怖」の色彩を併せ持っていた。そして主治医の用意した「文化拘束的」アプローチ―下位治療文化としての森田療法―を下地にしながら，標準的な薬理学的治療のもとで軽快退院していった。

　ここに見て取れるのは，1980年以降「社会恐怖」と対置された「対人恐怖症」ではなく，"公式"診断「社会恐怖（社会不安障害）」の水面下の，"疾患"として明確に論じられることのない伝統的な「対人恐怖」の確かな水脈であり，そしてそれに繋がる治療文化であった。

おわりに

　文化拘束症候群とされる対人恐怖症と，「普遍的」精神医学体系に属する社会恐怖（社会不安障害）の比較において，その診断行為にかかわる治療者側の視点の問題を中心に論じた。そのうえで，文化拘束症候群を論じるとき，それぞれの治療文化における"治療者側の文化拘束性"の関与を示唆した。「文化拘束性」は，「疾患」の症候学的差異だけにとどまらず，治療者側の視点との相互作用によっても構成され，それは歴史的・社会的文脈に常に開かれ変容する可能性を示した。また，「対人恐怖症」概念の変容を追うことが，上記の相互作用を観察するモデルケースとしての意義をもつことを明らかにした。

　文化拘束性を示す「主要症状の差異」とされるものは，症状形成の文化的影響だけではなく，治療者側の視点の差異も含まれ，さらに患者と治療者が

属する歴史的時間軸も含めて立体的に構成される。概念の変化は治療論の時代的変化にも大きく左右され，したがって文化拘束症候群には，治療者の治療論的特異性としてのいわば therapeutic-culture-binding，さらに患者・治療者がともに属する時代的特異性としての therapeutic-history-binding とよぶべきものも内包されている。症候学的文化拘束性と，それに対応した治療文化の差異は，それが属する「総体としての文化」の差異であり，医療の枠組みのみで語り尽くすことは不可能である。「文化拘束症候群」の症候学的特徴が論じられるならば，同時にそれが属する治療文化とその歴史的変遷も論じられねばならない。

図2における2つの概念の根幹において，はたして実際に生物学的共通基盤が存在するのか，あるいは「気質」を構成する民族遺伝学的差異が地理的差異として「文化拘束性」を構成しているのか，本論で示すことはできない。しかし少なくとも2つの「疾患」の質的差異を問おうとするならば，平面的に羅列された症候学的差異よりも，それぞれの文化圏における気質の差異，さらにはそれをめぐる民族遺伝学的・行動遺伝学的地平[12]の展開において語られる必要がある。そしてそこから再び，それぞれの治療文化が構成する「文化拘束」要因は，文化精神医学の領域でさらに豊かに問われることになるはずである。

なお症例記載においては，プライバシー保護の点に留意している。また本稿は2003年3月に開催された第10回多文化間精神医学会における発表をもとにした。発表当日に貴重なご意見を賜った諸先生方にこの場を借りて感謝いたします。

文　献

1) American Psychiatric Association : Diagnostic and Statistical Manual of Mental Disorders, 3rd ed., American Psychiatric Association, Washington, D.C., 1980.
2) American Psychiatric Association : Diagnostic and Statistical Manual of Mental Disorders, 4th ed., American Psychiatric Association, Washin-

gton, D.C., 1994.
3) Berrios, G.: The History of Mental Symptoms: descriptive psychopathology since the nineteenth century. Cambridge U.P., London, 1996.
4) Clavit, S., Schneier, F., Liebowitz, M.: The offensive subtype of Taijin-Kyofu-Sho in New York city: the phenomenology and treatment of a social anxiety disorder. J. Clin. Psychiatry, 57; 523-527, 1996.
5) 江口重幸：滋賀県湖東一山村における狐憑きの生成と変容；憑依表現の社会―宗教的，臨床的文脈．国立民族学博物館研究報告，12 (4)；1113-1179, 1987.
6) Eysenk, H.: Behaviour Therapy and the Neurosis. Pergamon, Oxford, 1960.
7) Garfinkel, H.: The origin of the term "Ethnomethodology". In : (ed.), Turner. Ethnomethodology. Penguin Books, Harmondsworth, 1974. (山田富秋，好井裕明，山崎敬一編訳：エスノメソドロジー；社会学的思考の解体．せりか書房，東京，p.9-18, 1998.
8) Good, B.: Medicine, Rationality, and Experience; an anthropological perspective. Cambridge U.P., London, 1994.（江口重幸，五木田紳，下地明友，大月康義，三脇康生訳：医療・合理性・経験；バイロン・グッドの医療人類学講義．誠信書房，東京，2001.）
9) Goodman, N.: Ways of Worldmaking. Hackettt, 1978.（菅野盾樹，中村雅之訳：世界制作の方法．みすず書房，東京，1987.）
10) Hacking, I.: The Social Construction of What? Harvard U. P., Cambridge, Mass., 2000.
11) Healy, D.: The Anti-depressant Era. Harvard U. P., Cambridge, Mass., 1997.
12) 神庭重信，平野雅巳，大野裕：病前性格は気分障害の発症規定因子か；性格の行動遺伝学的研究．精神医学，42；481-489, 2000.
13) 笠原敏彦：対人恐怖と社会恐怖 (ICD-10) の診断について．精神経学雑誌，97；357-366, 1995.
14) Kasahara, Y.: Fear of eye to eye confrontation among neurotic patients in Japan. In : (ed.), Lebra & Lebra. Japanese Culture and Behavior, Univ. Pr. of Hawaii, Honolulu, Hawaii, p.379-387, 1986.
15) Kirmayer, L.: The place of culture in psychiatric nosology : Taijin

Kyofusho and DSM-Ⅲ-R. J. Nerv. Ment. Disease, 179 ; 19-28, 1991.
16) 近藤喬一：対人恐怖の日本的特性．臨床精神医学，11；837-842，1982．
17) 黒木俊秀：現代の森田療法；その展望と課題．内観研究，5；27-32，1999．
18) Liebowitz, M., Gorman, J., Fyer, A., Klein, D.：Social phobia: review of a neglected anxiety disorder. Arch. Gen. Psychiatry, 42 ; 729-736, 1985.
19) Liebowitz, M.：Pharmacotherapy of social phobia. J. Clin. Psychiatry, 54（Suppl.）; 31-35, 1993.
20) Littlewood, R.：From categories to context ; a decade of the 'new cross-cultural psychiatry'. Br. J. Psychiatry, 156 ; 308-327, 1990.
21) Marks, I., Gelder, M.：Different ages of onset in varieties of phobia. Am. J. Psychiatry, 123 ; 218-221, 1966.
22) Marks, I., Mathews, A.：Brief standard self-rating for phobic patients. Behavior Research & Therapy, 17 ; 263-267, 1979.
23) Marks, I.：Behavioural Psychotherapy : Maudsley pocket book of clinical management. Butterworths, London, 1986.
24) Matsunaga, H., Kiriike, N., Matsui, T., Iwasaki, Y. et al.：Taijin kyofusho: a form of social anxiety disorder that responds to serotonin reuptake inhibitors?. Int. J. Neuropsychopharmacology, 4 ; 231-237, 2001.
25) 森田正馬：神経質の本態及び療法．（1922），高良武久編：森田正馬全集第1巻，白揚社，東京，p.179-227，1974．
26) 森田正馬：赤面恐怖（または対人恐怖）と其の療法．（1932），高良武久編：森田正馬全集第3巻，白揚社，東京，p.164-174，1974．
27) 村上靖彦：「思春期妄想症」30年間の研究の流れ．臨床精神病理，23；3-12，2002．
28) 鍋田恭孝：対人恐怖・醜形恐怖「他者を恐れ・自らを嫌悪する病い」の心理と病理．金剛出版，東京，1997．
29) 中河伸俊：レイベリングからトラブルの自然史へ；逸脱と社会問題の研究へのエスノメソドロジーの影響．山田富秋，好井裕明編：エスノメソドロジーの想像力，せりか書房，東京，p.105-120，1998．
30) 中井久夫：治療文化論．岩波現代文庫，岩波書店，東京，2001．
31) 中村敬：対人恐怖症／社会恐怖の精神病理；多次元的モデルによる検討．臨床精神医学，29；1093-1098，2000．
32) Nakamura, K., Kitanishi, K., Miyake, Y., Hashimoto, K.：The neurotic

versus delusional subtype of taijin-kyofu-sho ; their DSM diagnosis. Psychiat. Clin. Neurosciences, 56 ; 595-601, 2002.
33) 岡野憲一郎：恥と自己愛の精神分析．岩崎学術出版社．東京，1998．
34) Ono, Y., Yoshimura, K., Sueoka, R., Yamauchi, K. et al.：Avoidant personality disorder and taijin kyofu : sociocultural implications of the WHO/ADAMHA international study of personality Disorder in Japan. Acta. Psychiat. Scandinavica, 93 ; 172-176, 1996.
35) Roy-Byrne, P., Katon, W.：Generalized anxiety disorder in primary care ; the precursor/modifier pathway to increased health care utilization. J. Clin. Psychiatry, 58（suppl. 3）; 34-38, 1997.
36) 鈴木知準：対人恐怖症の症状に関する統計的観察．臨床精神医学，5；1013-1023，1976．
37) Takahashi, T.：Social phobia syndrome in Japan. Comprehensive Psychiatry, 30 ; 45-52, 1989.
38) 樽味伸：〈生きる意味〉と身体性，行為，文脈；ある「ひきこもり」症例から．治療の声，5（2）；3-13，2003．
39) 樽味伸：「物語」と「逸脱」そして「共犯の時間」〈いわゆる"神経症圏"における〉．福岡行動医学雑誌，10（1）；20-38，2003．
40) 内沼幸雄：対人恐怖の人間学；恥・罪・善悪の彼岸．弘文堂，東京，1977．
41) 山下格，笠原敏彦：対人恐怖症の概念と臨床像．精神科MOOK，12，金原出版，p.1-10，1985．

---

abstract

Taijin kyofusho

**——The alteration of its concept in Japan
and the comparison with social anxiety disorder——**

Shin Tarumi

Taijin kyofusho (TKS) is one of the culture-bound syndromes (CBS) in

Japan, which has some similarities to social anxiety disorder (SAD). The author examines the alteration of the concept of TKS in recent medical settings. This retrospective case-note study from 1975 to 2002 indicates a possible existence of a specific temperature or trait relevant to TKS, which was appropriately differentiated from SAD on diagnosing in 1980 s and early 1990 s. However, since later 1990 s, such clinicians' sensibility based on traditions of Morita Therapy and psychopathology was diminished, and their acts-of-diagnosing seem to be reconstructed systematically into superficial diagnosis of SAD and/or Axis II diagnoses in accordance with the recent two phenomenon: the spreading of the operational definitions of disease and of the neuropharmacological theory of serotonergic dysfunctions. Then, TKS diagnosing get decreased and replaced with SAD at least on the level of epidemiology, despite of some qualitative differences. It can be said that the culture-bound aspect of TKS is not only due to symptomatological differences from SAD but also due to each therapeutic background: each culture-bound aspect of object-forming and its methodology of treatment. TKS can be an example of the interaction among the illness, the symptoms, and the acts-of-diagnosing. The interaction itself constructs the aspects of CBS, and is also influenced by various historical changes.

Key words: Taijin kyofusho, social phobia/social anxiety disorder, culture-bound syndrome, symptom, acts-of-diagnosing

(こころと文化, 3(1); 44-56, 2004.)

受療者の〈物語〉と,治療者の〈診断行為〉
―「外傷後ストレス障害」を呈した症例から―

樽味 伸

　抄録：外傷後ストレス障害（PTSD）診断の特殊性について，臨床場面で受療者が提示する〈物語〉と治療者の〈診断行為〉の相互作用を中心に論考した。提示した女性症例は，口論の後に夫の縊死現場の第一発見者となり「不眠と食欲低下」を主訴に精神科外来を紹介受診した。侵入的想起，過覚醒，類似場面の回避などPTSD症状を呈しつつも，症例はPTSD患者として扱われることを望まず，薬物の処方も丁重に断った。症例は贖罪から再生への文脈を辿ろうとし，治療者は〈物語〉の聞き手としての定位を要請された。症例の意図に反して「トラウマ」の「治療」として症例の〈物語〉を治療者側から固定してしまうことは，症例の〈物語〉の自由度と意味生成力を損なう可能性があった。診断PTSDの特殊性とは，治療者の〈診断行為〉が，受療者の「現在の症状」を客観的に分類する行為というよりも，受療者の語る「因果関係を明示した〈物語〉」と「語られる〈現在〉」の関係を「判断」する行為であることに起因する。その臨床面における「判断」は，客観的行為というよりも，受療者の提示する個別的な〈物語〉に対する個別的な臨床行為として，文脈依存的に成立しうることを示した。

　Key words：PTSD, trauma, narratives, distress, disease entity

I. はじめに

　外傷後ストレス障害（Posttraumatic Stress Disorder：以下PTSD）は，Diagnostic and Statistical Manual of Mental Disorders, third edition (DSM-III)[1]に記載されて以来，不安障害に属する疾患として，現在に至るまで様々な知見がまとめられてきた。それは，PTSD症状と海馬体積の関

係[4,24]，トラウマ暴露の神経内分泌的反応機序[25]，PTSD発症につながるpredisposition, vulnerabilityに関する疫学的調査[10,18]など，多岐にわたっている。おそらくそれらは今後，PTSDという疾患の枠組みさえ乗りこえて，ストレス反応と記憶の特性といった，より一般化された研究領域として，広がりを見せていくことになるのだろう。

　しかし一方，実際の臨床場面において，治療者が受療者に対して「PTSDと診断すること」は常に，ある特殊性を帯びた行為となる。他の不安障害の診断と比較しても，例えば「パニック症状を訴える人にパニック障害と診断すること」と「トラウマを訴える人にPTSDと診断すること」とでは，その〈診断行為〉に付随する意味が，大きく異なってくるように思われる。

　なぜなら，PTSDの〈診断行為〉とは，受療者の症状を純粋に操作的に定義し診断するというよりも，しばしば，受療者の語る「ある〈過去〉からの因果関係を明示した〈物語〉」と「語られている〈現在〉」の関係を「判断」する行為となるからである。このとき，治療者の〈診断行為〉は，受療者の提示する「トラウマの物語」をめぐって，医学的妥当性と社会倫理的妥当性の狭間を揺れ動くことがある。つまり，受療者の〈物語〉の意味を，治療者は医学的に「診断」しているのか，社会倫理的に「裁定」しているのか，しばしば不分明なまま「診断PTSD」が臨床場面にいわば"漂う"ことになるのである。それは「疾病性を前提とした医療行為：治療」の妥当性と，「被害事実に対する社会倫理的行為：援助」の妥当性の差を曖昧にしたまま，「診断PTSD」が独り歩きし始める可能性をもたらす。

　筆者は，夫の縊死現場を発見して以来，侵入的な想起，過覚醒，類似場面の回避などの「PTSD症状」を呈した女性症例を経験した。そのような「診断基準に合致する症状群」を呈しつつも，症例は，PTSDとして扱われることを望まず，別の文脈を辿ろうとした。症例にとっての文脈と〈物語〉，そして「診断PTSD」をめぐる治療者の〈診断行為〉の意味について，筆者は考えることとなった。

　本稿では，静的な分類項目としての「診断」と，治療者が能動的に行う

〈診断行為〉を分けることとした。「診断 PTSD」の特殊性に付随してくる諸問題については，すでにいくつかの論が提示されているが[14,17]，本稿はその「診断」にまつわる諸側面のうち，臨床場面における受療者の〈物語〉と治療者の〈診断行為〉の相互作用に焦点を絞ることとした。

なお，本稿で筆者が意図したのは，PTSD における物語性と臨床場面における自由度に関する考察である。ここで提示する症例報告の経過について筆者は，これが妥当な"治療"であったと結論づけるつもりは毛頭ない。この注釈は，とりわけ本疾患が単に医療レベルでの存在のみならず，社会倫理的枠組みに組み込まれた存在様式をとりつつあることに対する，筆者の立脚点の確認である。

II. 症例提示

本項（症例提示）および次項（症例まとめ）においては，筆者を「私」として記述した。なぜならば，本症例の臨床場面におけるあらわれや，そこで生起した状況は，筆者である「私」を含んだ様々な相互作用によって構成されるものであり，「私」を除外して客観的に構成されるものではありえないと考えたためである[20,21]。なお，プライバシー保護の観点から変更を加えている。

【症例】 30 歳代　女性　妊娠 22 週

産婦人科からの院内添書：「4 月 X 日（妊娠 12 週時）に夫が自殺。本人が発見し，錯乱状態となって救急搬送されるというエピソードがある方です。その後，不眠，食欲減退の訴えあり，睡眠導入剤を処方していますが，服用はされていないようです。精神科での診察を希望されています」。ドアを開けて名前を呼ぶと，待合室から立ち上がった女性は，伏し目がちに静かに入室して，着席した。

主　訴：「眠れない，食欲がない」受診時妊娠 22 週。

病歴と現症：会社員の夫と二人暮らしをしていた。4月X日（妊娠12週）朝，夫が消費者金融で借金を作っていたことが露見し，口論となった。彼女もパート勤めであったため，決着の付かないまま双方出勤した。夕刻，彼女は帰宅し，そして夫が2階で縊死しているのを発見することとなった。動転した彼女は，検診を受けていた総合病院の産婦人科に救急搬送された。その日は産科的検査のあと brotizolam を処方され帰宅。しかし上述の添書と共に，縊死発見から3ヶ月後の7月，精神科に院内紹介受診となった。

睡眠は2時間おきに覚醒するような状態で，産科主治医から処方された睡眠導入剤も「薬がやめられなくなったらこわいし，この子にも悪いと思って…」と胎児移行を心配して服用しなかったという。すでに実家に戻って両親と暮らしていたが，父母は「しっかりしろ，前向きになれ。おまえが帰ってきてから家が暗くなった」と，彼女が涙を見せるたびに怒る。

「後を追って，自殺するのは，怖くはないんですよね。でも，この子がいるし，しない，というかできないですよね」。自分の部屋は実家の上階にあるが，階段を上ると，自室に入るときに夫がぶら下がっているような気がして，自室で過ごせず常に居間にいるという。ブラインドの紐を見ても怖くなる。しかし居間にいると父母が来て「また泣いているのか，家が暗くなる。前向きになれ」と言われるのが，とてもつらいとのことであった。

彼女は，嗚咽し落涙しながらも，きちんと言葉を選んで正確に状況を語ろうとした。抑揚を押さえ，時に震える声で，冷静に伝えようとするその姿勢は，聞き手であるこちらの声や表情，居ずまいを，同じように抑制のきいたものにさせた。

心身の休養がとにかく必要であると伝えたが，入院はしたくない，とのことで週に1回通院してもらうことにした。彼女は静かに泣きながら，それでも少し笑顔を見せ，次回の予約をして退出した。etizolam 0.5 mg 錠を処方したが，飲めるときでよいと伝えた。

経　過：処方した etizolam は，やはり胎児への影響が心配で服用されなかった。

「2時間おきに目が覚めます。母はしっかりしろと言うし，父とは口がきけません。葬儀の時にいろいろあって…。でも，父と母は，今まで住んでいた家を空き家にしておくのはもったいないから人に貸してはどうかとか相談しています」。

母は「まだ病院（精神科）に行くの」と彼女に言うらしい。家族調整も必要であると強く考えられたため，両親を連れて受診できるか尋ねると，「こういうところに来ていること自体，両親は嫌がっているんです。自分からは絶対に来ないと思います」。そして「こういうところ」という表現に自分で気づき，ごめんなさいと彼女は言った。

両親に電話か手紙で状況を説明しようとも提案したが，それは彼女から強く押しとどめられた。精神科に通院するだけでも両親にとっては不快であり，あまりもめると受診さえさせてもらえない，とのことであった。あまり強く出ると，今度は彼女が板挟みになると考えられたため，私はとりあえず思いとどまり，週に一度の面接を続けてもらうことにした。

彼女は毎週きちんと受診した。診察室では自分の体調や家の状況を語り，少し涙を見せ，それからきちんと挨拶して退出するのだった。胎児の名前はもう決まっていて〈ちさと〉といった。その名前は，夫が存命中に彼女と相談して決めていた名前だった。胎児に言及するときは，私もその名前を呼ばせてもらうことにした。中途覚醒はどうしても続いたが，なんらかの薬物の処方をこちらからもちかけても，「前のお薬がまだありますから」とやんわりと辞退された。

8月「インターネットで同じ体験の人達のサイトを見つけました」。掲示板に書き込んだら，多くの反応があって，少し心強かった，という。初盆は，何とか乗り切ったけれど，つらかった。「夫を発見したときの光景が，急に浮かんでくるんですよね。夜に。目を閉じたとたんに出てくるので，目を閉じるのが怖い」。気分転換に，夫の実家に行ったりすると，向こうでは優しくしてくれる。でも行く途中，車の中で急にたまらなくなって「どうして死んだの」と叫んだりしてしまう，とのことであった。

両親の対応は相変わらずで，籍をいつ抜くのか，夫の実家からはいつ詫びを入れに来るのか問いつめたりするらしく，厳しいものであった。ただし彼女は，それに対して医療者が踏み込んで対処することは決して望まなかった。「ここが唯一泣ける場所なんですよね」といいつつ，週に1回顔を見せてくれたが，それ以上の医学的対処は，投薬も含めて，望まなかった。彼女は，週に1回，話をさせてくれればそれでよいと希望した。

*

　受診の度に少しずつ，彼女は言葉を選びながら，当時の状況や実家の来歴を語った。

　弟の所に身を寄せることも提案してみた時には「弟には迷惑はかけられないんです。せっかく彼は家を出たのに，また巻き込むことになる」と固辞した。そこから，弟も両親と折り合いが悪かったこと，弟は高卒後すぐに家を飛び出し，それが彼女には羨ましかったこと，いつも彼女が，弟と両親の間に入って気をもんでいたことが語られた。もともと両親は諸般の事情から，世間体には敏感なのだった。弟の出奔も，専門学校に行こうとした弟に，大学を受けないのなら出ていけと言った父親に対する行動だったという。今回の件は弟も知っているが，葬儀の相談でも「姉ちゃんには悪いけど，俺はあの家には二度と近寄りたくない」と言われていた。

　葬儀の際に酩酊した父は，親戚中に夫の縊死の件を触れ回ったという。そうかと思えば，「あの男はあんな死に方をして，親戚中に体裁が悪い」といつもなじるのだった。「自分であんなに言いふらしといてですねえ，勝手ですよねえ」と彼女は泣いた。

　夫の借金は，前にも一度あったという。もう二度としないと誓っていたのに，また同じことだったから，本当に腹が立って悲しかったから怒ってしまった。最後の別れ際の言葉が，結局は口論の捨て台詞になってしまったことが，どうしてもあきらめられない。一方で，どうして自分と〈ちさと〉を置いていったのか，とても腹が立つ。「でも，自分が殺してしまった，最後に嫌な思いをさせて殺してしまった」と彼女は語るのだった。

　　　　　　　　　　　　　＊

　面接では「ついつい夫のことを思いだしてしまうんです」「ごめんねえ，つらかったねえ，わたしも連れて行ってくれたらよかったのにと考えてしまう」といった言葉が私に向けられた。私は「無理に忘れようとはせずに，とにかく大事に覚えておくように，どんなお父さんだったかこの子に上手に話せるように」と繰り返すほかなかった。〈ちさと〉の存在が，私には非常にありがたかった。それだけが，彼女にとっても私にとっても「次」に繋がる命綱であった。〈ちさと〉の成長曲線やエコーでの様子は，数少ない，安らげる話題であった。

　9月中旬，彼女の悲哀と自責がある程度落ち着くきっかけとなったのは，私や彼女の友人の支持的な言葉ではなく，かんしゃくを起こした父の乱暴な言葉であった。「あの男は最悪だ。おまえも悪いんだ。おまえがあの男を殺したんだ」と父が怒鳴ったという。

　「ひどいとは思ったんですけど，逆に今まで空いていた部分にしっくりくるような感じもあって，変な話ですけど，わたしが責められて，ほっとしたような気もしたんですよね」。と涙を流しながら，彼女は少し笑った。

　9月の終わり「夫のお墓に行ったとき，『わたしも連れて行ってくれればよかったのに』といつも言っていたのが，このごろは『見守っていてくださいね』って言ってるんですよね。わたしが彼を見つけたのも，彼はわたしに最初に見つけてほしかったんだなあ，と思って。だから大事に覚えておいてあげようと思う。〈ちさと〉は最近，よく動くんですよ。でも〈ちさと〉のことばっかり考えると，彼に対して冷たいかな悪いかな，彼のことばっかり考えると〈ちさと〉に対して悪いかな，とか考えます。でも結局は背負っていくんだろうな…と思って」。

　10月に入り，睡眠は5時間から6時間ほど確保できるようになっていた。「夫の顔が浮かんできても，あまりひどい顔はしていない。最近は，写真に話しかけている。わたしの気持ちに合わせて，彼の顔がいろんな風に見える。親は相変わらずまだ精神科に行くの，と言うんですけど」。

11月初頭，妊娠38週で彼女は〈ちさと〉を無事に出産した。その後は育児で忙しく，数回の受診キャンセルの電話の後，通院は中断した。翌年4月，彼女はひょっこり外来に挨拶に訪れた。事務職をみつけて働き始めること，実家そばにアパートを借りて住む予定のことなど，近況を語った。

「今日も両親には小児科に行って来ると言って出てきたんです」と少し笑って，彼女は帰って行った。

III. 症例のまとめ

症例は，操作的定義からはPTSDという診断名が付与されうるだろう。

しかし私は上記診断を意識しつつも，しかし彼女に単純に当てはめることに躊躇した。経過の中で，私はおそらく一度だけ一般論としてその病名を口にしたことがあったが，彼女からの反応はほとんどなかった。また症例の方からは，診断や病名に類することは，なにも言及されなかった。彼女は睡眠などの状態を私に報告するぐらいで，あとは前述したように，自分と家族の状況を少しずつ語るのだった。彼女の訪れていたインターネットサイトには，「医師への相談を勧める症候」としてPTSDの項目が記載されていたが，彼女はその「精神医学的疾患名」を一度も口にしなかった。

症例は，薬剤の胎児移行性の心配を語り，少量のベンゾジアゼピン系薬剤さえも，まったく服用しなかった。実家で父母と口論となったときに彼女は，過呼吸発作を起こしたことがあった。私はたまらず半夏厚朴湯をごく少量，頓用のみで処方したが，それは一度使用された後，残りは安産のお守り袋に入れられ，使用されなかった。症例はまるで，薬物で自分が楽になることを自ら禁じ，父母からの圧力に身をさらすことを，夫への償いとしていたかのようだった。しかしそのような文脈さえも，彼女から語られることは一度もなかった。

症例に常に存在したのは，強い自責感だった。もちろん，症例の「自責感」を「症状」として括りだしてしまうことも可能ではあった。しかし私は，

どちらかといえば〈被害者〉と考えても良いはずの彼女が，常に自責の念にさいなまれつつ，しかし〈ちさと〉を大事にしながら両親の圧力に耐えている姿に，ある種の感銘さえ受けた。彼女は決して〈被害者〉という位置を選択しようとはしなかった。また「侵入的想起」「睡眠障害」「過覚醒」「回避行動」「過呼吸発作」など様々な「症状」を呈していながらも，しかし彼女になんらかの精神医学的診断を付けること自体に，私は躊躇した。

　彼女は週に一度診察室を訪れ，ひとしきり状況を話しながら，崩れすぎない涙を流し，しかし最後にきちんと居ずまいを正してから，退出した。私は，彼女に対して精神医学的診断を付ける行為，症状の経過をチェックする行為そのものが，どこまで意味のあることなのか分からなくなった。その〈診断行為〉は，彼女の営みを損なってしまうように思われた。それは疾患と症状経過ではなく，彼女の生き方であって，私はその〈生き方＝物語〉を，ただ見守ることが要請されており，「疾患」を分離抽出して「治療」することは決して求められていなかった。医療的な説明と治療的介入はおろか，家族調整さえ，彼女は丁寧に断った。そして私に残されたのは，じっと彼女の話に耳を傾け，少し話をする行為だけであった。

　経過のなかで症例の「空いていた部分にしっくりきた」のは，周囲の支持的な言葉ではなく，皮肉なことに「おまえも悪かった，おまえが殺した」という父親の言葉であった。このことが表明されたとき，私は返す言葉もなかったし，現在でもそれが決して（社会倫理的に）許される種類の言質ではなかったと考えている。しかしながら結果的には，それは症例が辿ろうとしていた〈物語〉の「空いていた部分」に「しっくりとくるような感じ」をもたらすこととなった。それは彼女の中の〈贖罪の物語〉にある種のおさまりをつけ，その言質を受け止めることができたという「禊ぎ」の役割を果たし，〈ちさと〉の出生に臨む〈再生の物語〉へとつなげることとなったように思われる。

　それは一般的な精神医学的「治療」の方向性とは完全に逆行しながら，つまり「支持し保護する」という精神医学的な「治療」が関与する隙のないま

まに，展開していく〈物語〉であった。父の言質は確かに症例を悲しませ，私はその乱暴な言質が引き起こしうる揺乱に神経をとがらせたが，それでもそれら様々な揺れは徐々に〈ちさと〉の胎動に置きかわっていった。その胎動をもとに彼女は亡夫の写真に話しかけ，両親は繰り言とともに出産準備を始め，それらの様子が診察室で彼女から私に語られた。

　症例の臨床場面では，「医学」的介入の妥当性を保証するような「PTSDとしての疾病性」は，存在しなかったわけではないにもかかわらず，存在を許されなかった。症例は，精神医学的に「ケア」される〈PTSDの物語〉を望まなかった。彼女はそのような扱いを遠ざけ，〈自責―贖罪―再生の物語〉を生きようとした。私にはその〈物語〉をただ見守ることだけが要請された。あるいは〈物語〉の聞き手[20]としての定位を要請されていた。彼女は決して自分の「病名」を尋ねようとはしなかった。父の言質を「禊ぎ」としうるまでの数ヶ月が症例にとっては必要であり，そのために「週に1回話をさせてくれればそれでよい」のであった。

　以上はすべて結果論である。しかも，一般的な精神医学的介入が確立しないままの結果であったことも論をまたない。ただし症例が少しずつ穏やかな方向に変化していったのも事実である。

　彼女は無事に出産し，医療の場面から姿を消した。しかし臨床場面において，投薬や精神医学的介入が実質的になされなかった以上，それは「医学」的意味での「治療」経過とは言えない。また同時に，臨床場面において私が「聞き手」として存在した以上，それは「トラウマ暴露」のあとの「自然」経過であるとも言えない。それでは，症例が自身の変化を導いた"自己復元力"とでもいうべきものに関して，どのようなことがそこで起こっていたのだろうか。それは単に「一回性の外傷体験に対するストレス反応であって，予後は比較的よい」として足りる現象であろうか。症例が「診断PTSD」を避け，筆者が「診断PTSD」を留保したことが，どのように関わっていたのか，受療者の〈物語〉と治療者の〈診断行為〉について，次項においてさらに考察が進められなければならない。

IV. 考 察

1. 文脈とストレッサー基準

　外傷体験すなわちトラウマイベントに関する基準（いわゆるストレッサー基準）は，Young[26]が指摘しているように，その意味するものを変容させている。当初DSM-Ⅲで想定されていた「客観的な」トラウマイベントから，DSM-Ⅳ[2]で含められることになった「主観的な」トラウマイベントへの変容である。後者では，直接それを体験していなくとも，伝聞などの間接的な「暴露」も含まれることになる。

　ただし受療者の反応は，そのイベントの体験内容だけではなく，そのイベントに対して受療者がどのような関係と文脈を持っていたかという点によっても当然変化する。同じ「客観的な」トラウマイベントであっても，それは関係性と文脈によって異なる場合がある。

　なんの関係もないままの「不意打ち」であった場合，受療者は「どうして私に」という反応形式をとる。とくに急性期は様々な問いとともに，それまでの文脈は強く揺さぶられ途絶し，ここから〈物語〉は停止する。治療者の方策は，とくに急性期においては，例えば彼らに対する無条件の受容であったり，安全と庇護の保障であったり，心身の保護が中心となる。それらの「治療」行為は，逆説的に「診断PTSD」を必要とせずとも，ある「連鎖」[7]として治療者の間ですでに行われてきた営みであったかもしれない。そしてその後，再開していく〈物語〉は，「あの事件を機にすべてが変わった」と表現されるような変容を基調とすることとなる。そこからの文脈が復讐・賠償に収束するか，再び日常性に拡散していくかは，被害の程度とともに，受療者個々人の文脈にも依存した関数となっていくように思われる。

　一方，この症例のような「配偶者の自死の目撃」というやはり「客観的な」衝撃でありながら，もともと受療者となんらかの関係を伴っていた場合[注1]には，受療者の個別的な文脈に則した〈物語〉がしばしば現出する場

合があるように思われる。受療者は事前に淡い予測を持っており，イベント以前の文脈と地続きの場合がある。この場合，その「結果」が予測を超えていたとしても文脈そのものは続いており，前者のような無関係なイベントの不意打ちによる〈物語〉の喪失とは対照をなす。受療者は「やはり私に」という反応を取り，その「やはり」という因果関係から，これまでの文脈に則した〈物語〉が現出する。これらに対しても，治療者が一律に「診断PTSD」を付与して関わりを固定するとすれば，それはときに受療者自身に備わった個別性と〈物語〉の生成を，その〈診断行為〉によって阻害し塗り込めてしまいかねない場合もあるように思われる。

このとき，「トラウマ」の評価に関する主観／客観の問題はその意味を薄れさせ，そのかわりに「そのイベント以前の個別的な文脈と，関わりが存在していたか／いなかったか」という物語性への着目が，治療者に要請される[注2]。

2．〈物語〉と〈診断行為〉

ある望ましくないイベントにみまわれ，しかし前後の文脈が寸断されていない場合，受療者の〈物語〉は，そのイベントを含み込みつつ再び少しずつ展開しようとする。そこでは，そのイベントに関して，受療者自身の文脈に属するいくつかの次元が必然的に織り込まれる。それは例えば「気が済む／済まない」の個人の感覚的次元から，「許す／許さない」という個人の倫理的判断の次元，「被害事実を乗りこえる／乗りこえられない」という個人史的次元など，多層にわたる。そしてすべては一般化して外部から定義することが不可能な，個別的な性質を持つ[3,12]。

一方，ある苦悩が「疾患」として範疇化されて成立するときに，それは治

注1）あるいは無関係で「客観的な」イベントであっても，それが時間経過により主観化（エピソード化）されてきた場合には，やはりこの個別性と文脈が現出しうる。
注2）ただしそのような文脈や因果関係への視点は，そもそも診断のための操作的基準において，積極的に排除されていた側面である。

療される対象として外在化され，受療者とのそれまでの内在的な関わりは薄められる[22]。その〈診断行為〉による外在化は，とくにうつ病圏において「それは病気の症状である」という外部からの「診断」が本人にとって治療的であるとされるように，多くは有効な臨床行為である。しかしPTSDの〈診断行為〉においては，その強い因果律を伴う性質のために，受療者の個別的な意味の生成に異質な影響を及ぼしうるように思われる。「不眠」「食欲不振」といった状態像に対する"緩やかな命名"が「眠れるようになった／ならない」「食べられるようになった／ならない」といった緩やかな状況の変化を意識させるのに対し，その強力な因果律は「PTSDが治る／治らない」という次元で，「被害」に対する評価を受療者の意識内に先鋭化させ，ときに〈物語〉を外部から固定する。

　もちろんその〈診断行為〉は，「外部からの診断」という外在化がもたらす治療的因子も含みうるし，その〈被害〉の「客観的」な認定という，ある種の救済論的作用も確かに備えている。PTSDの〈診断行為〉は，Herman[8]が記したように，様々な形式の監禁状態から受療者を救出し「虐待」の連鎖から解き放ち，また見過ごされていた症候を捉えなおし治療の軌道に乗せるという有効性をもっているのも事実である。確かにそれは，逃げ場のなくなった〈物語〉に風穴をあけることができ，政治的社会的な問題を切り出し議論の場に乗せる力をも持っていた。その〈診断行為〉は，それまで長いあいだ受療者が辿っていた孤独で悲劇的な文脈からの離脱を導きうるという強力な特性を有しているのである。

　しかしそれでも，あるいはそうであるからこそ，受療者自身の意味の生成に影響を与えるその〈診断行為〉については，臨床の場において治療者はときに意識的に慎重になるべきではないかと思われる。その〈診断行為〉は，場合によっては「裁定者」[6]として受療者の〈物語〉へ侵入しすぎることになりかねない[注3]。もしも「診断PTSD」の適用が，症候学的なものだけにとどまらず，受療者のおかれた状況に対する「判断」も背景とするならば，その判断は，医学的な「診断」だろうか，社会倫理的な「裁定」だろうか。

治療者が「診断 PTSD」をくだすかどうかという判断は，どのような医学的妥当性と社会倫理的妥当性を背景にするべきだろうか。少なくともその〈診断行為〉の汎化と画一化はおそらく，逆に本来それを必要としていた人々に対する的確な対処と効力を薄めてしまい，当初 Herman が伝えようとしていた熱意をも，結果的に臨床従事者の間で失わせ冷ややかなものにしてしまいかねないように思われる。

3.「診断」への問いから〈診断行為〉への問いへ

　症例は，上述のような〈被害者〉の文脈を，一貫して採用しようとしなかった。前項Ⅲにおいて記したように，夫との口論の経緯をもとにして，彼女はすでに「自責と贖罪」の文脈を採用していたように思われる。そうであるからこそ症例は，おそらく知っていたにもかかわらず，PTSD という「病名」を口にしなかった。彼女は「トラウマ」の〈被害者〉として構成されることを辞退し，薬理学的な保護なしに両親の圧力に身を曝しながら胎内の〈ちさと〉を守ることとなった。症例にとって，医学的疾患の「診断」と「治療」は，〈自責と贖罪〉の文脈において必要としてはならず，彼女の言うように「週に１回話をさせてくれればそれでよい」のであった。症例は薬物療法や家族調整などの医学的介入を辞退し，筆者を〈聞き手〉として措定することだけを希望した。症例は，父の暴言という「禊ぎ」を経ることで〈贖罪〉から〈再生〉へと，その〈物語〉をすすめた。その文脈には「診断 PTSD」は不要であるばかりではなく，そのような治療者の〈診断行為〉は，

注３）もちろん〈診断行為〉を留保するからといって，中井[13]が指摘する「外傷性記憶の影響をつねに吟味することの重要性」をおろそかにするものではまったくない。心的外傷の影響を常時意識しておく感度の重要性と，それを臨床場面で〈診断行為〉として提示することの妥当性は，同一次元には属してはいない。〈診断行為〉が留保されることによって，臨床場面の感度をあげることさえありうるかもしれない。逆に「ふれられたくない場所」に踏み込んだうえに〈診断行為〉として対象化した場合，それを中途で放擲することは「PTSDと診断しないこと」以上に，破壊的な行為となりうる。

彼女にとっての〈自責―贖罪―再生の物語〉，その文脈の生成を阻害しかねないものであった[注4]。

この一症例のみから，さらに論を広げることは難しい。ただし，今後の治療論的展開のために，いくらかの整理と留保が必要である。

トラウマイベント前後の文脈が寸断されていないことは，受療者の個別的な〈物語〉の意味生成力が，まだ保持されていることを意味する。その〈物語〉の保持は，まったく無関係なイベントからの不意打ちの場合と比較して，ある種の治療的因子となる場合があるように思われる。「物語は，語られたときに，もはや中立ではなく，レトリックとしての狙いや，発話の内に宿る意図を持っており，少なくともある特定の解釈を納得させようと述べられる」[5]が，症例は，医療的に「ケア」される「被害者の物語」を望まなかった。症例の意図に反して，「トラウマ」の「被害者」として彼女の物語を固定してしまうことは，その〈物語〉の個別性としなやかさ，その意味生成過程をくじけさせ，ないがしろにしてしまう可能性があった。症例の治療場面においては，症例自身が辿ろうとする〈贖罪の物語〉を採用することが，その意味生成の過程を保護することになったように思われる。しかしもちろん同時に，症例の裡で語られなかったことがらは，そのまま問われることをなくした可能性もある。

治療者が受療者の文脈の生成を見守り，それを阻害しかねない〈診断行為〉を留保するためには，当然ながらいくつかの要件が存在するように思われる。なぜならば〈診断行為〉が留保されることは，受療者の従前の文脈を

注4）しかしながら本症例への筆者の対応は，その妥当性も含めてさらに検討を要するものである。症例の経過はおそらく，幼少時期から彼女の中で形作られてきた「自責的に背負い込む」という行動特性を背景にしている。その行動特性については，両親による慢性的な「（心理的）虐待」の結果と解釈することも可能であり，その視点を採用するならば，筆者は「見守る」だけで「虐待」を「明らかにする」という倫理的努力を怠ったとみることもできる。筆者が「診断PTSD」の付与を回避し，症例の「これまでの文脈」を利用しようと臨床的に判断したとき，"虐待の可能性"は問われることをなくした。そこにHermanのいう，症例の「偽装」と筆者の「共謀」[8]をみてとることも否定できないことを付しておく。

「ひきずる」ことにもなるからである。もしもその文脈が，なんらかの要因でやせ細り意味生成力を失っているならば，それまでの文脈を「断ち切る」ための診断行為は，治療的側面を確かに持つ[注5]。しかし，そのときの「診断」とは，受療者の症候学的特徴に対して，分類項目としての「診断PTSD」を的確に当てはめたということではなく，受療者の文脈に対して，それを断ち切る／補強するために，個別的な〈診断行為〉を的確に遂行したということである。少なくとも治療者は，受療者の個別的な文脈に目を向け，それが状況とどのように関わってきたのか，受療者の〈物語〉と治療者の〈診断行為〉のどちらがより状況を緩和しうる可能性を持っているのか，時に意識する必要がある。もう一度Bruner[5]を引用するならば「どの物語が正当化されるかというポイントは，どのストーリーが状況を緩和できるかにかかっている」のであり「物語ること・ストーリーは，〈現実〉を和らいだ現実にする」。〈現実〉を和らげるための〈物語〉に，〈診断行為〉がどのように影響するのか，個別的な状況と文脈へのsensibilityを治療者が意識するとき，少なくとも「トラウマ暴露に対して心理的デブリーフィングが有効か無効か」という問いは，もう一度弁証法的に語られなおす可能性をもち始める[注6]。

そして再び，「その文脈を保護するか，断ち切るかという治療者の判断が，医学的な基盤を持つのか，社会倫理的に行われるのか」という問いが浮上する。そしてそれは本稿冒頭の「診断」に関する問いではなく，「受療者の文脈に対峙する治療者の行為」への問いとして捉えなおされる。それはあくま

注5) ここには，例えば物理的監禁状況の長期化など，時間の関数も加味される。いわゆる複雑性PTSD[8]の一部は，その受療者がすでに意味生成の主体性を根底的にそがれ，もはやどのような〈物語〉も創りえないならば，「一般の」PTSD者に対するとき以上に，その〈診断行為〉は意味を持ちうるかもしれない。

注6) 外傷体験を，危機介入の一環として語りなおしてもらう「心理的デブリーフィング」の実証的な有効性に関する評価は，徐々に否定的なものになりつつもまだ一定していない[11,23]。少なくとも，科学的「実証性」と個別的な「語り」がどこまでなじむものなのか問われる必要がある。

で臨床場面における〈診断行為〉に付随する問い[21,22]として，つまり様々な「客観的」な生物学的研究領域とは異なる次元の問いとして，治療者は意識し続けねばならない。なぜならば，その「見守ること」/「断ち切ること」が臨床場面で行われ，そこでは物語の〈聞き手〉/〈裁定者〉である治療者は，無色透明な客観性をまとう存在ではなく，治療者は受療者を前にして白衣をまとい診療録を手にし，そして「語られる」という具体的で個別的な行為を遂行しており，それらすべてが受療者の〈物語〉を構成する一部として，既に組み込まれ続けているからである。その問いは，「診断PTSD」という科学的分類の妥当性への問いではなく，「PTSDの診断行為」という臨床行為の妥当性への問いとして，つまり個別的な〈物語〉に対峙する個別的な臨床行為への問いとして，医療と社会の結節点において模索されることになる。

V．おわりに

PTSDの診断にまつわる特殊性について，受療者の提示する〈物語〉と治療者の〈診断行為〉の，臨床場面における相互作用を中心に論考した。治療者が臨床場面において〈物語〉に対峙するとき，そこに個別的な文脈が備わっている場合は，同様に〈診断行為〉も個別的とならざるを得ないことがあり，その個別化がときに治療的にもなりうる可能性を示した。ただしそのとき「診断PTSD」の付与／回避は，文脈依存的となり少なくとも「科学としての医学」に属する客観性を失うことにもなるだろう。それは臨床場面においてのみ通用する臨床行為であって，たとえば客観性と因果律を重視する法的場面[9,15,19]では，ほとんど妥当性を見いだせない行為となるのかもしれない。臨床場面で生起する個別的なこと，一回性で再現不可能なことは，その場を離れたときには，実験室においても法廷においても伝達力のほとんどを失う。

それでも，PTSDと表現される様態が，孤独で悲劇的な文脈を伴う〈苦悩＝疾患〉である以上，臨床場面においてそれを和らげるための算段が，そ

の場で個別的に練られ構築されていくことは，臨床行為として確実に必要である．しかもそれは法的な被害認定の方向とは逆行してしまう可能性を持ち，すなわち「診断PTSD」に付随してしまう先鋭化した因果律を薄め，〈加害者〉〈被害者〉以外の登場人物を増やし，「トラウマ」以外の文脈も含み込まれていくような異種混淆的な厚い〈物語〉に還元していくという方向性を持つ場合さえあってよいように思われる．

もちろん，大規模災害被災や無差別犯罪被害など緊急支援的対応が要請される場合は，決してこの限りではない．その対応が長期のスパンとなり，出来事がエピソード化されていくときに，ようやくこの〈物語〉的姿勢が要請されうるかもしれない．

いずれにせよ「回復への道を歩いていかなければならないのは患者自身であり」[16]，自身の〈物語〉を続けていくための個別的な文脈を厚くすることは，その文脈の方向性が前項に記した問いのなかで保護されていくならば，受療者の自己復元力を守りこそすれ，失わせることは少ないように思われる．

[謝辞]
稿を終えるにあたり，ご指導いただいている神庭重信先生，黒木俊秀先生はじめ九州大学大学院医学研究院精神病態医学の諸先生方，梅末正裕先生（行橋記念病院），野見山晃先生（九州中央病院）に，心より感謝申し上げます．本稿は2003年10月に開催された第26回日本精神病理学会における発表をもとにした．

文　献

1) APA : Diagnostic and Statistical Manual of Mental Disorders, third edition, 1980.
2) APA : Diagnostic and Statistical Manual of Mental Disorders, fourth edition, 1994.
3) Berger, P. & Luckmann, T. : The Social Construction of Reality : a treatise in the sociology of knowledge. Doubleday, New York, 1966.（山口節郎訳：日常世界の構成—アイデンティティと社会の弁証法．新曜社，東京，1977.）

4) Bremner, J., Randall, P., Scott, T. et al.: MRI-based measurement of hippocampal volume in trauma survivors with PTSD. Am. J. Psychiatry, 152; 973-981, 1995.
5) Bruner, J.: Acts of Meaning. Harvard UP, Cambridge, 1990.（岡本夏木，仲渡一美，吉村啓子共訳：意味の復権―フォークサイコロジーに向けて．ミネルヴァ書房，京都，1999.）
6) Foucault, M.: Maladie Mentale et Psychologie. third ed. PUF, Paris, 1966.（神谷美恵子訳：精神疾患と心理学．みすず書房，東京，1970.）
7) 福田明，横田謙治郎，松野敏行ほか：癒しの人間的連鎖について―神戸大学付属病院における「外部的支援者」と「内部的援護者」との交流の経験より―．精神科治療学，11; 219-225, 1996.
8) Herman, J.: Trauma and Recovery. Harper and Co, New York, 1992.（中井久夫訳：心的外傷と回復．みすず書房，東京，1996.）
9) 黒木宣夫：PTSD診断の意義と問題点―補償・賠償精神医学の観点から―．心身医学，43; 165-173, 2003.
10) McFarlane, A.: Posttraumatic stress disorder: a model of the longitudinal course and the role of risk factors. J. Clin. Psychiatry, 61 (Suppl. 5); 15-23, 2000.
11) McFarlane, A.: Debriefing: care and sympathy are not enough. Med. J. Aust., 178; 533-534, 2003.
12) McNamee, S. & Gergen, K.: Therapy as Social Construction. Sage, London, 1992.（野口裕二，野村直樹共訳：ナラティブ・セラピー―社会構成主義の実践，金剛出版，東京，1997.）
13) 中井久夫：トラウマとその治療経験―外傷性障害私見．中井久夫：徴候・記憶・外傷，みすず書房，東京，p.82-126, 2004.
14) 小川恵：心的外傷後ストレス障害，その概念の混乱を考える．精神医療，15; 46-63, 1999.
15) 岡田幸之，安藤久美子，佐藤親次：司法精神医学とPTSD．臨床精神医学（増刊号）; 118-123, 2002.
16) 岡島美朗：治療の枠組みにおけるPTSDの病名告知．精神科治療学，19; 163-168, 2004.
17) 下坂幸三：心的外傷理論の拡大化に反対する．精神療法，24; 333-339, 1998.
18) Stein, M., Jang, K., Taylor, S. et al.: Genetic and environmental influ-

ences on trauma exposure and posttraumatic stress disorder symptoms: a twin study. Am. J. Psychiatry, 159 ; 1675-1681, 2002.
19) 杉田雅彦：PTSD 裁判をめぐる法的問題．心身医学，43；175-184，2003．
20) 樽味伸：慢性期の病者の「素の時間」．治療の聲，4；41-50，2002．
21) 樽味伸：〈生きる意味〉と身体性，行為，文脈―ある「ひきこもり」症例から．治療の聲，5；3-13，2003．
22) 樽味伸：「対人恐怖症」概念の変容と文化拘束性に関する一考察―社会恐怖（社会不安障害）との比較において．こころと文化，3；44-56，2004．
23) van Emmerik, A., Kamphuis, J., Hulsbosch, A. et al.: Single session debriefing after psychological trauma : a meta-analysis. Lancet, 360 ; 766-771, 2002.
24) 山末英典，黒木規臣，岩波明ほか：心的外傷後ストレス障害（PTSD）と海馬．臨床精神医学，30；1475-1484，2001．
25) Yehuda, R.: Post-traumatic stress disorder. N. Eng. J. Med., 346 ; 108-114, 2002.
26) Young, A.: The Harmony of Illusions: Inventing post-traumatic stress disorder. Princeton UP, Princeton, 1995.（中井久夫，大月康義，下地明友ほか共訳：PTSD の医療人類学．みすず書房，東京，2001．）

abstract

Patient's narratives and clinician's acts-of-diagnosing
――A "case" report how she declined to be treated as "PTSD"――

Shin Tarumi

Some clinical aspects around diagnosing-as-Posttraumatic Stress Disorder (PTSD) are discussed. Especially, the interaction between patients' narratives and clinicians' acts-of-diagnosing is centered in the present discussion. The author presented a "case" report of a pregnant woman, who lost her husband by sudden suicide after a quarrel with him. Certainly, she had symptoms relevant to PTSD as intrusive recollections, increased arousal, and persistent avoidances of stimuli and so on. But she declined to be treated as PTSD, even as a patient with disease. She only wished for the clinician to listen to her narratives about her life story : her family, her lost husband, and her unborn baby, as a person with distress. If the psychiatrist dared to diagnose her illness as PTSD against her context, the acts-of-diagnosing might mar her narrative's live and sinuous creativity of meaning and the context of the atonement. She hardly used any prescribed medications, and only came to narrate some story once a week. Of course such tendency could be also understood as guilt feelings, which was a PTSD-related symptom. But the clinician came to consider that her narratives itself in the clinical setting had some therapeutic aspects. Gradually, her symptoms were faded away in a few months, and the baby was born without any accident. It is sure that such clinical setting is not the ideal one, but the present "case" report who declined to be treated as PTSD indicates some problem with acts-of-diagnosing PTSD. Occasionally, the causality attached to the PTSD-diagnosing could interrupt the patient's heterogeneous life story, and could paint out all another possible stories with the "traumatizations." Diagnosis of PTSD in clinical settings, therefore, could not be labeled one-sidedly but constructed interactively between the patient and the clinician. The acts-of-diagnosing as PTSD should be actually depending on the patient's context rather than an objective disease classification.

対人不安と治療文化

樽味　伸

I. はじめに

　森田[12]が記述した「対人恐怖症」と社会不安障害の異同については，DSM-III[1]に社会恐怖が記載される前後から議論されてきた。DSM-IV[2]では，対人恐怖症は英字表記：taijin kyofusho として文化拘束性障害の項におさめられ「社会不安障害と類似しているが，自身の表情や仕草などが他の人を不快にさせるような加害性に関する恐怖である」とされた。また DSM-IV case book[18]では，対人恐怖症の症候学的特徴について「日本文化の"恥"に関する問題」が醸成した文化拘束的差異であると解説されている。

　一方，一般的な臨床場面ではそのような加害性が薄い対人恐怖症例も多いのが実状であり，文化拘束性障害：対人恐怖症と，普遍的障害：社会不安障害は，同義語として扱われることも多い。このように，対人不安に関するふたつの障害は，その症候学的特徴から一部は重なり，一部は異なるものとされてきた。

　しかしはたして文化拘束性とは，受療者の症状のみに現れるものだろうか。例えば，治療者の診断行為そして治療行為にも，文化的影響が現れるのではないか。これが治療文化への視点である。小論では，両疾患概念の背景となるそれぞれの治療文化に言及し，治療者側の臨床行為に現れる文化拘束性の関与を示す。そして，本邦の対人不安に関してどのような治療文化が影響を与え，それが現在どのように変容しつつあるのか明らかにしたい。

II. 治療文化

治療文化の語は，中井[14]の著書から援用した。中井によれば「下位文化としての治療文化とは，何を病気とし，誰を病人とし，誰を治療者とし，何をもって治療とし治癒とし，治療者―患者関係とはどういうものであるか。あるいは治療はどこで行われるべきで，それを治療施設というならば，治療施設はどうあるべきで，どうあるべきでないか，などの束である。いいかえれば，この種の無数のことがないまぜになって，一つの『治療文化』となる」とされる。またそれは医学領域だけで完結せず，子育ての文化，労働の文化，接客の文化にも開かれている[14]。

筆者の粗雑な例示として，キリスト教文化圏で磨かれた「告白」の治療的側面を考える。そこには告白を「する者」と「聴く者」の関係，告白の場，西欧を母胎とする力動的精神療法の変遷を思い浮かべられる。一方，東洋で磨かれた修験・修行などの治療的側面に目を移せば，そこには修行を「する者」と「導く者」の関係，修行の場，東洋を母胎とする心身医学的治療を想起しうる。その横断的形成過程に関して微視的に考えるなら，国土レベルから集落レベルへ至る種々の地域的治療文化，さらに家族的治療文化，個人的治療文化も措定しうる。

縦断的形成過程については，略述に留める。それぞれの治療文化は，時代の変容，技術的変化，民俗的変容を取り込みながら，少しずつ変形し変遷して現代に至る。本来なら，そこに重層的に絡み合う日常生活や宗教的背景の変容，社会経済的変化も多声的に記述されるべきだが，別の機会に論じたい。

III. 治療文化の混在

本邦では，森田正馬の報告[12,13]以来，対人恐怖症に関する様々な知見[4,7,22]が独自に集積されてきた。しかし一方1980年からDSM-Ⅲとともに「社会

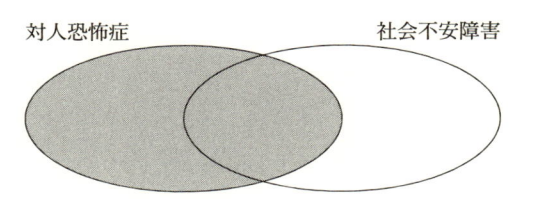

図1　症候学的差異をもとにした対人恐怖症と社会不安障害の包含関係

恐怖」という名称と概念の流入が起こる。人前での緊張・不安という症候に対して，異なる名称と概念が存在し始めたのである。異なる視点と概念は，異なる説明を臨床場面に出現させ，異なる治療者─受療者関係を構築した。それは異なる治療文化が混在する状況であった。笠原[3]がDSMを「黒船」，対人恐怖症概念を「日本で育まれた箱入り娘」に喩えたこの"異文化接触"を経て，DSM-IVでは社会不安障害が普遍的障害として記述され，対人恐怖症は文化拘束性障害としてラターやコロ，悪霊病とともに並べられた。

　対人恐怖症と社会不安障害の関係を示す（図1）。対人恐怖症は，社会不安障害と症候学的に一部は重なり，一部は重ならない[15,16]。対人恐怖症のうち，重ならない部分の特徴として，自己視線恐怖や，相手を不快にさせた確信など，加害感が強い例が挙げられる[4,5,19]。対人恐怖症の特徴として言及されるのはこの重ならない部分であり[7]，DSM-IVの記載もこの部分の記述に近い。しかし実際には，多くの対人恐怖症は図1の重なる部分に属している。重なっている部分は，対人恐怖症を社会不安障害と言い換えることが可能かもしれない。

　しかし本当にこの部分は「対人恐怖症＝社会不安障害」と言い換えうるのだろうか。そのように言い換えてしまうことで，失われる治療者の視点，失われる治療文化がないだろうか。さらに問いの範囲は広げうる。対人恐怖症に関して「日本文化の"恥"に関する問題」[18]によって醸成され「社会不安障害と類似しているが，自身の表情や仕草などが他の人を不快にさせるような加害性に関する恐怖である」[2]とする記述は，おそらくある水準までは正

しい。しかし，受療者が呈する症候学的差異と，彼らが属する文化特性を結びつけるだけでは，不十分ではないか。その症状を把握しようとする治療者の視点も，治療者が属する文化特性に影響を受けているのではないか。これらの疑問が治療文化への視点であり小論の鍵概念である。

IV. 森田の視点とマークスの視点

対人恐怖症に関する森田の論については既に多くの解説が著されており，ここで新たに加える部分はほとんどない。対人恐怖症について森田[13]は「恥ずかしがることをもって自ら不甲斐ないことと考え，恥ずかしがらないようにと苦心する『負け惜しみ』の意地っ張り根性」と記述する。そのほとんど喝破と言える視点から，症状への「とらわれ」を指摘し「あるがまま」への変容を目指す方針が設定される。それらは克服されていき，治癒よりも「陶冶」と特別に呼ばれ，時に人間的成長と共に報告される。なお小論で強調したいのは，森田の次の記述[13]である。すなわち，対人恐怖症が神経質から起こるのに対し「単なる赤面癖は気の小さい恥ずかしがり屋」であり「単に気の小さいのは意志薄弱の気質から起こる」と分けた点である。これは後に触れる。

社会恐怖は，行動療法の重鎮マークスの1966年の報告[9]を嚆矢とする。ここから，行動療法家を中心に社会恐怖は西欧精神医学の領域でひとり立ちし，DSM-IIIに採用されるに至った。ここで行動療法の根幹をなす行動主義という学問的立場に，少し触れる必要がある。行動主義は，単に行動療法という治療法の約束事にとどまらない，いわば行動療法という治療文化を構成する根本思想である。詳細は科学哲学に譲るが大まかには，行動主義とは「心理学が科学となるためには，客観的に観察される行動をもっぱらその対象とすべきであるとする立場」（平凡社哲学事典）である。逆に，客観的に観察不能な「内省」や「葛藤」をいったん除外する必要があった。だからこそ行動療法は，刺激—反応系をもとにオペラント条件付けを基本骨格とする。

その視点の端的な例が，マークスの1979年の論文[10]である．恐怖症の評価尺度に関するこの論では，客観的評価の難しい「恐怖」自体を削除し，回避行動のみを集計するという極端な方策がみられる．DSMにおける社会恐怖診断基準[1,2]もその立場を踏襲し，刺激場面の特徴と範囲，回避反応とその頻度を基本骨格としている．

V．症例呈示—我々の視点

【症例1】20歳　男子大学生
　主　訴：人前での緊張・不安
　病　歴：昔から人前に出るのは嫌いだった．視線が集まると体が固くなってしまうので，なるべく人前で発表しないようにしてきた．大学進学後もその傾向は不変．ゼミで少人数の発表会は苦痛だったが，単位のため仕方なくこなしていた．発表の時は緊張して動悸がするので困るという．

【症例2】22歳　男子大学生
　主　訴：人前での緊張・不安
　病　歴：高校進学時に，人前に出ること，人に見られることが怖くなった．そのため授業での発表や友人との会話に苦痛を感じ始めた．様々な会合を避けたりすることもあり，社会的交流が限定されたものとなった．大学でも人前での緊張は不変．だんだんひどくなるような気がするという．

　この2例は一見，似ている．緊張・不安を惹起する刺激場面も似ており，不安症状や回避行動も似ている．症候学的には，対人恐怖症＝社会不安障害と言い換えうるかもしれない重なった部分（図1）に属すると考えられる．しかしこの2例に施行された精研式文章完成テストは，表1のような差異をみせた．症例1は記入の密度も低く「世の中は分からない」「心惹かれるのは，自分らしく生きること」といった記載である．一方，症例2は「この苦しみを克服したとき，それが糧となってきっとうまくいくと思います」「私は何事にもベストをつくす．失敗してもそれは立派に生かせるものと思う」

表1 精研式文章完成テスト（SCT）の比較（抜粋）

症　例　1	症　例　2
（子供の頃，私は）あまり楽しくなかった	（子供の頃，私は）良い子と言われてきた。どこでどう間違ったのだろうか
（家の人は私を）あまりわからない	（家の人は私を）可愛がります。今の今まで気付かなかったけれど，ちょっと過保護だったかもしれない
（仕事）はまだ遠いかなた	（仕事）はばりばりやるぞ。大統領のように働いて王様のように遊ぶ。やるときはやる。
（死）はこわい	（死）にたいなんて考えることは馬鹿げている。死ねるはずないんだから苦しくても逃げていてはダメだと思う
（私のできないことは）ふつうの生活	（私のできないことは）ないです。今はハンディキャップがあって…。でも治ればきっとそうだと思います。
（将来）強い人間になりたい	（将来）この苦しみを克服したとき，それが糧となって，きっとうまくいくと思います。
（世の中）はわからない	（世の中）力強く生きていかなければ。誰もが苦しみを背負って生きている。僕だけ甘えていてはダメだ。
（私の兄弟）はどうでもよい	（私の兄弟）はたいへんよくしてくれた。歳が離れているので，彼らが躾をしてくれた部分も大きいと思う
（私が思い出すのは）ばかばかしいほど無理をした日々	（私が思い出すのは）楽しかった出来事です。だけど過去を後悔しても始まらない気がします。

注：句読点も原則的に記載のとおりに抜粋している。

といった記載である。このように2例の文脈，内容は大きく異なっていた。

　症候学をもとにした操作的定義では2例とも社会不安障害と診断され，定義上両者を区別しない。病的反応を惹起する暴露刺激の質，反応の量と頻度，年齢層性別すべて同じである。しかし，森田の視点を知る我々は，この2例は質が違うのではないかという疑問を持ちうる。例えば症例2の記載から，

森田の次の記述を思いおこす。「対人恐怖は，神経質から起こる。恥ずかしがることをもって自ら不甲斐ないことと考え，恥ずかしがらないようにと苦心する『負け惜しみ』の意地っ張り根性である」という記述である。一方，症例1には次の記述が妥当かもしれない。「単なる赤面癖は，気の小さい恥ずかしがり屋であり，単に気の小さいのは意志薄弱の気質から起こる」。これが，対人不安について質を見分けたくなる我々に備わった治療文化であり，マークスの西欧には存在しえなかったか，存在しても伝播しえなかった視点であった。

実際，症例2の診療録には，経過の中で本人の談話が記録されていた。彼は過疎地から都会の高校に進学したのだった。「ものすごい都会やからですね 『田舎の奴や』と馬鹿にされないように気を付けているうちに，もしかして自分の目つきが悪いんじゃないかと気になり始めてですね」。ここで我々は自身の治療文化を背景に「負け惜しみ」を主題とするかもしれない。

VI．症例呈示―視点がつくる臨床情景

【症例3】44歳　男性
　主　訴：人前での緊張・不安
　病　歴：会食や対人場面での緊張を数十年来自覚しつつ，未治療例。社会不安障害に対するパロキセチンの治験広告を見た同僚に勧められ，精神科診療所を受診した。職業はバスの運転手。症状で業務に支障は出ない。しかし業務終了後の同僚との談笑などで緊張を感じる。その時は顔がこわばり汗をかきやすい。不安が起こる場面は明確に意識しているが回避行動はあまり目立たない。
　診察場面：同僚の薦めを「なんとなく断り切れなくて」受診した。言われるままに受診したが「これは病気なんでしょうか。こういうので病院に来てもよかったんでしょうか」と迷い，しきりに恐縮する。「それと，これは先生に言ってもどうかとは思うんですけど」と彼は次の話を切りだした。内縁

の妻と十数年暮らしていたが，同僚の発案で「おどろかせてやろう」と，本人には内密に結婚式場が予約され結婚式と披露宴がセッティングされていたらしい。そして同僚から「新郎招待状」をいきなり渡されたという。式はこの週末で「困ってます」と頭をかく。

印　象：確かに緊張は強いが，素朴なよい雰囲気を出している。式と披露宴の出席予定者は，馴染みの同僚数人と親族少しで20人ほど。式はこじんまり。披露宴は居酒屋さんらしい。

処　方：① 式の3日前から柴胡加竜骨牡蠣湯5.0g 1日2回夕食前，就寝前服用。② 式の最中ドキドキしてたまらないとき，アルプラゾラム0.4mg頓用，2回分のみ。

経　過：1週間後「なんとか無事に終わりました。頓服は使いませんでした」と報告しに来てくれた後，再来なし。報告に来てくれる所が，この人の律儀でよい所。

　筆者は症例に，すぐその場でパロキセチンを出せなかった。せっかく自分なりにやりくりしてきたこの人を，広告1枚の受診行動から「病気」にしてしまうのが，もったいない気がした。診察場面では，彼の緊張しつつやや コミカルなところが，同僚のいたずらを呼んだのだろうと推察された。しかしこの種の悪戯を計画してくれる職場は，彼にとってそれほど悪い場所でもないのだろうとも思われた。それで「すぐに広告の薬を飲むのもいいけれど，あなたも迷っているようだし，まず漢方薬を試してください。式の最中にどうしようもなくなった時だけ，この錠剤を使ってご覧なさい」と伝え上記を処方した。そして「私が尊敬するちょっと頑固なお爺さんの先生がおっしゃってた話だけど」と前置きして"負け惜しみの意地っ張り根性"の話をした。

　もちろん治験広告の是非とは無関係の次元である。症例は治験を希望して受診したのではない。よって広告の対象者ではない。彼は，広告が媒介してしまった二次情報：人前での不安が治療可能らしいという情報をもとに受診したに過ぎない。しかもその行動の発端は，本人の積極的意思ではなく，友人の勧めを断れなかったことであった。もし筆者が治験担当業務に携わり，

窓口に彼が受診したなら，当然筆者は治験業務を遂行していた．

VII. 考察―再び治療文化へ

症例3の「これは病気なんでしょうか」という問いは，治療文化のことを想起させる．「なにを病気とし，誰を病人とし，誰を治療者とし，なにをもって治療とし治癒とし，治療者―患者関係とはどういうものであるか」[14]という一節である．

森田のこだわった「神経質」の語には，丸山[11]によれば『正常』であるという意が込められている．だからこそ疾病の接尾語-osisを付けず，状態を指す『Nervosität』の語を使用したようである．そこに，症例の「これは病気なんでしょうか」に対する森田の視点が現れる．

近年の「社会不安障害」概念は，従来の行動主義的視点に加え，さらに神経薬理学的知見[8]をもとに，より量的・統計学的所見を背景にしつつある．数量化可能な情報は強い伝達力と再現性を持つ．それがこの治療文化に備わった特質であり，エビデンスの確立と隆盛をもたらす．それが対人不安に対して普遍的治療を可能にする点で，精神医学的進歩かもしれない．また治療の普遍性は，治療者の交換可能性にも接続する．つまり，普遍的診断枠と標準的治療アルゴリズムに準拠することで，治療者は交換可能となる．その交換可能性は，実験系における科学的真理の要件：再現性に近似され，精神医学的治療が陥っていた客観性確保の問題を消し去ろうとするかにみえる[21]．

ただし，もともと多義的現象である対人場面での症候に対し，セロトニン機能の概念が一義的に伝達され，自動的にアルゴリズムが発動することで，見失われる治療者の視点が存在する．その視点は症例呈示で示したように治療者の文化拘束性に依拠し，また普遍性よりも個別性を志向する．それは「臨床の知」[17]と呼ばれる，実験室で再現・追試が困難な所見を中心とし，伝達力に乏しい．数量化困難で伝播力に乏しい治療文化は，時に存在そのものが困難となるが，それは医学的妥当性の問題よりも，情報伝達と流布の効率

性という社会学的特性の問題である[20]。
　ふたつの治療文化について，優劣を問うことは極めて難しい。もちろん治療効果は比較されるべきである。ただし，両治療文化における治癒像が，やはり異なっていることは留意されてよい。例えば本シンポジウムの傳田の症例の寛解像（家族と外食に行くことができたというエピソードで"行動半径の拡大"が示された）と，塩路の第1症例の寛解像（症例の談話「症状はこれからもあると思うが，病気とは思わないようになった」で"克服"の文脈が示された）が，両治療文化における治癒像の差異を，はからずも鮮やかに示していた。

Ⅷ. おわりに

　対人不安に関する，ふたつの治療文化を概括し，それぞれに備わった治療者の視点に触れた。症候学的差異のみならず，治療者の視点が「対人恐怖症」「社会不安障害」それぞれの疾患概念，診断行為，さらに治療行為に影響を与えることを示唆した。本邦における，この治療文化の混在と変容は，外来の視点と伝統的視点がともに現代精神医学の土壌に併存している点で，おそらく世界的に珍しい状況を呈していると思われる。それは単に文化拘束症候群に関するフィールドの意義にとどまらず，疾患概念と病いの意味[6]をめぐる医療人類学的考察にも開かれている。また同時に，対人不安をめぐる様々な視点は，我々の臨床行為を多角的に照らし返す試金石として，常に内省的な問いを診察場面に投げ返してもいるのである。

文　献

1) APA : Diagnostic and Statistical Manual of Mental Disorders third edition, 1980.
2) APA : Diagnostic and Statistical Manual of Mental Disorders fourth edition, 1994.

3) 笠原敏彦：対人恐怖の精神病理．日本森田療法学会雑誌，12；41-43，2001．
4) Kasahara, Y. : Fear of eye to eye confrontation among neurotic patients in Japan. In : (ed.), Lebra & Lebra, Japanese Culture and Behavior. Univ. of Hawaii Press, Honolulu, p.379-389, 1986.
5) Kirmayer, L. : The place of culture in psychiatric nosology : Taijin Kyofusho and DSM-III-R. J. Nerv. Ment. Dis., 179 ; 19-28, 1991.
6) Kleinman, A. : The Illness Narratives : Suffering, Healing, and the Human Condition. Basic Books, New York, 1988.（江口重幸，五木田紳，上野豪志訳：病の語り，慢性の病をめぐる臨床人類学．誠信書房，東京，1996.）
7) 近藤喬一：対人恐怖の日本的特性．臨床精神医学，11；837-842，1982．
8) Liebowitz, M., Gorman, J., Fyer, A. : Social phobia : review of a neglected anxiety disorder. Arch. Gen. Psychiat., 42 ; 729-736, 1985.
9) Marks, I., Gelder, M. : Different ages of onset in varieties of phobia. Am. J. Psychiat., 123 ; 218-221, 1966.
10) Marks, I., Mathews, A. : Brief standard self-rating for phobic patients. Behav. Res. Ther., 17 ; 263-267, 1979.
11) 丸山晋：森田療法における正統と異端．会長講演，第22回日本森田療法学会，2004．
12) 森田正馬：神経質の本態及び療法．高良武久編：森田正馬全集，1，白揚社，東京，p.179-227，1974．
13) 森田正馬：赤面恐怖（または対人恐怖）と其の療法．高良武久編：森田正馬全集，3，白揚社，東京，p.164-174，1974．
14) 中井久夫：治療文化論．岩波現代文庫，東京，p.114-115，2001．
15) 中村敬：対人恐怖症／社会恐怖の精神病理：多次元的モデルによる検討．臨床精神医学，29；1093-1098，2000．
16) Nakamura, K., Kitanishi, K., Miyake, Y. et al. : The neurotic versus delusional subtype of taijin-kyofu-sho : their DSM diagnosis. Psychiat. Clin. Neurosci., 56 ; 595-601, 2002.
17) 中村雄二郎：臨床の知とは何か．岩波新書，東京，1992．
18) Spitzer, R., Gibbon, M., Skodol, A. et al. : DSM-IV case book. APA, p.466-468, 1994.
19) Takahashi, T. : Social phobia syndrome in Japan. Compr. Psychiatry,

30 ; 45-52, 1989.
20) 樽味伸：「対人恐怖症」概念の変容と文化拘束性に関する一考察—社会恐怖（社会不安障害）との比較において．こころと文化，3；44-56，2004．
21) 樽味伸：書評〈他者の現象学Ⅲ—哲学と精神医学の臨界—（河本英夫ら編，北斗出版）〉．福岡行動医学雑誌，11 (1)；96-97, 2004.
22) 内沼幸雄：対人恐怖の人間学：恥・罪・善悪の彼岸．弘文堂，東京，1977．

うつ病の社会文化的試論
―とくに「ディスチミア親和型うつ病」について―

樽味 伸　神庭重信

　抄録：わが国のうつ病の気質的特徴として，几帳面で秩序を愛し，他者配慮的である点が指摘されてきた。しかし昨今の精神科臨床においては，比較的若年者を中心に上記の特徴に合致しない一群が多く現れ始めている。彼らはそれほど規範的ではなく，むしろ規範に閉じこめられることを嫌い「仕事熱心」という時期が見られないまま，常態的にやる気のなさを訴えてうつ病を呈する。本稿では彼らを「ディスチミア親和型うつ病」と呼び，従来のメランコリー親和的なうつ病と対比させ，その臨床場面での特徴を整理した。ディスチミア親和型では，抑制よりも倦怠が強く，罪業感とともに疲弊するよりも，漠然とした万能感を保持したまま回避的行動をとる印象がある。本稿では，とくに抑うつ症状としての罪業感の変容に着目し，そこに社会文化的に受け継がれてきた役割意識の希薄化と，それに代わって構築された保護的環境での個人主義が影響している可能性を指摘した。

　Key words：ディスチミア親和型うつ病，メランコリー親和型うつ病，罪業感，役割意識

I．はじめに

　わが国におけるうつ病に関しては，下田が言及した執着気質[6]，それに近いところで Tellenbach のメランコリー性格[7]の影響がこれまで言及されてきた。
　几帳面，仕事熱心，過剰に規範的で秩序を愛し，他者配慮的であるとされるこの気質，性格は，日本人の自己規定に近く，また確かに，わが国のうつ

病者の一側面を言い当てているように思われる。

　しかし昨今の，すそ野の広がった日本の精神科一般臨床においては，上記の特徴に合致する一群だけでなく，そうではない群が多く現れ始めたように思われる。

　すなわち，メランコリー性格に代表されるような，几帳面で配慮的であるがゆえに疲弊，消耗してうつ病に陥る人々と，もう一群：もともとそれほど規範的ではなくむしろ規範に閉じこめられることを嫌い「仕事熱心」という時期が見られないまま常態的にやる気のなさを訴えてうつ病を呈する人々である。後者はより若年層に見られるような印象があり，自責や悲哀よりも，輪郭のはっきりしない抑うつと倦怠を呈する。

　ここで前者を「メランコリア親和型」，後者を「ディスチミア親和型」と呼ぶこととし，その臨床面での特徴を抜き出してみる[注1]。

II. 症例呈示

　以下に，両病型の典型像を症例呈示の形で略述する。なお，プライバシー保護の観点から，個人を特定できないように変更を加えている。

【症例1】メランコリア親和型　45歳男性
　主　訴：不眠，意欲の低下
　家族歴：特記すべきことなし。
　既往歴：これまで精神医学的疾患を指摘されたことはない。
　生活史：もともと真面目な性格で柔道に打ち込みつつ文武両道を目指して

注1）「ディスチミア親和型」がDSM-Ⅳのdysthymic disorderをそのまま指しているわけではない。dysthymic disorderは「大うつ病性エピソードを欠き，少なくとも2年の罹病期間が存在する」ことが前提とされているが，本論で言及する「ディスチミア親和型」はもう少し対象範囲は広く，主に治療初期の抑うつ症状における現象面の特徴を指している。

いたという。大学卒業後，高校の体育教師をしている。生徒指導にも携わり，親身になってくれる教師として人望も厚かった。柔道師範の資格を持ち，勤務先の高校柔道部顧問および所属自治体の代表選手の指導をしていた。既婚，子どもが3人いる。異動も数回経験しているが，特にこれまで問題はなかった。

　現病歴：2003年4月，転勤のため，ある都市部の高校に赴任することになった。これまでの勤務地と異なり，そこは生徒数の多い大規模校であり，教員も生徒も「ビジネスライクで冷めている」ことにいらだつことが多かった。本人としては，休日出勤して部活の指導や研修の準備を進めるのは「教師として当然のこと」と思っていたが，他の同僚はそうではなく，自然に本人の仕事量が増えていった。

　2003年9月，夏の柔道大会と合宿が終了し，2学期に入ったが徐々に不眠が増強し，早朝覚醒が目立ち始めた。これではいけないと無理して出勤しても，終日ぼんやりしてしまい，気力が湧かなくなった。これでは生徒に申し訳ない，教師として不甲斐ない，このような自分では生徒指導をする資格がない，と悩み始めた。

　自宅でもため息が多く考え込んでいるため妻も心配するようになり，2003年10月，上記の症状を主訴に，近医総合病院精神科を受診した。DSM-Ⅳにおける大うつ病エピソードの基準を満たし，うつ病と診断された。

【症例2】ディスチミア親和型　24歳男性
　主　訴：やる気が出ない
　家族歴：特記すべきことなし。
　既往歴：これまで精神医学的疾患を指摘されたことはない。
　生活史：長男，姉が1人いる。父親は会社員，母親は専業主婦。中学，高校と特に問題となるようなことはなかったが，嫌いな教師の科目はわざと勉強しないといったことがあったという。大学ではサークル活動とアルバイトを「人並みに」こなしていた。就職活動にはそれほど熱心ではなく，公務員

を目指した。大学を卒業後，1年間は公務員試験対策として専門学校に通い，「たまたま受けたら合格した」地方都市の役所に23歳から勤務している。

現病歴：採用後配属された職場では，仕事は特に嫌ではないが，あまり興味も持てないという。ただ「うるさい上司がいて顔を見るのが嫌だった」ので，時々欠勤はしていたとのことである。ただし憂うつで出勤できなかったわけではなく，欠勤中はパチンコに行ったり映画を見に行ったり買い物したりしていた。

2002年6月，働き始めて1年が経ち，職場の同僚女性と恋愛結婚した。

2003年5月，第1子が生まれた。仕事には相変わらずあまり身が入らず，かといって家にも居づらく，パチンコに行ったり映画を見たりしていた。育児は大変だったが，退職した妻や両家の母親が上手に切り盛りしてくれた。

2003年12月，勤務態度を上司に叱責された。これまでにも数回注意はされていたが，今回は非常に激しい口調だったという。そのあと「体調不良なので」と職場を早退した。本人によれば，その日から夜眠れなくなったという。

その後はきちんと出勤したが，職場ではやる気にならず意欲が湧かずイライラし，忘年会や新年会などの職場の集まりにも出る気がしなくなった。パチンコをするときに少し元気は出るが，家に帰ると「おもしろくなくて」再び暗く沈んでしまう。そのため近医精神科クリニックを上記の主訴で受診。DSM-Ⅳにおける大うつ病エピソードの基準を満たし，うつ病と診断された。その場で本人は診断書を希望した。

ちなみに，回避性人格障害，分裂病質人格障害および自己愛性人格障害の診断基準は満たしていない。また同席した妻の情報では，早退時の「体調不良」とは異なり，今回の症候に関して特に詐病を疑わせるような所見はなかった。

表1 メランコリア親和型うつ病およびディスチミア親和型うつ病の対比

	メランコリア親和型	ディスチミア親和型
年齢層	中高年層	青年層
関連する気質	執着気質（下田） メランコリー性格（Tellenbach）	student apathy（Walters） 退却傾向（笠原）と無気力
病前性格	社会的役割・規範への愛着 規範に対して好意的で同一化 秩序を愛し，配慮的で几帳面 基本的に仕事熱心	自己自身（役割ぬき）への愛着 規範に対して「ストレス」であると抵抗する 秩序への否定的感情と漠然とした万能感 もともと仕事熱心ではない
症候学的特徴	焦燥と抑制 疲弊と罪業感（申し訳なさの表明） 完遂しかねない"熟慮した"自殺企図	不全感と倦怠 回避と他罰的感情（他者への非難） 衝動的な自傷，一方で"軽やかな"自殺企図
治療関係と経過	初期には「うつ病」の診断に抵抗する その後は，「うつ病」の経験から新たな認知「無理しない生き方」を身につけ，新たな役割意識となりうる	初期から「うつ病」の診断に協力的 その後も「うつ症状」の存在確認に終始しがちとなり「うつの文脈」からの離脱が困難，慢性化
薬物への反応	多くは良好（病み終える）	多くは部分的効果にとどまる（病み終えない）
認知と行動特性	疾病による行動変化が明らか 「課長としての私」から「うつを経験した課長としての私」へ（新たな役割意識の獲得）	どこまでが「生き方」でどこからが「症状経過」か不分明 「（単なる）私」から「うつの私」で固着し，新たな文脈が形成されにくい
予後と環境変化	休養と服薬で全般に軽快しやすい 場・環境の変化は両価的である（時に自責的となる）	休養と服薬のみではしばしば慢性化する 置かれた場・環境の変化で急速に改善することがある

III. 病型の概括

　わが国の「うつ病」の病前性格についてはこれまで，冒頭で記したようにメランコリー性格が特徴であるとされてきた。

　確かに，中年期以降の患者では「メランコリア親和型」が多くを占める。しかし一方，より若年層（10代から30代）を中心に，この「ディスチミア親和型」に出会う頻度が増加しているように思われる。両病型についての特徴は，表1にまとめた。

「ディスチミア親和型」の特徴は，1970年代に指摘されたような退却神経症[4,5]，あるいは広瀬の逃避型抑うつ[2]に近い。しかし，そこで指摘されていた「高学歴の男性に多い」といった特徴は，現在においては目立たないように思われる。むしろこの症候が汎化してしまい，男女比や教育年数は偏りを消失させているような印象がある。この汎化は，生物学的な要因よりも，社会文化的変容による部分が大きいのではないかと思われるが，その点について次項において現時点での試論を呈示する。阿部ら[1]の未熟型うつ病については，その発症年齢や性格傾向，依存性と攻撃性の問題など，重なる点が多い。ただし「未熟型」の特徴のひとつとされる「（入院後の）軽躁状態」については，我々の病型からはまだ明らかではなく，さらに検討の余地があると考える。したがって「未熟型」の背景とされる双極性スペクトラムに「ディスチミア親和型」を含めることは，現時点では留保したい。少なくとも，われわれの「ディスチミア親和型」が一般精神科外来レベルを中心としているのに対し，阿部らの論[1]では，より重症のレベルに力点が置かれていることは推察できる。

なお「ディスチミア親和型」において，なんらかの人格障害の存在を想定しうるほどには，彼らの性格的な偏りは強くはない。もちろん場合によっては自己愛的な性格傾向を指摘しうる例もあるが，少なくとも診断基準を満たしうるほどには，病理性は際だっていない。自己愛的側面については，次項後半に触れることになる。

IV. 考 察

本項では，うつ病の代表的な症候である罪業感に着目し，その母体となる「役割意識」の社会文化的変容を追う。その上で，筆者らが仮定した2病型における罪業感の現れの変化を記述する。

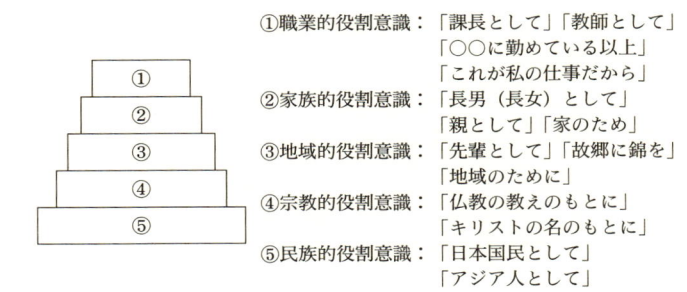

①職業的役割意識：「課長として」「教師として」
　　　　　　　　「○○に勤めている以上」
　　　　　　　　「これが私の仕事だから」
②家族的役割意識：「長男（長女）として」
　　　　　　　　「親として」「家のため」
③地域的役割意識：「先輩として」「故郷に錦を」
　　　　　　　　「地域のために」
④宗教的役割意識：「仏教の教えのもとに」
　　　　　　　　「キリストの名のもとに」
⑤民族的役割意識：「日本国民として」
　　　　　　　　「アジア人として」

図1　役割意識の階層構造

　上記の役割意識は，わが国において社会の成員が，さまざまな形で担ってきた文化要因である。役割を果たせない場合，罪業感として析出する要素でもある。
　わが国では，少なくとも1950年以降は④と⑤は希薄であった可能性が高く，もっぱら①〜③によって保たれていたと思われる。ちなみに⑤民族的役割意識は一時的に高揚するが1945年の敗戦によって希薄化した。④宗教的役割意識はそれ以前から希薄であった。

1．役割意識の変容

　ここで「役割意識」とは，「○○として××せねばならない」という意識を指し，自己規範とほぼ同義のものとして使用している。図1に示したように，おおまかに5種の役割意識を想定している。これは社会の成員すべてが，なんらかの形で担ってきた文化要因であり，図のような階層構造をとると仮定している。

　この役割意識は，なんらかの事由で社会機能が低下し役割を果たせない場合，罪業感として析出する要素であるように思われる。ちなみに②〜⑤は，歴史的文化的に構成され伝達されてきた持続的因子であるのに対し（⑤がもっとも持続時間が長く，②は短い），①は社会・経済的に構築される一過性の要因にすぎない（たとえば退職すれば失われる）。

　わが国における特殊性として，最基底層の⑤および④は，少なくとも20世紀後半においてすでに非常に脆弱な状態を露呈してきたと考えられる。背景には，海に囲まれた地理的特殊性，明治政府成立後の神仏合祀と第二次世界大戦による敗戦，その後の急激な社会変動の影響があげられる。

　さらに図2に示したように，1950年代から図1③の地域的役割意識は

'50〜'60年代―復興から成長へ― 【優勝劣敗構造の緩徐な構築】 ●地方からの集団就職 　都市部における県人会の形成 《地域的役割意識の衰退と仮想再生》 ●農業人口の減少・大家族制の衰退 《家族的役割意識は若干脆弱化？》 ●職業的役割意識は維持，強化	'70〜'80年代―経済成長の加速― 【優勝劣敗構造の露呈】 ●都市の豊饒・地方の過疎化 　県人会の活動低下 《地域的役割意識の壊滅》 ●モーレツ社員と教育ママ，受験戦争 　核家族化の徹底，過保護の萌芽 　競争社会の露呈，批判しながらの参加 《家族的役割意識の衰退》 ●職業的役割意識は全般に残存	'90年以降―成長の喪失― 【優勝劣敗構造の被覆】 ●都市の過疎化・周辺の開発 　地方の擬似都市化と再衰退 　伝統的第1次産業の崩壊 　成長を担った第2次産業の衰退 ●家族の拡散と均質化（構造崩壊） 　モーレツ社員，教育ママは死語に 　競争の放棄と個性の重視 　保護の延長（家族内モラトリアム） 　社会への出立の遅れ 《家族的役割意識の壊滅》 ●"個の尊重"による規範遵守の衰退 　実は存在していた優勝劣敗構造への急速な暴露 　職場側の余力の喪失 《職業的役割意識の脆弱化》

うつ病に関する啓蒙の促進，スティグマの弱毒化

●メランコリア親和型うつ病 ●ヒポコンドリアなど身体化傾向，うつ病など精神医学的疾病の否認	●メランコリア親和型うつ病 ●一部高学歴者の「退却」傾向（笠原） ●エリート社員の逃避型抑うつ（広瀬）	●メランコリア親和型うつ病は残存 ●ディスチミア親和型うつ病が増加 ●ヒポコンドリアの減少？

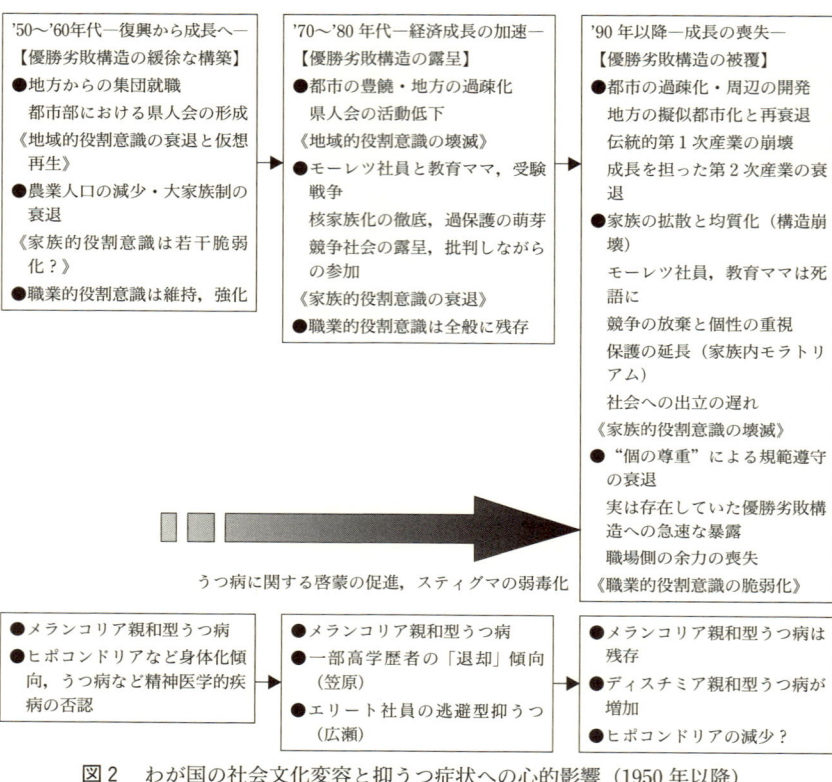

図2　わが国の社会文化変容と抑うつ症状への心的影響（1950年以降）
　　　「家族内モラトリアム」については注2参照.

徐々に衰退し，一時的に「県人会」として都市で再生をみるも，その後再び壊滅する．また同②の家族的役割意識も，核家族化の問題に限らず，父性の弱体化など家族内ヒエラルキーの解体などにより，特に都心部において1980年代までに希薄化してきたように思われる．したがって，本邦における役割意識は，①の職業的役割意識が唯一，一貫して1990年前後までわが国で存続しえたのではないだろうか．

　しかし，その①の母体となるべき経済的成長がプラトーに達し，次第に衰えるにつれて，1990年代あたりから，その役割意識と自己規範も崩れ始め

ている。また家庭においては，家庭内モラトリアム[注2]とでもいうべき保護の延長から，子の社会的出立はなし崩し的に遅れているのが実状であろう。社会の競争原理を良くも悪くも体現していた"会社人間"および"教育ママ"はすべて死語と化し，平坦な無風空間が存在するに過ぎない。家庭内で次代の骨格を構成したのは，「個」の意識，「個」の尊重である。しかしそれはかなり脆弱なものであって，その「個」に当然付随しているべき「自己責任」「自己規範」が巧妙に抜け落ちたままであるように思われる。

2．不甲斐なさとしての罪業感

宗教的背景をなす"神"の存在の意識が薄いわが国では，おそらく症状としての罪業感は，図1に示した①～③を母体としてきたように思われる。わが国の抑うつで一般的な罪業感は，例えば父親として申し訳ない，課長として申し訳ない，そのような働きができない，といった表明となる。

「メランコリア親和型」が呈する罪業感は，社会的役割・地位・役職に付随した規範意識が構築した「不甲斐ない」「申し訳ない」という表明である。それは実存的に罪の意識に苛まれるのではなく，「課長に昇進したのに，この状態では不甲斐ない」「部下に申し訳ない」という，おもに社会面の役割に関する罪の意識である。世代的には，①の職業的役割意識が残存している世代が多い印象がある。

一方，「ディスチミア親和型」を構成する若い世代では，社会的役割への同一化よりも，自己自身への愛着が優先している印象がある。そして役割意識を母体とした罪業感を一般に呈しにくい。その希薄な役割意識を「うつ病」の診断に補完してもらうかのように，彼らは「うつの役割と文脈」にす

注2）ここではモラトリアムの語を，本来の"猶予期間"という意味で使用している。「社会に出るべき年齢であるにもかかわらず，家族内で養育され，しかもそれが大きな齟齬をきたさないまま家族内で是認されている状態」といった状態を指す。積極的ではないが消極的に容認しているという意味では「消極的過保護」とさえいいうるかもしれない。

ぐに沿い，そこからなかなか離脱しない。「がんばれといわれたら傷つく」「うつ病を家族が理解しない」と積極的に表明するのは，主として彼らである。言語化されず葛藤にもならない「いらいら」は，一方では他罰的言動となり，他方では手首への自傷や大量服薬として現出する。彼らの手首の自傷は「いらいらするので」「すっとするために」行なうのであって，罪業感に苛まれた末の自殺企図ではない。大量服薬も，最初から死ぬために飲むのではなく，「いらいらするので」酩酊感を求めて過量服用するほうが多いようである。もちろん境界型人格障害の行動化ともニュアンスを異にしている。他者との関係性の問題を基盤にした"当てつけ"ではないのである。

この若い世代では，可能な限り競争原理が被覆された環境のもとで成長した場合が多い。前述のように，すでに競争原理の家庭内への持ち込みもなくなった世代である。その無風空間から何の備えもなく一般社会に出立したとき，実は存在していた競争原理に，彼らはいきなり直面することになる。彼らの神話であった「個の尊厳」は，彼らが期待する形ではそこには存在しない。その意味では，この世代が越えねばならないギャップとしては，この50年間で最も大きくなっているのかもしれない。それに対抗するために彼らがもっているものは，それまで試されることさえないまま保持されてきた，幼い万能感しかないのである。それを守るためには，彼らは自己愛的にならざるをえない。それはもっとも罪業感から遠い症候を構成する。

V．おわりに

本稿は，臨床場面での印象をもとにした予備的試論であり，具体的なデータを欠いたままである。しかし，両者の症候学的差異について，どのような社会的要因が関与しているのか考察することには一定の意義があると思われた。

抑うつ症状の時代的な変容に目を配っておくことは，時代に応じた診断行為の最適化につながるという意味で，価値のある臨床行為である。うつ病へ

の脆弱性を構成する遺伝的素因と行動特性[3]，その社会文化的変容といった環境要因の相互作用を考えていくとき，おそらく「ディスチミア親和型」への着目は，慢性化した抑うつに関する研究の，重要な一部となっていくと思われる。

なお，このディスチミア親和型うつ病と，退却神経症[4,5]や逃避型抑うつ[2]および未熟型うつ病[1]との関係については，さらに厳密な論考を要すると考えている。

本稿は2004年10月，神戸市で開催された第18回世界社会精神医学会（同時開催：第24回日本社会精神医学会）において「うつ病の比較文化論：試論」（神庭，樽味）として発表した内容をもとにした。

文　献

1) 阿部隆明，大塚公一郎，永野満ほか：「未熟型うつ病」の臨床精神病理学的検討―構造力動論（W. Janzarik）からみたうつ病の病前性格と臨床像．臨床精神病理，16；239-248，1995．
2) 広瀬徹也：「逃避型抑うつ」について．宮本忠雄編：躁うつ病の精神病理2，弘文堂，東京，p.61-86，1977．
3) 神庭重信，平野雅巳，大野裕：病前性格は気分障害の発症規定因子か：性格の行動遺伝学的研究．精神医学，42；481-489，2000．
4) 笠原嘉：現代の神経症―とくに神経症性 apathy（仮称）について．臨床精神医学，2（2）；153-162，1973．
5) 笠原嘉：アパシー・シンドローム：高学歴社会の青年心理．岩波書店，東京，1984．
6) 下田光造：精神衛生講話．同文書院，東京，p.85-87，1957．
7) Tellenbach, H.：Melancholie（木村敏訳：メランコリー）．みすず書房，東京，1985．

abstract

The dysthymic type of depression :
an essay on socio-cultural aspects of depression

Shin Tarumi, Shigenobu Kanba

A consideration on dysdhymic type of depression was presented. Formerly, Typus Melancholicus had been regarded as the typical form of affective disorders of the Japanese. However, in recent years, the authors had observed relatively younger patients with depression who had some unique symptoms different from Typus Melancholicus. The younger patients tended to show a kind of tiredness rather than typical inhibition, avoidant behavior rather than sticking to their stress situation, withdrawing with their narcissistic omnipotent feelings than being sunk with severe guilty feelings. The authors named such type of depression "dysthymic type", comparing with melancholic type, and gave a brief description of the clinical pictures of the "new type" of depression. In this preliminary study, concerning such symptomatological changes of depression, the possibility of socio-cultural effects was discussed. Especially, the background of the change of guilty feelings was considered as the result of the vicissitudes of social roles of the individuals in Japan. For example, in 1970s, the main roles of the individuals might be tightly linked up with the economical-industrial development of the nation. However, such roles might be gradually replaced by a kind of overprotected individualism with few relations to social customs handed down.

現代社会が生む"ディスチミア親和型"

樽味　伸

I．はじめに

　本邦におけるうつ病の病前性格の特徴については，下田が言及した執着気質[14]，それに近いところでTellenbachのメランコリー親和型[19]との関連がこれまで指摘されてきた。

　几帳面，仕事熱心，過剰に規範的で秩序を愛し，他者配慮的であるとされるこの気質・性格[9]は，もともと日本人全般の自己規定に近いようであるし，また確かに本邦のうつ病者の一側面を言い当てていたようにも思われる。几帳面で配慮的であるがゆえに疲弊・消耗してうつ状態に陥る彼らは，一般的には抑制症状とともに強い自責感や罪業感を表明し，ある種の悲哀感を診断者に惹起させることが多い。ここで彼らの示す傾向を「メランコリー親和型」と大まかに括っておく[注1]。

　一方，昨今の裾野の広がった精神科一般臨床においては，上記の特徴に合致しない「抑うつ」の人々が多く現れ始めたように思われる。すなわち，執着気質やメランコリー親和型の連関を，われわれに連想させにくいような一群である。確かに彼らは「うつ状態」を示し，またそのような状態であるこ

注1) Tellenbachの「メランコリー親和型」概念[19]は，周知のごとく「内因性」概念を再生させ，今で言う遺伝子環境相関の視点[8]まで含む壮大な論を成しており，単なるうつ病の病前性格論にとどまらない深度と射程をもつ。しかし本稿でその概念を十全に機能させることはもとより不可能である。本稿で「メランコリー親和型」と言及する場合は，基本的には本文冒頭のようなごく表層的把握を中心とした指示内容とする。

とを自ら表明する。しかし彼らはもともとそれほど規範的ではなく，むしろ規範に閉じこめられることを嫌い「仕事熱心」という時期が見られないまま，常態的に「やる気のなさ」を訴えて「うつ状態」を呈する。この特徴は，冒頭の「メランコリー親和型」の人々に比し，より若年層に見られるような印象がある。多くの場合，彼らは自責や悲哀よりも，輪郭のはっきりしない不全感と心的倦怠を呈し，罪業感は薄く，ときに他罰的である。しばしば診断者の裡には，受療者に対する悲哀感よりも「とっかかりの無さ」の感覚が先に立つようである。

　本稿では，彼らのそのような様態を「ディスチミア親和型」[18]と呼ぶこととし，その臨床面での特徴を記述しようとする。そのうえで概念の意義を検討し，そのような症候に影響を与えうる社会文化的要因について若干触れることになる。

II．症例呈示および概括

　ことさら新たな概念を提唱することの意義については後述することにして，まずは本稿で対象とする人々についての具体的な像を，自験例をもとに症例呈示の形式で記述したい。ちなみに各例とも，回避性人格障害，分裂病質人格障害および自己愛性人格障害の診断基準[3]は満たしていない。またプライバシー保護の観点から，細部を変更している。

【症例1】24歳男性，地方公務員（初診時）
　主　訴：やる気が出ない，不眠。
　生活史：家族歴，既往歴に特記すべきことはない。長男であり，2歳上の姉が1人いる。父親は会社員，母親は専業主婦。中学，高校と特に問題となるようなことはなかったが，嫌いな教師の科目はわざと勉強しないことがあったという。大学ではサークル活動とアルバイトを「人並みに」こなしていた。就職活動にはそれほど熱心ではなく，公務員を目指した。大学を卒業後，

1年間は専門学校に通い「たまたま受けたら合格した」地方都市の役所に勤務している．

現病歴：採用後から配属された現在の職場では，仕事は特に嫌ではないが，あまり興味も持てないという．ただ「うるさい上司がいて顔を見るのが嫌だった」ので，時々欠勤していたとのこと．ただし憂うつで出勤できなかったわけではなく，欠勤中はパチンコに行ったり映画を見に行ったり自由に過ごしていた．就職して1年が経ち，職場の同僚女性と恋愛結婚した．すぐに第1子が生まれた．仕事には相変わらずあまり身が入らず，かといって家にも居づらく，1人でパチンコや映画館に行っていた．育児は大変だったが，退職した妻や両家の母親が上手に切り盛りしてくれた．その年末に，勤務態度を上司に叱責された．これまでにも数回注意されていたが，今回は非常に厳しい口調だったという．そのあと「体調不良なので」と職場を早退した．本人によれば，その日から夜眠れなくなったという．その後はきちんと出勤したが，職場ではやる気にならず意欲が湧かず，仕事内容もどうでもよくなりイライラしていた．忘年会や新年会などの職場の集まりにも出る気がしなくなった．パチンコをするときに少し元気は出るが，家に帰ると「おもしろくなくて」再び暗く沈んでしまう．そのため約1ヵ月後，上記の主訴で近医精神科クリニックを受診．DSM-IVにおける大うつ病エピソードの基準を満たし，うつ病と診断された．その場で本人は診断書を希望した．

【症例2】23歳男性，大学4年生（初診時）

主　訴：何もしたくない，胃部不快感と下痢．

生活史：次男であり2歳上の兄が1人いる．父親は会社員，母親は専業主婦．本人は中学，高校とも成績はよい方だった．しかし大学受験に失敗し，1年間浪人．このときは気分の落ち込みなどは自覚されなかった．あまり勉強はしなかったというが，翌年に現在の大学に合格した．もともと第1志望の大学だった．本人・家族とも精神医学的疾患を指摘されたことはない．

現病歴：大学進学時から，親元を離れてアパートで1人暮らしを始めた．

「勧誘がしつこくて嫌だった」ので当初からサークル活動などはせず，家庭教師のアルバイトを時々する程度だった。勉強は「留年しない程度に」単位を取得し，進級していた。大学には，同じ高校から進学してきた友人や予備校時代の仲間が数人おり，彼らとのつきあいが中心だった。

　大学4年に進級し，卒業論文を書く準備を始めた。資料を集めたりしていたが，特に無理のかかるペースではなかったにもかかわらず，6月頃から徐々に「やる気がなくなった」という。だんだん何を書けばよいのかわからなくなり，指導教官に相談に行ったが「あまり相手にしてもらえなかった」ので，そのときから研究室には「もう行きたくなくなった」という。7月頃には胃部不快感，吐き気や下痢が続くようになった。8月中旬に実家に帰ったが，ちょうどその頃，兄も突然仕事を辞めて帰省してきて「居心地が悪かった」ので，すぐにアパートに戻りテレビゲームばかりしていた。8月下旬には就職の内定をもらったが「別にどうでもよかった」という。このころから寝付きも悪くなった。卒業論文は手をつける気にならず，所属講座のゼミナールや研究会も欠席し，自室で過ごしていることが多くなった。9月下旬に，心配した教官が，ゼミの学生を迎えに行かせ，その学生が本人を大学保健室に連れてきた。保健師は精神科医の面接を受けるように勧め，翌週，保健室の精神科医診察日に来談した。「僕はちょうどこれに当てはまります」と，彼は内科医院でもらってきた「うつ病」のパンフレットを出した。淡い希死念慮とともに，確かに症候学的にはDSM-Ⅳにおける大うつ病エピソードの基準を満たしていた。

【症例3】29歳女性，無職（初診時）
　　主　訴：不眠，やる気が出ない，体がだるい。
　　生活史：長女であり，3歳下の弟がいる。弟は高校卒業後，内装業に携わっている。父親は公務員，母親は更年期障害で1度だけ精神科受診歴がある。本人は，中学時代から周囲になじめない感じが強く「冷めていた」という。成績は中程度だった。高校進学後も少数の友人とのつきあいがあるぐらいで，

騒いでいる同級生を見るといらいらしていたという。地元の短大に入学し，映画サークルで脚本を書いたりしていた。卒業後は，1年に数カ月ほどアルバイトをする程度で，正式に職に就いたことはない。現在も自宅で4人暮らしである。半年前に婦人科で月経前緊張症候群といわれた。これまで精神科受診歴はない。

現病歴：書店で半年ほどアルバイトをしていたが，忘年会の席で「カチンとくることを言われて」辞めてしまい，この1年ほどは何もしていない。ときに母親から「ちゃんと働きなさい」と言われるのがつらい。数年前から，盆や正月に親戚からも「ちゃんと働くか結婚するかしなさい」と言われるので嫌だった。母親から勧められて求人情報誌を見ても「やってみたい仕事がない」。そうこうするうちに「もうすぐ30歳になるのでなんとかしなければ」と思い始めた。それとともに入眠困難と早朝覚醒が出現し，体がひどくだるくなった。なにかしてもすぐに疲れやすく，やる気が出ない。「なんだかすべてがどうでもよくなって」こんな毎日なら生きていても仕方がないのではないかと思い始めた。カッターで数回，手首を切ってみたが「どうということもなかった」という。体のだるさが続くため，婦人科ついで内科を受診したが，検査上は問題なかった。内科の医師から「うつ病疑い」にて精神科受診を勧められ，自宅近くの精神科クリニックを紹介受診した。なお，本人はすでにインターネットの一問一答形式の精神疾患診断サイトで「うつ病の疑い80％以上。休養を要する」という「診断結果」を手にしていた。症候学的には，DSM-IVにおける大うつ病エピソードの基準を満たしていた。

上記の3例をはじめ，彼らには受診時の訴えや現症などに共通点が多い。受診時には「やる気が出ない」という抑うつ感とともに，「どうでもいい」といった心的倦怠感を多くが表明する。他覚的にも確かに消耗した表情であり，活気があるとは言えない。ただし発語のリズムや思路に，抑制症状はそれほど見られず比較的よく話し，口調も平板ながらしっかりしている。内省的に考えるのは面倒なようであるが，その「内省が面倒であること」は抑制

表 ディスチミア親和型うつ病とメランコリー親和型うつ病の対比

	ディスチミア親和型	メランコリー親和型
年齢層	青年層	中高年層
関連する気質	スチューデント・アパシー 退却傾向と無気力	執着気質 メランコリー性格
病前性格	自己自身（役割ぬき）への愛着 規範に対して「ストレス」であると抵抗する 秩序への否定的感情と漠然とした万能感 もともと仕事熱心ではない	社会的役割・規範への愛着 規範に対して好意的で同一化 秩序を愛し，配慮的で几帳面 基本的に仕事熱心
症候学的特徴	不全感と倦怠 回避と他罰的感情（他者への非難） 衝動的な自傷，一方で"軽やかな"自殺企図	焦燥と抑制 疲弊と罪業感（申し訳なさの表明） 完遂しかねない"熟慮した"自殺企図
薬物への反応	多くは部分的効果にとどまる（病み終えない）	多くは良好（病み終える）
認知と行動特性	どこまでが「生き方」でどこからが「症状経過」か不分明	疾病による行動変化が明らか
予後と環境変化	休養と服薬のみではしばしば慢性化する 置かれた場・環境の変化で急速に改善することがある	休養と服薬で全般に軽快しやすい 場・環境の変化は両価的である（時に自責的となる）

(文献 18 より，一部修正のうえ抜粋)

症状とは異質な印象が強く，そもそも「内省」という心的動作に「不慣れであること」のように見受けられる。自身が話したい話題や出来事については，比較的細かく親切に話してくれるところも，通常の抑制症状には見られない点である。メランコリー親和型において観察されるような自責感や罪業感は基本的に薄く，またあったとしても「どうせ」私が悪いというような，自責よりも「自虐」の感覚が伝わってくる。つまり自傷と似た根を持つような印象である。睡眠や食欲の乱れは認められるが，もともとが安定しない昼夜のリズムや食生活であることも多い。

本稿では，このような臨床像を持つ「うつ病」に対して「ディスチミア親和型（うつ病）」[18]と大まかに括る。すなわち①メランコリー親和型[19]には近

似しにくい経歴を示し，②輪郭のはっきりしない不全感と心的倦怠を中心に呈し，③抑制症状や罪業感に薄く，回避行動が主体でときに他罰的であり，④しかし大うつ病診断基準を満たしている，（⑤気分変調性障害と診断するには，罹病期間が短すぎる），という像である。ちなみにディスチミア(dysthymia)の語は，字義とおり「不機嫌」「活力に乏しい」という表層的ニュアンスでのみ使用している。疾患としての気分変調性障害(dysthymic disorder)との関係については後述する。なお，粗雑ながらメランコリー親和型との差異を表に示しておく。

III. 何のための新たな概念か

本稿で新たな概念を呈示するのは，主に臨床的要請からである。その要請は2点に分けられる。それは①臨床場面での治療者のため，②生活場面での受療者のため，である。

現在，操作的診断基準に準拠することを要請されるわれわれは，好むと好まざるとにかかわらず[注2]前項の症例に対しては「うつ病（大うつ病エピソード）」と診断することになる。呈されている症候は確かに抑うつ症状である。彼らの訴えをそのまま診断基準に当てはめるならば，基準を満たしている以上，彼らは「うつ病」である。しかしここにつきまとうのが「はたして彼らを『うつ病』とするべきなのだろうか」という診断者の戸惑いであろう。例えば彼らを，メランコリー親和型を中心とするような従来のうつ病と同一範疇に入れることに，診断者によっては，何らかの抵抗を覚えるかもしれない[注3]。そのような治療者の裡でおこる抵抗は，ともすれば臨床場面で彼ら

注2）診断者の好みを排することで診断の標準化と客観化が達成される。それがDSMシステムの理念である。

注3）診断者の覚えるこの抵抗の1つは，ごく表層的な表現をするならば，「せめて"神経症性"の文字を病名のどこかに挿入したい」というものである。「神経症」関連病名がDSMシステムから排されて，すでに四半世紀が経つ[2]。

に対する"皮肉な視線"として析出してしまう場合がある。そのような"視線"は，本来なら疾患分類に関する学問的論争に向けられるべきものであって，少なくとも臨床場面において受療者に向けられる筋合いのものではない。したがって，その抵抗は治療者のためにはならない。もしも診断枠で「うつ病」とせねばならないならば，あえて「うつ病」の枠内に，メランコリーとは別の領域を耕しておく必要がある。これが①である。

②は①と表裏一体の要請である。症例呈示で示したように，多くの場合彼らは，さまざまな媒体を利用して自身の症状を調べ，受診前からすでに，自らが抑うつ圏内にあると知っている。われわれ医療者がさまざまな媒体に流してきた疾患情報の多くは，わかりやすく操作的に定義されているから，基本的に彼らは「うつ病」に合致する。そのようにして診断情報に接した彼らが次に目にするのは，やはりさまざまな媒体に流布されている，メランコリー親和型をもとにした従来のうつ病に関する治療戦略情報である。つまり「それは怠けているのではなく症状であり，元気を出せ負けるなと励ましてはならず，十分に休養をとらねばならない，適切な薬剤で改善する〈こころの風邪〉である」という文脈である。この情報が彼らを過度にミスリードするならば，もともと敏感な彼らの自己愛性格を，必要以上に磨きかねないし，それは長い目で見れば彼らのためにならないのではないかと思われる[注4]。もしも比較的妥当な診断である気分変調性障害（dysthymic disorder）の診断を用いるなら，診断のために2年を要することもある[3]。しかも2年経った後に彼らに「あなたはもともと気分変調性障害を発病していた」と告げたところで，うつ病との違いを臨床場面で明確に説明することは，極めて困難である。よって受療者のためにも，「うつ病」の領域に，従来のメランコリー以外の領域を耕しておく必要がある。またその名称は臨床上の要請として，便宜上「メランコリー」に対置できるように，なるべく価値判断の絡ま

注4）磨き過ぎてしまった自己愛を中和するのは，誰にとっても大変苦しいものである。抑うつ親和性をもつ彼らにとっては，なおさら苦行であろう。

ない，できれば無機質な用語であることが望ましい。

以上が，新たな概念を呈示する臨床的意義である[注5]。

IV. 彼らに関するこれまでの概念と背景

これまでも"典型的でない"うつ病あるいは抑うつ状態に関して，いくつかの概念が提唱されてきた。呈示症例にみられる傾向を射程に持つものとしては，例えば笠原[10,11]の退却神経症の提唱があり，また広瀬[6]の逃避型抑うつ，阿部[1]の未熟型うつ病の概念などが主なものとして挙げられる。本来ならば「ディスチミア親和型」を，従来の概念それぞれと差異化して記述すべきであるが紙幅の問題もあり，大まかに「ディスチミア親和型」の特徴を挙げるにとどめる。すなわち①これまでの病型で言及されていた「男性に多い」「高学歴」「過保護な環境」といった特徴[6,10,11]は崩れており，性別・学歴・環境ともかなり汎化している。②特に広瀬[6]が指摘する抑制症状よりは，回避行動が基本である。③躁状態や混合状態[1]は目立たず，少なくとも病的状態としては把握しにくい。④笠原や広瀬の1980年代の記述[6,10,11]と異なり，希死念慮がしばしば見られ自傷行為も少なくない。

もともと上述の概念は，もちろん互いにさまざまに差異化されて記述されながらも，その名称前半部「退却」「逃避」「未熟」という用語に端的に示されるように，ほぼ共通してある種の弱力性の問題を鍵としてきた。基本的に「ディスチミア親和型」もその弱力性に沿った現れをしている。それは，葛藤を抱えておく能力に関する弱力性であり，葛藤を形成しうるだけの社会的役割意識[18]に関する弱力性であり，ストレス対処能力やその耐性に関する弱

注5）文脈からわかるように，本稿は〈すでに「うつ病」の診断基準を満たした彼らへの対処〉を主題としており，その枠としてDSMシステムを利用しているわけである。彼らが「うつ病」であるか否かについては，神経衰弱にまで遡る精神医学史的な検討も含めて，膨大な議論を要すると思われる。それは単に気分変調性障害と言い換えることで解消されるものではない。

力性である。ただし、その弱力性をさらに強調しても、それほど臨床的に有用であるとは思われないのでここで筆を留める[注6]。

ぜひとも触れておかねばならないのは「前もって発症していた気分変調性障害に、大うつ病を併発した」という、いわゆるdouble depression[12]の概念と「ディスチミア親和型」の関係である。呈示症例をはじめとして、厳密には、彼らはまだ気分変調性障害ではない。まだ診断基準[3]は満たさないし、一般に気分変調性障害と診断しうるような「くすんだ感じ」も彼らにはまだ見られない。彼らはvividとは言えないまでも、慢性化した抑うつによって心的弾力性そのものを長期的に侵食されたかのような現れは、まだないのである。そして臨床場面に現れた彼らは、気分変調性障害の診断基準にも典型像にも合致しないまま、大うつ病エピソードの基準[3]を満たすことになる。

彼らの様態に関連しうる社会文化的背景については、症状としての罪業感の希薄化を中心に、別の所[18]で述べた。要点をまとめるならば、社会的秩序や役割意識の希薄化が進行した環境要因が、彼らの症候に関係しているのではないかというものである。つまり秩序や役割への愛着と同一化が極度に薄く、逆にそういった枠組みへの編入が「ストレスである」と回避されるような、「個の尊重」を主題として育った世代が、社会的出立に際して呈する「うつ」の症候学的特徴ではないか、としている。ただし現時点ではそれはあくまで試論であり、ひとつの解釈に過ぎない。

V. 対応に関しての素描

この概念自体がまだ若く不定型であるために、彼らへの治療的対処も予後

注6) あえて付記するとすれば、例示した諸概念名称後半部は、それぞれ「神経症」「抑うつ」「うつ病」とされるように、それぞれの原型(アーキタイプ)が一定しないことも指摘されうる。この、原型の捉え方の変動をどのように考えるかという点は、抑うつの異種混淆性[15]とそれをめぐる治療論の歴史的変遷[16]について、興味深い領域を開いていた。そしてそれが外的にDSMによって、表面上均質化され固定されたこともさまざまな意味をもつ。

の予測も，確定させて呈示しうるものはまだない。以下は印象をもとにした暫定的素描の域を出ない。

　呈示症例のような「ディスチミア親和型」に関して，休養と服薬を一義的に指導することが，常に治療的であるとは言いにくい。慢性的な休息は，場合によっては彼らの心的倦怠を助長するのみに終わることもある。そして「いくら休養して薬を飲んでもやる気が出ない」と表明する受療者に対して，治療者の"次の一手"が処方変更しかない場合，途端に治療者は追い込まれ始めることになる。市橋[7]が記述している「非定型的な抑うつ症状を呈する青年」群は，本稿の対象者にある程度近似しうると思われるが，そこでも言及されているように，彼らに対する抗うつ薬の効果は，しばしば限定的なものである。

　一般にうつ病の治療においては，言明される苦悩に対して「うつ病」の診断を明示し，「その苦悩が症状であること」を告げて外在化させて見通しを告げ，それから休養を指示し抗うつ薬を処方するという，直線的な方策が中心である。しかし「ディスチミア親和型」においては，状況は錯綜する。彼らに「うつ病である」と外在化させるだけでは，彼ら自身はほとんど満たされない。満たされないまま，彼らは「うつ病」の枠内で，あたかも自身の（症状と言うよりは生き方の）空虚さを埋めようとするかのように，「もっと強いのはないですか」とさまざまな抗うつ薬を望み始めることになる。そこから，多種多様な抗うつ薬や抗不安薬の使用と併用が開始され，それはしばしば薬理学的彷徨[17]の様相を呈することさえある[注7]。

　したがって重要となるのは，その彷徨の途中に差し挟まれることになる，精神療法的補完作業であろう。目的は，彷徨そのものとそれによる彼らの心的активного性の風化を，せめて遅らせるためである。ただし，具体的にどのよう

注7）その彷徨を批判することは容易い。しかし，多剤併用を避けるべしという理念は理念として，現実の臨床場面では，やむにやまれぬ処方調整の粘りが重要な臨床行為であることも，また事実ではある。慢性的抑うつ状態に対する特効的対応がほとんど存在しない以上，薬理学的彷徨は，究極的には避けられないのかもしれない。

なスタンスが有効かという指針も，確定し得ない。一応，彼らが臨床場面に現れたときに，筆者が意識する暫定的な心得のようなものを以下に挙げることで，ご容赦いただきたい。残念ながら目新しいものはなく，精神療法と呼びうるほどのものでもなく，ありきたりの対処である。

まずは当然ながら①チューニングとラポールの確立である。ただし人生全部を委任されないように気を配る必要がある[注8]。そして②心的弾力性の継続的評価であり，待合室の姿や足取り，表情や目の動きに現れる。それから③"主役は抗うつ薬ではなく，あくまで受療者自身である"ことの，ふとした時の確認である[注9]。そのうえで④本人が自身の選択で行動したり工夫してみたことをこまめに取り上げて，それがよかったこと（少なくとも悪くはなかったこと）を映し返す作業を続ける。端的には，誉めることで弾力性を刺激する[注10]。⑤抗うつ薬については「対症的なものに過ぎないけれど"下地"としてはあってもよい」くらいで考えるし，本人にもそう説明している。薬剤名も診断名も，なるべくその名前にまつわるハクを中和することに重点を置く。そのハクで彼らの人生が規定されかねないからである。プラセボ効果の活用とどう折合いをつけるかは，今後の課題である。

これらは，精神医学的診断として診療録に「Jügent Crise」や「Identity Crisis」と書くことができた時代には，もっと洗練された形で各治療者が普通に行っていたことかもしれない。

注8）悪気はないのだろうが，「うつ病」の枠内に人生上のあらゆる"うまくいかないこと"を詰め込んで治療者に引き渡し，抗うつ薬による解決を求められることさえある。どこまでが「生き方」でどこからが「症状」なのかが不分明[15]なのは，彼らにとっても同じなのだろう。治療者の仕分け作業とフットワークが問われるわけだが，残念ながら極意のようなものはない。ただ，良好な関係が維持される中では，いったん治療者が背負わされたものを，いずれ受療者が引き取ってくれることもある。

注9）相手によっては，この確認をしつこいぐらいにした方が，おかしみを伴うので有効な場合がある。ただし「うつ病」の枠を求めていない受療者には不適切である。

注10）誉めるためには"権威"類似の物事が邪魔になるから，下っ端医者の形式（モード）で刺激する。それぐらいの方が，若い彼らも楽であろうし，自己愛の不健康な肥大を避けるという効果もありそうである。

VI. おわりに

　精神科一般臨床において，執着気質やメランコリー親和型の連関を連想させにくい「うつ病」者，すなわち「ディスチミア親和型」について述べた。その臨床場面での特徴，概念の意義と社会文化的要因について略述し，その対処に関する筆者の暫定的見解に触れた。

　この「ディスチミア親和型」概念は，すでに述べたように臨床面の要請からであるが，以下に挙げるような学術的問いに開かれる可能性をもつ。すなわち①社会文化的次元における変動が，大うつ病の症候を変容させているのだろうか。それとも②彼らは将来的な気分変調症への素因と脆弱性をもった群なのだろうか。あるいは医療人類学的に，③精神科的医療のスティグマが希薄化[4]し，抗うつ薬が席巻[5]する文化圏において「私はうつ病である」という言明が，苦悩の慣用表現[13]の地位をついに獲得したのだろうか，という問いである。

　規定も甘く未熟な概念を仮設することは，おそらく軽率の誹りを免れ得ないだろう。しかし慢性化しかねない抑うつへの臨床的な足場となるならば，そこに幾ばくかの意義はあるかもしれない。もちろん"母屋"である「うつ病」疾患概念の"改装"が過不足なく終了すれば，この「ディスチミア親和型」概念が不要になるのも，仮設の足場の本懐である。

文　献

1) 阿部隆明，大塚公一郎，永野満ほか：「未熟型うつ病」の臨床精神病理学的検討—構造力動論（W. Janzarik）からみたうつ病の病前性格と臨床像. 臨床精神病理，16；239-248，1995.
2) APA : Diagnostic and Statistical Manual of Mental Disorders third edition, 1980.
3) APA : Diagnostic and Statistical Manual of Mental Disorders fourth edition, 1994.

4) 江口重幸：精神科の敷居は低くなったか―精神科受診と「治療文化」の変容．こころの科学，115；16-24，2004．
5) Healy, D.：The Anti-depressant Era. Harvard University Press, Cambridge, 1997. (林建郎，田島治訳：抗うつ薬の時代―うつ病治療薬の光と影．星和書店，東京，2004．)
6) 広瀬徹也：「逃避型抑うつ」について．宮本忠雄編：躁うつ病の精神病理2，弘文堂，東京，p.61-86，1977．
7) 市橋秀夫：内的価値の崩壊と結果主義はどのように精神発達に影響しているか．精神科治療学，15；1229-1236，2000．
8) 神庭重信，平野雅巳，大野裕：病前性格は気分障害の発症規定因子か：性格の行動遺伝学的研究．精神医学，42；481-489，2000．
9) 笠原嘉：うつ病の病前性格について．笠原嘉編：躁うつ病の精神病理1．弘文堂，東京，p.1-29，1976．
10) 笠原嘉：退却神経症という新しいカテゴリーの提唱．中井久夫，山中康裕編：思春期の精神病理と治療．岩崎学術出版，東京，p.287-319，1978．
11) 笠原嘉：退却神経症―無気力・無関心・無快楽の克服．講談社現代新書，東京，1988．
12) Klein, D. N., Taylor, E. B., Harding, K. et al.：Double depression and episodic major depression: Demographic, clinical, familial, personality and socio-environmental characteristics and short-term outcome. Am. J. Psychiatry, 145；1226-1231, 1988.
13) Nicher, M.：Idioms of distress：Alternatives in the expression of psychosocial distress. A case study from South India. Culture, Medicine and Psychiatry, 5；5-24, 1981.
14) 下田光造：躁うつ病の病前性格について．精神誌，45；101-102，1941．
15) 樽味伸：〈生きる意味〉と身体性，行為，文脈―ある「ひきこもり」症例から．治療の聲，9；3-13，2003．
16) 樽味伸：「対人恐怖症」概念の変容と文化拘束性に関する一考察―社会恐怖（社会不安障害）との比較において．こころと文化，3；44-56，2004．
17) 樽味伸：診断行為と治療文化―その多層性について．こころと文化，4；154，2004．
18) 樽味伸，神庭重信：うつ病の社会文化的試論―とくに「ディスチミア親和型うつ病」について―．日本社会精神医学会雑誌，13；129-136，2005．

19) Tellenbach, H.：Melancholie. Springer, Berline, 1976.（木村敏訳：メランコリー（増補改訂版）．みすず書房，東京，1985．）

（臨床精神医学，34(5)；687-694，2005．）

トランスおよび憑依障害

樽味 伸

I. 概　念

　トランスや憑依は，たとえば「こっくりさん」や「憑きもの」として本邦でもよく知られている様態である。米国の代表的な精神医学教科書[5]では，降霊会における霊媒を例に挙げている。
　本障害の「概念」としては「解離が基本的病的機制と想定されるトランスあるいは憑依」[7]とされる。しかし「トランスとは何か」「憑依とは何か」と問おうとするならば，催眠とヒステリーをめぐる医学史と，神性／魔性をめぐる呪術的な迷路を解説しなければならなくなる[注1]。

II. 診　断

　トランスおよび憑依障害は，WHOの策定したICD-10において，解離性（転換性）障害の下位分類に記載されている。同様の病態がDSM-Ⅳでは，「解離性トランス障害」の名称で，「今後の研究のための基準案」として同巻末に記載されている。ICD-10の診断基準を，別表に示す。
　この基準運用のための診断ガイドラインでは，本障害は以下のように記述されている。すなわち「人格同一性の感覚と十分な状況認識の両者が，一次

注1）この魅惑的な"迷路"についてはここでは詳述できない。入門的な文献としては，催眠とヒステリーについてはEllenbergerの著書[3]，神性／魔性については吉田禎吾の著書[13]を挙げておく。

表 F 44.3 トランスおよび憑依障害　Trans and possession disorders

A．解離性障害（F 44）の全般基準をみたすこと。
B．次の（1）・（2）のいずれかがあること。
（1）トランス：意識状態の一過性の変化が，次のうちの2項でみられる。
（a）　人格同一性の感覚の喪失。
（b）　身辺の状況に関する認識の狭小化，または周囲の刺激に対する関心が異常に狭く限定される。
（c）　わずかなレパートリーの繰り返しに終わる運動・姿勢・会話。
（2）憑依障害：霊や何らかの力や神，または他者に取り憑かれているという確信。
C．上記のB（1）（2）項の基準は，宗教的またはその他の文化的に許容される状態を逸脱して，あるいはそれらの状態の延長線として生じるものであり，不随意で厄介なものであること。
D．主要な除外基準：統合失調症とその関連疾患（F 20-F 29），または幻覚をや妄想をともなう気分（感情）障害（F 30-F 39）との同時発症はない。

的に喪失する障害。症例によっては，あたかも他の人格，霊魂，神，あるいは『力』にとりつかれているかのように振る舞う。注意と認識は直接的な環境のひとつかふたつの局面のみに制限されるか集中し，限られてはいるものの反復する運動，姿勢，発語の組み合わせがしばしば認められる」。そして，幻覚妄想を伴う統合失調症などの精神病性障害，気分障害，身体的原因や精神作用物質によるものなどを除外しなければならない。DSM-IVの研究用基準案でも，ほぼ同様の記述である。

　実際に事例化して医療場面に現れる場合は，純粋に解離性障害のみの病態はまれで，急性の反応性精神病状態（ICD-10ではF 23：急性一過性精神病性障害）を呈していることも多い。憑依に関しては，本邦では慣例的に一部の精神病状態も含めて「憑依症候群」として広くとらえており，解離のみで区分けするよりも実践的な診断の視点といえよう。

III．分　類

　診断上の分類として，DSM-IVに準拠した教科書[5]のように，解離性トランスと憑依トランスを分ける場合もある。民俗・伝承・信仰体系に沿った「超常的存在」とされるものが「憑いた」トランス状態が憑依トランスであ

る。

　憑依トランスの場合，本人は神や霊的存在の「お告げ」を発するが，しばしば態度，振舞い，声の調子なども大きく変容し，尊大，攻撃的になることもある。ただし，単に無節操に尊大になるのではなく，その超常的存在に備わっているとされる性格を遵守している場合がある。たとえば，本邦における「狐憑き」では古来，コンコンと鳴き四つ足で這ったり，油揚げの供出を退散のための交換条件のひとつに挙げたりするなど，なにがしかのルールをもって治療者と対峙してきた面もある[注2]。

　実際上は，解離性トランスと憑依トランスは移行することもあり，臨床的に両者を分けることは困難である[10]。一次的にトランス状態にある者に対して，周囲の者が「憑いた」と言い始めることで，初めて憑依がはっきりと現れるという相互作用の存在も常に指摘されており，この分類自体が状況依存的である可能性も高い。ICD-10の分類においても，別表B(2)にあるように「取り憑かれているという確信」の有無で分けられているに過ぎない。

IV. 治　療

　興奮が激しい場合などは入院を要することもある。環境調整と投薬により，多くは数カ月以内に軽快するが，ときにトランス時の健忘を残す。薬物処方については，症状が激しい場合には少量のbutyrophenone系抗精神病薬や，鎮静作用ももつ抗うつ薬（amitriptylineやtrazodone）が使用されるが，基本的に対症的なものである。

　とくに憑依の場合，治療者が一方的に薬物療法をおこなおうとすれば，本人および周囲との思わぬ摩擦を招く場合がある。しばしば周囲の者でさえも本人の憑依の体系と地続きの状況にあり，「精神科の薬物」に常に好意的で

注2）「狐」と祈禱師との対峙においては，疾病利得の保持と退散をめぐって「取引」（バーゲニング）が行われていた側面があるという。このあたりの経緯については，中井[6]（とくにp. 41-58）参照のこと。

あるとは限らない。憑依された者が，どのような"説明の体系"―なぜゆえにこの状態なのかという物語―を持っているのか，治療者は「科学的」に見下すことなく（いくらそれが非科学的な話であっても）できるだけ丁重に耳を傾ける姿勢が必要である。もしも憑依の形式を借りた要望の表明があれば，医学体系に基づく治療者と，憑依の体系に基づく本人との「取 引（バーゲニング）」が，現実原則にのっとって展開され「妥協点」が模索される。それは「科学的」な「治療」とは言えないかもしれないが，しかしおそらく有用である。説明の体系と取 引（バーゲニング）については，次項後半に再び触れる。

V. 文化的・宗教的コンテクスト

1. 概念の境界（マージン）へ

トランスおよび憑依"障害"については，既述のような臨床像として診断ガイドラインに記述されている。しかし現象としてのトランス／憑依は，世界各地に見られるものであり，しかも常に病的とされるわけでは決してない[4]。本来は神の口寄せ儀式であったバリのケチャ・ダンスをはじめ，多くの宗教的儀式には，単調なリズム構成による知覚刺激，単調な身体動作の繰り返し，注意を一点に集中させる道具立てなどが備わっているが，それらはトランス／憑依につながる解離機能を呼び覚ます技法として，積極的に利用されている。また，現代に至るまで霊媒は病者として扱われるわけではなく，また卑近なところでは高速催眠現象も，単調な路面音と持続的前方注視による，一種のトランス状態といえよう。

トランス／憑依がひらく場は，催眠・夢遊・身体変化など，精神医学がいったん軽視[11]しかけた知見――とくに19世紀のヒステリー理論まで遡る医学的視点[3]――に加え，その様態が発生する場の民俗・文化・信仰体系への人類学的視点[12]，そしてその様態を呈したその人のライフヒストリーに関する個別的成育史的視点[1,2]が，ダイナミックに流れ込み交錯する領域として構成される。

2. 診断の境界(マージン)へ

　ICD，DSMにおける本障害の記述には，ほぼ共通した内容の但し書きが存在する。ICD-10では，本障害は「宗教的ないし他の文化的に受容される状態を逸脱して生じ」るものとされ（傍点筆者[注3]），一方DSM-Ⅳでも「ここで提案されている障害は，その人が属している文化の中で広く受け入れられている文化的および宗教的活動という状況の下で，意図的にかつ苦痛なく，トランス状態または憑依状態に入る人には考慮すべきではない」とされる。この「文化」に関する共通の但し書きは，本障害のもつ意味を深いものにする。

　すなわち本障害においては，純粋に症候学的にその「障害」が切り取られるのではなく，その者の呈している様態が，その場において宗教的・文化的に受容されるものであるか否かという，狭義の医学とは別次元の関数をすでに内在させているのである。仮に症候学的特徴が揃っていたとしても，それが文化的な側面から受容されるものならば，「病気である」という診断は留保され，その様態は医療面において事例化しない。

　トランス／憑依にまつわる「その者」「その場」という個別性の側面は，客観性を柱のひとつとする科学としての医学／診断学にしばしばなじまない。しかし逆に，その個別性を無視して，純粋な医学的視点からその「障害」を診断学的に切り出そうとするときに，おそらくトランス／憑依に含まれているはずの豊かな文化的土壌は，その多くが失われてしまうことにもなる。具体的には，症状が呈していた意味，その個人における背景，症状を創り出した土地の記憶と歴史，その他さまざまな文化装置は，平面的な診断学のみではしばしば掬い取ることができない。

注3）「逸脱して生じる」の箇所は，ICD-10英語版では"occurring *outside* religious or other culturally accepted situations"とされ，日本語版の「正常―異常」の規範概念を含んだ「逸脱」という表現よりも比較的中立に，宗教的・文化的に受容されうる状態の「外部において」生じるというニュアンスをもっている。

3．文化の境界(マージン)へ

　トランス／憑依を構成する民間伝承の基盤には，さまざまな精霊信仰と，その精霊と交感するシャーマン文化が存在するとされる。本邦においても，古来のシャーマニズムを母体として，陰陽師，修験者，祈禱師などの巫者の系譜が存在し，突発する憑依現象に対して祓魔行為をおこなってきた。彼らの行為は，その土地の口頭伝承として残り，あるいは能舞台での再演と模倣を経て，再び習俗・信仰として還流し定着し伝播してきた。そこに，憑依を産み出し，逆に憑依が発現することにより存続する相互生成的な，憑依の"文化装置"をみることができる[1]。

　その後，明治新政府の禁止令によって民間宗教と呪術行為は解体することとなった[注4]が，このあとから憑依に関する医学的調査報告が徐々に開始され，ここで「憑きもの」は近代医学の対象となっていった。

　しかし土地によっては習俗としての祈禱が根強く残っており，現代においても，精神科受診の前にまず祈禱師のもとへ行くという受療行動が見られることもある。その場合，本稿前半で触れたように「説明の体系」すなわち「今の状態はどのようなものであるのか，なぜそのようになったのか，なぜこ・の・私・に（あるいはこ・の・人・に）それが起こっているのか，そこから離脱するにはどうすればよいのか」という当事者の見解は，決してすんなりと医学モデルに沿うものではない。しばしばそこに呪術モデルと医学モデルの「異文化摩擦」が生起しうる[注5]。

　シャーマニズムがほぼ姿を消したと思われる現代においても，憑依の母体は潜在している。いくつかの新宗教の内部においては，祈禱と祓霊の伝統を保持し更新しつつ，ある種のシャーマニスティックな空間を構成する。それ

注4) その一部は神道系の宗教家に受け継がれ，現代の新宗教の底流になっているという。
注5) このとき医療者は，自身の属する体系を揺さぶられ，医学の層からは見ることのできなかった，分厚い文脈を目にすることがある。それは当事者の心理社会的事象にとどまらず，その人およびその土地の歴史，習俗，伝承と社会的変動が塊状をなした複雑な文脈として多元的に現れることになる。詳しくは江口[1]参照。

らは一般科学を軸とする現代文化のなかに，微小な異文化圏として島状に分布することとなり，双方の"文化"が折り合えず摩擦をおこす境界面において，トランス／憑依が事例化しやすいとされる[10]。すなわち，その教団における説明の体系と，一般社会の説明の体系が衝突するときに，事例化への準備状態が構成されるのである[9]。ここで本邦の「狐憑き」の明治以降の背景には，その地における旧来の農業従事者と，新興入植者である貨幣経済成功者との摩擦が指摘されている[12]ことを想起してもよい。またシャーマン文化には属さないながらも，現代のいわゆる自己開発セミナーにおいて，集団が密室で儀式的に行う種々の行為（ワーク）は，参加者を容易にトランスへ誘導し感応とカタルシスの場を形成しうる。それはセミナー内部においては心理的転機を迎えるきっかけにもなりうるが，セミナー後には現実生活へ急速な適応を要するため，意識変容を中心とした祈禱性精神病類似の症状を呈した報告もある[8]。このように，文化の境界における摩擦，あるいは説明の体系の衝突が，事例化要因のひとつであることを考えれば，治療の項に述べた「取引（バーゲニング）」の重要性はもう一度意識されてよい。

　このようにトランス／憑依の開く場は，医学の枠組みを越えるポテンシャルをもち，様々な文脈が再び臨床場面へ還流しえる構造をもつ。そのダイナミズムの一端でも読者に伝わればと期待して，章を終える。

文　献

　本章は引用箇所のほかにも全般に江口[1]，大月[10]，中井[6]の論に多くを負っていることを付記する。

1) 江口重幸：滋賀県湖東一山村における狐憑きの生成と変容―憑依表現の社会―宗教的，臨床的文脈．国立民族学博物館研究報告，12 (4)；1113-1179, 1987.
2) 江口重幸：精神科臨床になぜエスノグラフィーが必要なのか．酒井明夫，下地明友，宮地照夫ら編：文化精神医学序説―病い・物語・民族誌．金剛出版，東京, p.19-43, 2001.
3) Ellenberger, H.：The Discovery of The Unconscious. Basic Books, New

York, 1970.（木村敏，中井久夫監訳：無意識の発見（上）．弘文堂，東京，1980．）
4) Hacking, I. : Rewriting the Soul ; multiple personality and the sciences of memory. Princeton UP, Princeton, 1995.（北沢格訳：記憶を書きかえる―多重人格と心のメカニズム．早川書房，東京，1998．）
5) Kaplan, H., Sadock, B., Grebb, J. : Kaplan & Sadock's Synopsis of Psychiatry. 7th ed, Williams & Wilkins, Baltimore, 1994.
6) 中井久夫：治療文化論―精神医学的再構築の試み．岩波現代文庫，岩波書店，東京，2001．
7) 中西俊夫：解離性昏迷，トランスおよび憑依障害．別冊日本臨床 領域別症候群 38，p.501-502，2003．
8) 大西建，山田和男，長瀬泰子ほか：自己啓発セミナーへの参加を契機に精神症状の発現を見た6症例．精神医学，33；1217-1223，1991．
9) 大月康義：手かざしを契機に発症した憑依症候群の一症例―邪病との比較文化精神医学的考察．精神科治療学，8；1338-1344，1993．
10) 大月康義：憑依と精神科臨床―歴史と文化の視点から．臨床精神医学講座 vol.23 多文化間精神医学，中山書店，東京，1998．
11) Simeon, D. & Hollander, E. : Dissociative Disorders Not Otherwise Specified. In :（eds.）, Sadock, B. J. & Sadock, V. A. Kaplan & Sadock's Comprehensive Textbook of Psychiatry, 7th ed., Williams & Wilkins, Philadelphia, p.1570-1576, 2000.
12) 吉田禎吾：日本の憑きもの―社会人類学的考察．中公新書，中央公論社，東京，1972．
13) 吉田禎吾：魔性の文化誌．みすずライブラリー，みすず書房，東京，1998．

（西村良二編：新現代精神医学文庫 解離性障害．新興医学出版社（近日出版予定）．）

書評

「寛解期後期」について

樽味 伸

I. はじめに

　本稿は，中井の「寛解過程論」における「寛解期後期」について記すことになる。ただし，実践的かつ具体的な《解説》としては，中井自身が配慮的に編みなおした『看護のための精神医学』[3]の記載に譲るべきであると考える。したがってここでは，もう少し〈遠巻き〉に「寛解期後期」を概観することを目的としたい。そしてもしも本稿の〈遠巻き〉加減に物足りないところがある方は，ぜひとも原著あるいは『看護のための精神医学』を読んでいただきたい。

　なお，本稿では筆者のことを「私」と表記する。こちらの方がしっくりくるからという，はなはだ個人的な事情による。

＊

　私は，統合失調症の「ひとりの過程」を，縦断的・逐次的に〈最後〉まできちんと見届けたことは，まだない。〈発病〉しかけた人をなんとか押しとどめたか，あるいは短期間のうちに病的過程を通り抜けて行ったかもしれないと思える例はあるが，それはまだ語れる範疇には属していない。したがって，そのごく少数の例に「寛解過程」を「見た」とは言えない。ここに記す「寛解期後期」は，私にとって，ながい治療過程の中で能動的に《導いてくる場》として機能させることはいまだできておらず，受動的に目にして《思いおこす場》としての認識にとどまっている。それが私の臨床経験の少なさによるものなのか，臨床力のなさによるものなのか，せめて後者でないこと

を祈りつつ，しかし私自身は検証のしようがない。

この数年，私の臨床行為は，無床精神科クリニックの週1日の外来診療が中心であり，彼らの逐次的展開を自発的に追うことをさらに困難にしている。私が彼らを追う（あるいは導く）ことはなく，私の前に様々な「過程」の彼らが現れ，そして短い診療時間で去っていくことが続いている。時には接線的な触れ合い[1]があり，あるいは逸れたり交差したり，またはなにも起こらない場面が過ぎる。そのような私の外来日に通う幾人かに，中井の言う「寛解期後期」を《思いおこす》ことはある。そしてその認識にとどまっている。おそらく私にとって，いまだにそれは準拠枠ではなく参照枠なのであろう。

II．「里程標」について

まず，「寛解過程論」で使用されている「里程標」という言葉に着目する。

里程標とは，①道路のわきなどに立て，里数を記した標識，を意味し，そこから，②物事の推移・展開・発達の一段階を示すしるしとなるもの，であるとされる（松村明編『大辞林』三省堂）。論の中で「里程標」という言葉は，もちろん②の意味で用いられたのであろうが，その背景となる①の意味をここでもう少し展開してみたい。旅に関する言葉が一般にそうであるように，この「里程標」という柔らかい日本語の選択が，この「寛解過程論」を細やかにかたちづくることの一助となっているように思われるからである。

旅程が順調な場合は，里程標はしばしば意識されない。ときおり目に付いたり，しかし多くは見落とされたりしながら，それは道ばたにぽつぽつと立てられている。

統合失調症の治療過程において，治療者は，病者とのながい過程のなかで，しばしば道に踏み迷い，ときおり消耗し，そして《現在地》を把握できなくなることがある。そうした中で「我々は同じ場所をぐるぐると回っているだけではないか」という疑念に苛まれ，耐えきれなくなりそうなときに，薄暗い細い道の端に，中井が立てておいた道標に行き当たることになる。あるい

は迷いかけた霧の中で、もう少し能動的に、その里程標を探しにただひたすら戻ることになる。そうして見つけたその標識のかたわらで、治療者は少し安堵し、次の里程標までの距離をゆっくりと勘案する。そこから彼／彼女は病者とともに、荷物を再び背負いなおしてさらに歩を進めるかもしれないし、いったん荷を下ろして少し休むかもしれない。そして、四半世紀の風雪を経たその里程標のもとで、これまでにそこを通って行ったであろう幾多の病者と治療者について、あるいはこれからそこを通って行くであろう彼ら彼女らに、少し思いをはせることになるかもしれない。

　里程標とは、そういった《あゆむ者》の判断と自由度を見守ることができる《道標》であって、交換可能な治療者が常に判断を従属させるべき《アルゴリズム》とは、本質的に異なった次元に属している。中井は、その寛解過程のなかにおいて認められる様々な所見を、決して「チェック項目」あるいは「クライテリア」として分断し列挙することをせず、常に経過・文脈と一体のものとし、「過程全体の文脈の中でとらえる必要のあるような過程」（文献2，p.117）として、その論の中に織り込み続けている。それは「過程の記述」であり、そうであるからこそ「治療の里程標」（p.178）であった。

　その道すじの中において、身体的擾乱をくぐりぬけた後の「寛解期」の道標は、少しひらけたところにあって、しばしば見晴らしのよい、そのぶん時には寂しいような心もとないような、そういう場所に立っている。少なくとも《読む者》としての治療者に、そう感じさせる力を持つように思われる。それは《アルゴリズム》が決して持ち得ない力である。

III.「寛解期後期」について

1.《高い感覚性》について（p.173）

　冒頭に記したような臨床行為の中で、ふと「寛解期後期」を《思いおこす》ような病者が、もちろん私の外来日にも受診する。彼らは、静かにやわらかく、それでも必要なぶんだけの緊張を上手に保持して、診察室のイスに

座る。彼らの多くは，きちんと着座する。「いつもどおり」のやりとりと，生活リズムに関する問診と少しの会話の後，彼らはそっと席を立ち，(人によっては微笑んで) 挨拶してから退出する。私は彼らの「いつもどおり」を確認するし，もしかしたら彼らも，私(を含めた臨床の場)の「いつもどおり」を確認するのかもしれない。

彼らの急性期における様態は，その診療場面ではもちろん明らかにはならない。それは診療録に綴じ込まれている公的診断書から，とくにその更新の時期において，私に筆写され推察されることになる。そして過去の病歴と入院歴の欄を見るにつけ，私の目の前にいた彼らが，入院中にはそのような状態を経てきたのだと考えるときに，その病棟での主治医や看護者に対して，ときに私は(あけすけな言い方を許してもらうならば)じっと手を合わせたくなるようなことがある。

おそらくそのとき私は，過程／道のりとしての「寛解期後期」を目にしているのだろう。

中井がていねいに言葉を編んで記しているように，「寛解期後期」に至るまでの間に病者は，名状しがたい断崖と深淵を垣間見たあと，あるいはそれを横目にしながら，そこから〈還ってきた(あるいはくぐり抜けてきた)人〉のようである。それは治療者にとって，やはり〈自分の襟元を正したくなる〉感覚として，彼らの過程／道のりを思いおこさせることになる。

診察待合室の混み具合によっては，サッと診察を切り上げて帰ろうとするのは，主に彼らである。扉の向こうで待っている他患の圧力を感じ，そして診察者である私の焦りをスッと読みとって，「同じ処方でお願いします」と少し申し訳なさそうに言って，彼らは挨拶して帰っていく。それは，ある種の神経症圏の人が気を利かせたときの同じ行動よりも，もっと基底的・感覚的なものであるように思われる。そこには広い意味での〈対価〉(たとえば「前回はすぐ帰ったから，今日は少し話を聞いてもらおう」)が要請されない。外来診療の短い場面でさえときに発揮されてしまう彼らの《高い感覚性》は，その他の多くの生活場面においても，彼らを上手に破局から未然に回避させ

る大事な能力として機能し彼ら自身を守り，しかし別の場面では，〈危機の気配〉の早すぎる察知と，それによる余裕の決定的な消失をもたらしうることにもなるのだろう。前者と後者の比率がどのようになるのかという点は，おそらく各々の〈運〉も含めた多くの関数から成り立っている，としか言えない。少なくとも，前者の比率を上げるために，つまり彼らの感覚性が，過度に削りこまれ尖らせられることを遠ざけ，そして上手な感度の活用と自律神経的警告の受信／休息の確保のために，「いつもどおり」の診察と，少量の向精神薬の持続服用の意義があるのではないか。それが余裕（流れに上手に埋没できること，たとえば季節感（p.171）の中におさまること）の保持に，結果的につながることになると思われる。

2．《破局の端緒》と《局地化》について（p.174）

彼らにとっての「不可測の要素にみちたこの世界」（p.174）において，その高い感覚性をもって世界の全体を走査し，全的・一元的に（中井の頻用語では統合志向的に）対処しようとする彼らが，せめてその余裕を失わないように世間を生きていくためには，意識的な戦略・戦術が必要となる。

彼らは，ある局地的な変化から全体の変化を読みとろうとする能力を，多かれ少なかれ持っているように思われる。それは先述したように，これまでの彼らの生き方において，多くの場面で危機を未然に回避させることに寄与してきたはずである。しかしながら，なんらかの必然的要因や偶然の不運のために，上手にその場を回避することが難しいと感じられたとき，些細な出来事を，些細なままに（局地的なものとして）小器用に対処することを，彼らはいさぎよしとしない。そして〈とりあえず〉手近なもので間に合わせることをせず，全体を映し出す壮大な方程式を構築し，解こうとする。それが彼らの脳活動の機能不全によるものであるのか，それとも本来的な生き方の「くせ」であるのかは，不明である。ただ明らかなこととして，状況によっては，その「些細な」出来事に対して，彼らはいささか不器用な形式でしか対処できないようにみえてしまうことがある。我々にとっては「些細な」こ

ととしてのあるひとつの出来事に対して，彼らはおそらく，それが「世界」全体とつながっているか，少なくともそのような可能性の感触をもつものとして，対処しなければならないのである。（それが「治療」されねばならないものであるのか，つまり〈病的所見〉として成立させるべきものであるのかどうか，私にはまだわからない。ときにそれが彼らの vulnerability：弱点としてみえてしまうことは確かにあるにしても。）

　そのことについて，『それは些細な出来事である』と治療者や関与者が言語的に論証しようとしても，それはもしかしたら《世界のとらえかた》に関する根元的な差異を強調しあらわにするだけに終わるのかもしれない[注1]。あるいは個別的な状況を1つひとつ吟味して実践的に克服させようとしても，しばしば彼らはその場から去ろうとし（『続かない』と評される），また不運にして去ることができない（あるいは許されない）場合，その〈練習〉が決して無益なものではないにしても，自信と生気を失いつつ反復強迫としての「実践」を繰り返すだけということになりかねない[注2]。

　もしも彼らが，そのような「世界全体とつながりかねない」という感触をもとに，その《世界》をこれまで生きてきたのであれば，あるいはこれから《世間》を生きていくのだとすれば，我々がその「小器用でないこと」を，たとえば「陰性症状」と名付けたからといって，なにも解決はしない。必要となるのは，具体的な戦術・戦略である。

　たとえば，漠然とした「人間関係の問題」を，ある種の神経症圏の人々のように「肩こり」という〈局地的〉な問題に時宜に応じてすり替えることを，彼らは苦手とする。彼らの肩はこらないまま，「人間関係」はさらに細密か

注1）一般に，なにかとなにかが出会うとき，もしも両者が対等でない場合，一方が他方の《世界のとらえかた》を「解釈」のため分断し再構成し同時に生気を失わせることがときにある。もちろん本稿においても同様であり，私が原著について，あたかも〈みてきたかのように〉まことしやかに記したことは，すでにその危険性を背後にもつ。それは究極的には避けられないものであって，私にできることは多分，このような記述が「客観性」をまとってはいないことをそれとなく示しつつ，（図々しくかつ意図的に）「私」の記述として差し出すことぐらいである。

「寛解期後期」について　229

つ壮大な「組織図」に変貌するかもしれないし，逆に頭痛と吐き気と腹部消化器症状として，もともとの状況とは加速度的に乖離しつつ年余にわたって執拗に続くかもしれない。（後者は，ときにその身体的擾乱が，さらなる「統合失調」的過程への歩みを踏みとどまらせるという側面もあるように思われる。ただしそうであるにしても，その前景にたつ身体的擾乱は，ときに治療者の《現在地》さえ見失わせかける。）

　そうした「破局の端緒」（p.174）において，意識的な戦略・戦術として，中井は空間的あるいは時間的に距離を（心理的に）とることをあげている。いかにして，彼らの《世界》の感触を《世間》に差し戻し紛れ込ませ「相対的に矮小化」（p.174）させればよいのか，ともすれば彼らの《高い感覚性》から増幅され強調されてしまう〈事態のささやき〉を，もう一度〈遠い風景〉に移しなおし，接近戦／白兵戦（それは最も高頻度に〈不意打ち〉が発生し，したがって高頻度に〈アドリブ〉を要する状況である）を最小限にとどめるか，が重要となる。

　治療者は，病者をときになだめ，ときに「いつもどおり」を遵守しながら，なんとか〈事態のささやき〉に対して有効な距離をとることに知恵をめぐらす。「なるべく関わらないようにすること」「風向きが自然に変わるまで，もうすこし様子を見ること」を，しばらくは唱え続けることになるかもしれな

注2）繰り返すが，その「実践」が常に無益であるわけではない。野球における投球術にたとえるならば，本人が意識的に「持ち球」として，つまりあくまで〈オプション〉として「かわす変化球」を戦略的に身につけていくならば，あらゆる局面を「直球」1本で押し通そうとするよりも，それは確実に本人のピッチングの幅を広げ，試合運びを楽にすることにつながる。そのときその「持ち球」は，意識的な戦術として，様々な局面で有効に機能しうる。重要なのはおそらく，その「実践的な変化球」の修得は，それだけで完結するものではなく（実践のための実践ではなく），選択肢を増やすための手段であって，ピッチングの柱として常に中心にあるのは彼本来の「球すじ」であることの意識であり，そのような主体的な意識を彼自身が大事に保持しうるような，本人と周囲のスタンスが必須であるように思われる。球種選択の主体性が損なわれたままであれば，あるいはピッチングフォームの「くせ」を矯正されすぎたときと同じように，ルーキーのころの「生きのいいピッチング」は，しばしばそのまま影をひそめてしまう。

い。局地戦で重要となる「こまわり」を苦手とし，よしんば可能であったとしても，それをいさぎよしとしない以上，彼らの武骨な陣容を立て直すための「空間的距離」と「時間的距離」は，意識的に，戦略として，「ゆとり」として確保されなければならないからである。そして（できれば病者自身が，あるいは治療者と共同で）絞った知恵でうまくいったとき，それを〈次〉に生かせるように，そのときの方策を少しずつ吟味して病者自身の「持ち球」のレパートリーに加えることができたならば，それは彼らが《世間》を生きていくうえでおそらくもっとも有効な〈やわらかさと一体となった距離感〉を，さらに上手に身にまとうことができるようになるのかもしれない。

IV．おわりに

「寛解過程論」およびその「里程標」は，《読む者》としての治療者のうちに，病者の「これまでの道のり」を思いおこし，「これからの道のり」に思いをはせるという行動を触媒しうるという点において，ある力をもっている。その力は，当然のことながら再現と追試が不可能であり，したがって科学的事実として記録され伝達されることは難しいけれども，臨床の場面に「見通し」と「ゆとり」をもたらし，少なくとも，治療者にとっての心理的下支えとなる場合がある。それは本稿前半部において記したように，有効／無効で臨床行為を規定する「アルゴリズム」が持ちえない重要な力であり，その力の有無は，それだけで臨床場面の《流れ》や《過程》を大きく変化させうるという意味で，現在も有効である。もちろん，薬物選択に関する統計学的結論と，精神病理学的過程の記述の，どちらが優れているかといった問いは成立しないし，おそらく無効であろう。あらゆる場面においてそれらは相互補完的であるし，それが健全な帰結ではないだろうか。ただし，たとえば訴訟されることに備えたアルゴリズムの遵守という医師患者関係の社会的変容が，精神医学的治療場面に徐々に実質的な浸潤を深めていくとき，それがどのように「（中井が記した）寛解過程」を修飾していくことになるのかという問

いは，今後さらに重要になってくるのかもしれない．

　私が目にしている「寛解期後期」の人々は，ごく短期の経過をたどった人（しばしばそれは Diagnostic and Statistical Manual の基準からは統合失調症とはみなされない）以外は，ほとんどが1970年代後半から80年代に初発し，加療を受けた人々である．それがすべてとは言わないまでも，なんらかの形で「寛解過程論」が提示された時代に属していた人々であり，また彼らの初発時における治療者も，多かれ少なかれその時代の空気に接してきた人々である．中井が「ゆとり」「きゅうくつ」という言葉で了解の可能性（あるいはぎりぎりのつながり）を探ろうとしたその時代から四半世紀経った今，ともすれば了解の不能性をもとに，彼らの《ことば》に対して洗練された薬理学的返答が統計学的に練られていくとき，彼らはどのような経過をたどっていくことになるのだろうか．そしてそれは治療者に，どのような《思いおこす場》を与えることになるのだろうか．

文　献

1) 松本雅彦：「治すこと」と「治ること」―分裂病治療における「接線的触れあい」について―．土居健郎編：分裂病の精神病理16．東京大学出版会，東京，p.139-166，1987．
2) 中井久夫：精神分裂病からの寛解過程―描画を併用した精神療法をとおしてみた縦断的観察．著作集第1巻，岩崎学術出版社，東京，1984．
3) 中井久夫，山口直彦：看護のための精神医学．医学書院，東京，2001．

（こころの臨床 à·la·carte，23(2)；175-179，2004．）

書評:『他者の現象学III
　　　—哲学と精神医学の臨界—』
(河本英夫、谷徹、松尾正編、北斗出版　2004年)

樽味　伸

I．はじめに

　本書は，副題にもあるとおり，哲学と精神医学の接点を求めながら1982年以来刊行されてきたシリーズの第3巻である。そこには，他者に対峙した自身の語り，体験の根拠へ遡る問い，真剣に磨かれた言質が並べられている。

　翻って評者は，精神医学にどっぷりと身を浸すことを，ほとんど本能的に回避しようとしながら，それでもその業界でゆらゆらと糊口をしのぎつつ現在に至っているような状況である。まして哲学の領域に差し挟む口など，実はあこがれつつも持っていない。

　そのような，ほとんど傲岸不遜と言ってもよい足どりと口の者に，「良心の耳」(松尾，本書 p.70) が備わっているとはとても思えない。せめて本書を汚さぬようにしたいが，すでにこの数行も，品質のよくない防衛の産物であることは目に見えている。

　したがって，評者は本書を嗅ごうと思っている。なにかを嗅ぐのは，失礼で破廉恥な行為とされる。本稿もそうなのだろう。おそらく書評の流儀にも則ることができない。大変申し訳なく思う。しかも，たぶん表層的なものしか嗅ぎえない。誤読があれば，これも陳謝したい。

　それでも評者はなんとか鼻をきかそうとしている。

　嗅いだところで形にはならない。言葉にもならない。

　声にはなるかもしれない。しかしそれを聴く者を指定し得ない。

　指定し得ないまま，以下の2編の論稿に触れる。

II．臨床情景の現象学（松尾正）について

　本論の 70 ページから始まる「臨床情景」には，精神医学用語が使用されていない。もちろん見出しにも「症例呈示」などとは記されない。それはあくまで，「臨床」行為に携わった「私」のまえに展開された「情景」である。

　もしも仮に，ここに「精神医学」的用語を散りばめれば，それは「症例報告」となり，「精神医学」風味となり，精神医学業界的取扱がなされることになる。そのプロセスを経ることで，それは「精神医学」という大道具係が組んだ「セット」となり，「精神医学」的「事実」となり，同時に「私」が見た情景ではなくなるだろう。

　しかし著者はそうせずに，生のまま呈示している。もちろん当然のことながら，この「生のまま」というのは，生起したことをそのままにという意味では毛頭なく（そんなことはありえない），「私」にとっての「私」の状況を「私」が記したという意味である。ビデオテープが記録したわけではないし，「精神医学」が記したわけでもない。「私」が記したのである。暗い出口をもつ赤い小部屋で。

　その直截さと誠実さは，そのあとに記される「陥穽」（p.73）と「分別」（p.79）の項において，批判的直球となって投げ込まれる。「陥穽」や「分別」の項で展開されるのは，道徳論ではもちろんない。臨床行為の中で「私」の前に展開されるものごと，つまり「私」の情景であるものごとを，無自覚に無批判に「精神医学のセット」に置換してしまうことに，どのようなトートロジーと矛盾が含まれることになるかという率直な指摘である。

　回転のよいストレートである。その球筋を目にするだけで腹筋に力が入るような。

　なお，著者はこれまでになく優しい（「易しい」ではない）言葉遣いで筆を進めているような印象を受けた。もしも「優しい」という言葉に差し障りがあるならば，ややもすれば毒気になりかねない成分において，穏やかな「あきらめ」の含有率が，若干上昇しているように思われた。その理由やそ

の先を見通すことは，評者の鼻では不可能であるが．

III．死から死へ（日暮陽一）について

「哲学」を遠巻きに見ながらウロウロしている評者にとって，文章そのものが，かなり親切であった．単に用語の問題ではなく，文章の空気が評者にとって，とてもフィットする感じを受けた．

著者自身がゆっくりと咀嚼しながら織り上げた論であり文章でありリズムであるので，それをさらに門外漢の評者がばらばらにするわけにはいかない．慣れない者が分解清掃した機械式時計は，二度と正確に時を刻めない．取り出した歯車は，その瞬間に変質する．

あけすけな言い方になるが，本論を読んで，死についての感触が評者の中でおそらく変化した．あるいは，少し拡がった．だから死んでいく者を見送るときの感触も，多分変化するのだろう．死にたがる者を見るときの感覚も，少し変化するかもしれない．それから，そのような彼らを見ている，生きている「私」の身体感覚も．

それから「代替可能性」（p.268）について考えている．精神医学的医療行為が，「臨床行為（であうこと）」「診断行為（わけること）」「治療行為（かかわること？）」の3つから成立しているとするならば，現在すでに後二者は，行為者が「代替可能」である．「診断行為」と「治療行為」は，診断ツールと治療アルゴリズムによって，標準化されている．統計のための参照枠であったはずのものは，いつのまにか準拠枠として世界を構築し始める．推奨される治療は，準拠するべきアルゴリズムとなる．変容していく医師－患者関係を背景にし，権利を中心とした法的「整備」の囲いの中で．

アルゴリズムの設定は残り，「治療者」は姿を消すだろう．少なくとも治療「者」は消えるだろう．臨床場面から「うつ病者」が消えて「うつ病」が残ったように（再び松尾の論 p.76 参照）．診断行為と治療行為が非人称となることで，あたかも客観性が現出するかのような楽天的幻想のもとに．

そして，「診断」「治療」のふたつの医療行為における代替可能性の席巻に

よって，最期まで個別性を消すことのできない「臨床行為」は，非常に居心地の悪いもの，できればなくしたいものとして，up-to date な精神医療行為者に感じられるようになっていくのだろう。（ちなみにこの「代替可能性」は，実験系における真理の要件「再現性」と変な風に接着してしまっている）。

　それに対抗するべき論は，もうそのときは，奇妙に道徳論のみが突出した「医の倫理」しか残っていないのかもしれない。著者の言葉（p.270）をもじってなぞらえるならば「すべては制度的な倫理的諸形象の形成へと向かって取り返しがたく動き出してしまう」のかもしれない。いや，もうそうなってしまっているわけで，制度としての「倫理」に立ち向かうことができるのは，もう文学しかないのかもしれない（高橋源一郎，山田詠美，対談「顰蹙こそ文学」．群像2005年1月号，講談社）。

　最期に本文267ページの「苦痛と死」について。そこで触れられたニュートンと古典力学の成立が，「自然科学」を神学と科学と哲学へ分離させていっただけでなく，個の認識と感覚の次元にも浸潤するような性質のものであったという指摘は，言われてみればまったくその通りで，もしかしたら評者の知らないところではこんなことは常識なのかもしれないが，頭の悪い書き方になるけれども，読んでよかったと思った。そして何度か読み直すことになるのだろうなと思った。

Ⅳ．おわりに

　以上，かなり手前勝手な「書評」となったが，2編の論考について記述した。誤解その他があるかと思われるが，なにとぞご容赦いただきたい。

　よい読書機会をいただいた福岡行動医学雑誌事務局に深謝いたします。とくに「タルホ」を読み直すきっかけになりました。

（福岡行動医学雑誌, 11(1)；96-97, 2004.）

座談会：私を変えたこの一冊

樽味 伸 ほか

（この座談会「私を変えたこの一冊（第3回）」は，平成16年12月25日福岡行動医学研究所にて行われた。）

樽味：アノォー，僕が出すのはですね，山際淳司『スローカーブを，もう一球』（角川文庫）という本ですけどね。早崎先生が出した本に，『海峡を越えたホームラン』があって，『白球礼賛』まで出たときは，もうダメだと思いましたけどね。なんとか生き残ったので。

これまでも，いろんな先生が「この一冊」を出されてきましたが，それぞれの先生が，ある種の気恥ずかしさを述べておられました。

たしかに恥ずかしいです。

「この一冊」というのが恥ずかしいのでしょうか。たぶん違います。

「私を変えた」が恥ずかしいのでしょうか。いや「私が変わる」のは，あまり恥ずかしくないです。たぶん僕は節操がないのでしょう。

この本を紹介するのは，僕にとってはうれしいことです。何時間でもしゃべりそうです。まるで子供の運動会のビデオを延々と見せ続ける親のように，うれしいのです。そうして得々と語り続けかねない自分が，たぶん恥ずかしいのです。

僕の一冊は，山際淳司『スローカーブを，もう一球』（角川文庫）です。1985年発行で，僕が買ったのは86年で，中学3年生のときです。スポーツ・ノンフィクションの短編集です。

この表紙が，なにしろかっこいい。これを買ったのは，中3の夏ぐらいだったと思うのですが，大牟田市の駅前の本屋さんで買いました。中学2年生

の終わりまで，僕は兵庫県の西宮市にいまして，親父の転勤で大牟田に来ました。それまで九州なんて縁がなくて，福岡は僕の中では北海道と一緒でしたが，まあそんなわけで，この表紙を見ると，当時の，なんとなく引越したての宙ぶらりんな気持ちと，むわーっと熱い大牟田の夏が一緒になってよみがえるのです。もうこの表紙だけで1時間話せますが，やめておきます。
　とりあえず，本の裏表紙の紹介を抜粋します。

　「長い長い闘いが終わった。強豪がひしめく関東大会で勝ち残ったのは高崎高校だった。ヒーローもなく，ただひたすら自分たちのペースで闘い続けた末の勝利だった。猛練習とは無縁で，甲子園出場など夢にも思わなかった秀才高の怪進撃（怪しいの怪です）を描いた表題作。」

　スポーツライターの山際淳司は『江夏の21球』で有名な人です。知っている人は知っている。僕はビデオももっています。『江夏の21球』もこの本に収録されていますが，僕が惹かれたのは別の二編，表題作の『スローカーブを，もう一球』これは今の裏表紙の紹介にあるように，高校野球の地方大会の話です。もうひとつが『八月のカクテル光線』。夏の甲子園，箕島高校対星陵高校の，延長18回までいった死闘の記録です。

『スローカーブを，もう一球』
　これは，いわゆる根性物ではありません。群馬県立高崎高校という普通の進学校が，春の甲子園に出るまでの，地方大会の話です。この高校は，福田赳夫と中曽根康弘の母校だそうです。
　川端君という「エース」ピッチャーの話なのですが，彼の武器はスローカーブなのです。
　どういうピッチャーなのかというと，引用してみます。

　「俺の球がそう簡単に打てるかという自負心が彼の心の中にあるわけではない。

それは，例えば少年野球をやり始めたころから天才野球少年などと呼ばれ，そのまま高校野球のマウンドに上がってしまった，生まれながらのエースの心情であろう。川端は，誰が見てもそういうタイプではなかった。第一，彼は『本格派投手』のような体つきをしていない。

　身長が180センチ前後ありユニフォーム姿もきまっていて，表情には凛々しさなども漂い，派手な大きなモーションからプロ顔負けの速球を投げてみせるのが甲子園にやってくるエースであるとするならば，彼はすべてにおいてアンチテーゼであった。

　身長は173センチ。スポーツをやっている高校生にしてはとりたてて大きいほうではない。体重は67キロで，体つきはどちらかと言えば，丸い。ユニフォーム姿が映えるほうではないだろう。顔の表情は，たいていの場合，やわらかく，時には真剣味に欠けるといわれることもある。ピッチングフォームも，いわゆる変則型である。（中略）自分ではオーバースローで投げているつもりでも，形としては横手投げになっている。」

　この人，100m走は，一番よい記録が16.5秒だそうです。
　そういう川端君です。川端君は1試合に何球か，超スローカーブを投げます。スピードは60キロくらいで，子供が投げるようなスピードの，山なりのカーブです。小学6年生でも90キロは投げますから，もうものすごく遅いわけです。
　「バッターをからかうように，ふらふらとやってきて，ホームベースの上を通過するときは，低めに曲がりながら入ってくる。打ち気になっているバッターは，それによって気分を乱されてしまう」そういうスローカーブです。
　そんなボールを投げられた打者について，川端君は言います。

　「ムッとする打者がいる，バッターボックスを外してことさら無視する打者がいる，そのスローカーブを打ってやろうとする打者がいる，思わずニヤッとしてしまう打者がいる。なんとなく，バッターが動揺したなっていうときが，一

番楽しい。そのあとで速球を投げると，さほどスピードがなくても，スピードの差があるから，バッターにはかなり速く見えるんだ」。

　彼は，そのボールを投げたあと，いつもニヤッと笑いたくなってしまうといいます。「やった！」と快哉を叫ぶ笑いではなく「ざまあみろ」と嘲笑する笑いでもなく，ただ，そのスローカーブを投げている時の自分が，一番自分らしくて嬉しい，という。
　もうこのへんで当時の僕はめろめろになりました。今もほぼそうですが。
　ふまじめではないんです。「ピッチングはかけひきだ」と川端君は言います。「ただがむしゃらにやればいいってもんじゃない。考えればいいんです。それだけで，高校野球だったら，ある程度まで行けるんじゃないかな」。
　正統派でもないし，反骨でもない。雑草魂みたいなのでもない。力もないし，かっこよくもないし，正しいノラの姿というか，あらゆる概念から逃げ続けるかっこよさ，というのはいらぬ知恵がついてからのアトヅケですが。
　考えすぎるぐらい考えるから，すべてのバッターに同じようなパターンで投げることができない。バッターがどう打ってくるか仮説を立てて，それを証明するために投げる。たまにはそれが外れることもある。それを「常に全力を尽くそうとしていない」「手抜き」といわれれば，腹が立つ。だから川端君は，手抜きだ太りすぎだと悪口を言われていた当時の江川が好きです。川端君は「のっぺりした高校球児のように，汗と涙だけで甲子園を夢見たりしない」と山際淳司は書きます。かっこいいなあと思いました。
　川端君はこう言ったそうです。「ピンチになれば，逃げればいいんですよ。かわしていれば，いつかチャンスはまわってくるもんですよ。」
　（ここで，僕の大好きな庄司薫を思い出したりします。「逃げて，逃げて，逃げまくることと，それで得られるしなやかな知性について」これは，たしか『赤ずきんちゃん気をつけて』かなんかに出てきた『どうしようもない世の中で犬死にしないための方法序説』にあります。）
　まあそれで川端君は，秋の地方大会をひょうひょうと投げ抜いて，関東大

会に駒を進めます。川端君は，マウンドでニーっと笑ったり，サインに首を振り続けて焦らしたり，ふわーっとスローカーブを投げたり，ピンチには逃げ続けたりして，試合を進めます。焦れば焦るほど，川端君の術中にはまるのです。

　このチームの監督は，野球経験もほとんどない世界史の先生で，その前は演劇部の顧問だった人でした。関東大会も1回戦で負けるはずだったみたいです。でも勝ってしまって，困るわけです。勝ったのはいいけれど，もう宿もその部屋には別の高校を入れていたりして，つまり宿のほうも1回戦で負けると踏んでいたんですね。遠征費も底をついて，監督は困って校長先生と電話で相談したりします。

　「勝ってしまったんですよ」
　「そうか，勝っちゃったか……」
　「それで，問題はですね」
　「わかっている。いくらぐらい足りないかね」
　「もうほとんど残ってません」
　「うーむ……。とにかくなんとかしよう」
　まあそんな感じです。

　そのあとも組み合わせ抽選の幸運もあって，ベスト4にも残ります。これで春の甲子園，つまり選抜高校野球出場権を得るわけです。ちなみに2回戦では，強豪の國學院栃木にも勝ったりしてます。ラッキーだけでなく，それなりに戦っていたんでしょう。で，甲子園出場を決めたあと，準決勝にも勝ってしまいます。そうすると，一応決勝戦があるわけです。

　春の選抜ですから，関東地区のベスト4以内なら，確実に甲子園には出られるわけです。ただ，決勝が残っている。

　相手は印旛高校というところで，当時ものすごく強い高校でした。そこには超高校級の捕手・月山というのがいます。（この人は，たしか，のちに阪神タイガースに入団したはずだと思います。1軍の試合に少し出ていました。）まあ，そんな人で，打ってよし，守ってよし，肩もよしの凄い選手で

した。そんな彼だから，毎試合スカウトが来る。それを知っている月山は，試合中のボール回しのときに，2塁送球のデモンストレーションまでする，といいます。2塁手はベースよりかなり後ろで待つ，そこに矢のような送球をするわけです。なにからなにまで，川端君と対局にいる人なわけです。

　川端君自身も，この印旛高校は別だと思っています。これは無理だ，と。監督もナインも，これは違う，と認めざるを得ない。ガタイも違う，設備も練習も素質も違う，守備も打撃も段違い。もう次元が違うのです。

　高崎高校OB，つまり川端君の高校OBも心配します。どういう心配かというと，ものすごい負け方だけは，してくれるな，と。決勝戦にはコールドゲームがないんです。なので，何点入れられても，9回までやらなくてはならない。だから，あまりぶざまな負け方だけはしないでくれ，なんとか，かたちだけは保ってくれ，と。

　まあそんな，関東大会の決勝戦で，この話は終わっていきます。秋の日曜日の水戸市民球場ですね。そのマウンドで，我らが川端は，ちょっとだけ奮い立ったりもします。

　で，まあ結末までは言いませんけど，この作品の最期の場面を，山際淳司は川端君と月山の対決場面で締めくくるわけです。ここまで月山は3打数1安打1三振，打点1。

　川端君は，この日の第四打席の月山に，もうすでに2球連続でスローカーブを放っている，その場面です。引用しますと，

「キャッチャーの宮下がサインを送ったわけだった。川端はその指先を見た。その指の形が，こう言っている《スローカーブを，もう一球》。川端俊介は，微笑んだ。そしてうなずくと，ゆっくりとスローカーブを投げる，あのいつものモーションに入っていく……」。

　このシーンで，終わるわけです。かっこいいでしょ。

　で，これで僕のなにが変わったかというと，じつはよくわかりません。ち

ょっと外れたモノとか，どこかずれたヒトとかに，妙に惹かれるようになって，僕自身がずれていったのは，この前後のような気もします．でもそれ以前から阪神ファンでしたから，なんともいえません．正統派が嫌いな僕が，この話で補強されたというか，余計ひねくれて偏屈になったというか．

　野球について，こんな風に書かれたものを，僕はそれまで読んだことがなかったので，さらに野球をマニアックに見始めたのも，この本によるものかもしれません．この頃から現在まで，毎年二月の終わりに出る，週刊ベースボールの選手名鑑号を買って，開幕までニヤニヤしながら読んでいたりします．なにを見て連れてきたのかわからない助っ人ガイジン（ダイエーで言えば，2003年のネルソン）や，芽の出ない若手や，1軍半のベテラン選手をいつも注目しています．今年は，僕が目を付けていた各球団の選手が，みんな首を切られて楽天イーグルスに集められてしまったので，なんだか複雑な気分です．川尻も吉田豊彦も斉藤秀光も星野おさむも高須洋介も，西武のカブレラにぶつけて骨折させた山村投手も行きました．皆さんどれも知らないでしょうけど．野村の息子カツノリも行きました．

　僕は人生のほとんどを，野球から学んだと思っています．ちなみに国際情勢は，オイルダラーとか東欧諸国の問題とか，米中関係とかは，ほとんどゴルゴ13から学びました．恋愛については，ちゃんと学ばなかったので，失敗しました．

　で，野球はよいものです．守備範囲とか，打順ごとの働き方とか，犠牲バントとか犠牲フライとか，同じアウトでも三振よりは，右打ちのセカンドゴロでランナーを進める，とか．人生行路の機微みたいなものが，全部そろっていると思っています．もっとあります．かわすピッチングとか，けれんみのないストレートとか，苦しいときは外角低めに丹念に，とか．中継ぎ投手とか便利屋とか敗戦処理投手とか．直球ばっかり続けてるとポカンと打たれるし，肩にも疲労がたまるので，必ず抜いた球を混ぜる，とか．風まかせのナックルボーラーとか．ナックルボールは，その日の風向きと湿度で全然違うらしいです．相手に打ち気があるとかないとか．打席を外して一呼吸入れ

るとか。ルーキーとかベテランとかいぶし銀とか。監督が悪いとかコーチと馬が合わないとか，干されてるとか贔屓されてるとか，オーナーがどうしようもないとか，ファンが勝手すぎるとか。野球の神様が微笑んだとか，見放したとか。

　なんとなく漠然としていた人生の要因を，リアルに見せてくれるのが野球で，そのための目線を，この本，あるいはほかの山際淳司の作品が与えてくれたように思います。

　もうちょっと付け加えると，他人様の仕事を経時的に毎年毎年ずーっと見せてもらえるのも，プロ野球ぐらいです。人が一心不乱に人生かけて働いているのを見ることができるのは野球ぐらいです。（サッカーもそうですけど毎年入れ替わりが激しくて，もっぱら野球です。）人の仕事っぷりが見られるのも，大事な要素です。その人なりのやり方，やりくりを見るのが好きです。遅いストレートを少しでも速く見せる投球術とか，故障のあとにフォームを少し変えるとか，そういったやりくりです。

　打たれても打たれても粘り続ける北別府学（広島）とか，代打だけで飯くって三振して胸張って帰ってくる川藤幸三とか。あの松坂でさえ変化球を投げる，とか，風任せのナックルボーラー，レッドソックスのウェイクフィールドとか。何球団も渡り歩いて淡々と仕事をする吉田豊彦（楽天）とか読売の前田幸長とか。前田といえば広島の前田も素晴らしいです。これはもうなんぼでもしゃべれます。

　今はメジャーがなんでもすごいみたいな風潮ですが，とんでもない話です。こんな世の中にしたのは，じつは読売ではなくて，フジテレビがプロ野球ニュースをバラエティーにしてノースリーブの女子アナを使い始めたからなのですが。ベースボールとやらじゃなくて，にっぽんの「プロ野球」の，ウェットで感傷的でわびさびのあるオトナのゲームがよいのです。1リーグ制になりかけたときに，野球文化がどうこう言い出した民放のスポーツニュースもひどいもんです。パリーグをほったらかしたのは彼らであって，ちゃんちゃらおかしいんですけど。メジャー情報がどうしたこうした言って，試合が

どうなったかも言わずに松井が4打数1安打だイチローが4打数2安打だとか，いうにことかいて「マルチヒット」とかしょーもないことを言うのはひどいものです。マルチヒット（2安打）より猛打賞（3安打）が偉いのです。野球中継はNHKに限ります。僕は野球中継のスタッフとアナウンサーの実況のために，胸を張って受信料を払います。

　とにかくみなさん球場に行きましょう。できれば屋根のない球場に行きましょう。暗い階段を上りきったら，ぱっと明るい緑のフィールドが目に入る，あの感覚を味わってください。

　わが思い入れを患者さんに押しつけるのは，非常によくないことだと思いながら，ついつい診察でもあーだこーだ蘊蓄を押しつけて，あとで反省しています。また今日もみなさんに押しつけてしまいました。

　すいません。そんなところです。

　『八月のカクテル光線』は，またなにかのおりに。

横田：ありがとうございました。あれはスローボールではなくって，スローカーブなんですね。

樽味：そうです，曲がるんです。

横田：私も今日は，野球のことを例にして，クリニックで患者さんに説明してきましたけどね。スランプとかですね。

樽味：エェ，スランプを経験しとらんと一流にはなれんとかいってですね，なやんどる学校の先生に説明したりですね。要は無責任なんですけど……。

横田：でも患者さんは，「でも僕は一流じゃないんです」って悲しそうにいう。

松尾：サッカーと野球との違いは？

早崎：ヤッパ，サッカーは生きるか死ぬかのスポーツですよ。野球は積み上げてゆくスポーツだし。サッカーは格闘技的だし。

林：日本の野球は大相撲に似ているって。アメリカのベースボールとは大分違うって。

樽味：なんか間合いとかがですね。

高田：イヤー，それにしても樽味先生は話がうまいですよね。
松尾：そうそう，哲学するより，こんなんがあっているようだよ。
横田：しかし，今年の座談会もいろんなものが出ましたね。
林：正統的な精神科の本が一冊もでないというのが，一番良かったですね。(笑い)
松尾：では，今度は「精神科医スポーツを語る」ってことで，早崎先生・樽味先生の対談ってことではどうでしょうか。来年はそれでゆきましょうか？
早崎：冗談でしょう！スポーツ馬鹿って感じですよね。(笑い)

生物学的論文（共著）

強迫性障害の現実生活における ストレス状況
―retrospective case note study―

樽味 伸　梅末正裕　田代信維

I. はじめに

　強迫性障害（obsessive-compulsive disorder：OCD）の personality や生活史については多くの研究がある[3,5,8,12]。また OCD 発症に先だって生活史上に直接的な契機や慢性的ストレス状況が存在するとの報告もあり[7]，これらの横断的研究は特に難治例に対する治療的手がかりになる。ただし生活史に着目する際，さまざまな病歴の特徴やストレス状況は case によって多種多様であり，同じライフイベントであってもそれのもつ意味が各 case の生活の context によって異なってくるため，その背景を理解し個別性を失わないように整理する必要がある。本研究ではその方策として，後述する Maslow[6] の提唱した基本的欲求の概念を援用した。神経症性症状群と基本的欲求の連関の報告としては，田代[13]らの研究を嚆矢とし多くの調査がある[4,11,14,16]。

　今回我々は OCD 患者のライフイベントとストレス状況を後方視的に検索し，当院初診時と最終受診時における GAF スコア[15]の変化と，問題となった基本的欲求[6]の関連を調査した。

II. 対象・方法

　1998 年 1 月から 2001 年 6 月までに九州大学医学部付属病院精神科神経科外来を受診し DSM-IV[15]の診断基準から OCD と診断された 101 名のうち，

表1 基本的欲求の種類[6]

1	**生理的欲求** (the physiological needs)	個体の生存が危うくなることをもたらす体験，身体症状，疾患で脅かされる。
2	**安全の欲求** (the safety needs)	個人の存在基盤・秩序・安定性が揺らぐような状況・体験で脅かされる。
3	**愛情の欲求** (the love needs)	個人が帰属に価値を認めている場からの，自らに対する阻害，追放の対人関係で脅かされる。
4	**自我尊厳の欲求** (the self-esteem needs)	自己へ対する評価が失墜する体験で脅かされる。理想自己と現実自己のgapを目の当たりにして「自らの承認」が脅かされる体験と，現実自己に対する「他者からの承認」が脅かされる体験に分けられる。
5	**自己実現の欲求** (the needs for self-actualization)	完璧さ，自己の能力や才能を最大限に発揮しようとして失敗した体験で脅かされる。

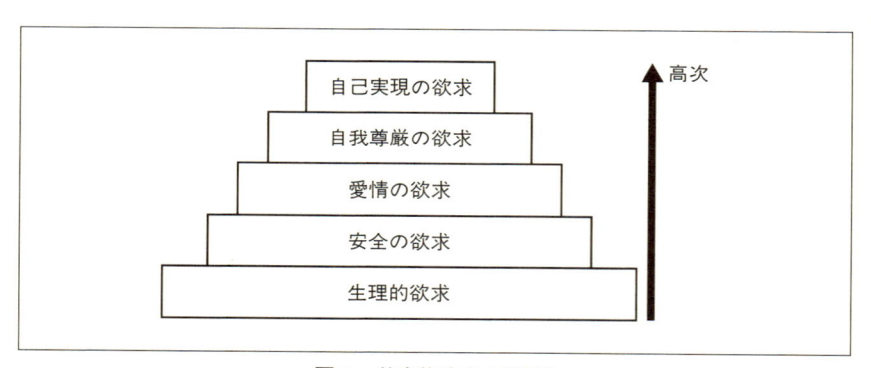

図1 基本的欲求の階層[6]

3カ月以上当科通院した57名を対象とした。患者記載の問診票，診察医のカルテ記載から，臨床症状，患者が体験したライフイベントとストレス状況を検索し，心理学的問題を後方視的に拾い上げた。

心理学的問題の分析には，Maslow[6]の提唱した基本的欲求の概念を援用した。彼によれば，人間の行動動機は5つの階層化された基本的欲求（表1，図1）に還元されるとし，それらが満たされないときに精神医学的病因となる可能性を示唆している[6]。各例ごとの生活史におけるストレス状況を，満

表2 日常生活にみる基本的欲求の問題

症例	ストレス状況	問題となる基本的欲求
A)	営業成績不振で叱責・減給され，車のローンが払えない。	自我尊厳の欲求 安全の欲求
B)	夫との仲がうまくいかず，姑からは家事のことで文句を言われる。	愛情の欲求 自我尊厳の欲求
C)	昇進し理想の部長になろうとしたが，何も社内環境を変えられない。	自己実現の欲求 自我尊厳の欲求
D)	就職先が決まらず，将来の展望が立たない。両親の期待にそえていない。	安全の欲求 自我尊厳の欲求，愛情の欲求
E)	両親が不仲で別居し離婚の段取りが進む。復縁を頼むと父親から殴られる。	安全の欲求 愛情の欲求

たされなかった基本的欲求の問題として分析・整理し（表2），GAFスコア変化との関連を調査した。対象の57名において当科初診時および最終受診時におけるGAFスコアを算定し，最終受診時のGAFスコアが61（「いくつかの軽い症状があるが全般的には機能はかなり良好であって，有意義な対人関係もかなりある」[15])以上の群（good control群）と未満の群（bad control群）の2群に分け，2群間における基本的欲求の問題の差異を調査した。また性別，教育年数，症状発現年齢，治療開始年齢も調査した。2群間の統計学的差異については，Mann-Whitney U testを用いて検討した。

III. 結　果

対象57名は最終受診時GAFスコアから，good control群33名，bad control群24名に分けられた。2群の初診時のGAFスコアはそれぞれ平均50.9および49.2であり，統計的な有意差はみられなかった。2群では男女比，教育年数，症状発現年齢，治療開始年齢ともに有意差はみられなかった（表3）。治療開始までの年数としてはgood control群が平均1.48年，bad control群が2.67年であったが，ともに中央値は1.0年であり，$p=0.28$で

表3 結果

	good control群 (GAF≧61, n=33)	bad control群 (GAF<61, n=24)		total (n=57)
性別	male：33.3%(11) female：66.7%(22)	50.0%(12) 50.0%(12)	n.s.	40.4%(23) 59.6%(34)
教育年数	19.2±2.3	19.3±1.8	n.s.	19.1±2.1
症状発現年齢	28.0±12.2	23.1±9.1(n=22)	n.s. (p=0.61)	26.1±11.2 (n=55)
治療開始年齢	27.7±8.7(n=43)	28.6±11.1	n.s.	28.6±11.1
初診時GAFスコア	50.9±6.8	49.2±6.2	n.s.	
最終受診時GAFスコア	72.3±6.5	50.5±7.9	p<0.05	

統計学的な有意差はなかった。

　問題となった基本的欲求の分布をみると，両群とも「愛情の欲求」の問題が最も多くみられたが，「安全の欲求」が脅かされていた例は bad control 群で79.1％であり，good control 群33.3％との間で有意差がみられた (p<0.05)。また，有意差はなかったものの「自己実現の欲求」「自我尊厳の欲求」といった上位の欲求の問題が good control 群で多かった（それぞれ，p=0.14, p=0.10）（図2）。

IV. 考　察

　今回の調査対象57名において，男女比は諸家の指摘[1,9]と同様，有意差はみられなかった。教育歴は本邦の平均の進学率と統計的に有意差はなかった。また症状発現平均年齢についても，他の研究[1,10]とほぼ同様の結果となっている。

　最終受診時の GAF スコアをもとに2群に分類したが，両群においても男女比，教育年数，症状発現年齢，治療開始年齢に有意差は認められなかった。この結果は Castle ら[2]の報告と同様の所見であった。

　満たされなかった基本的欲求については，両群とも問題となったのは「愛

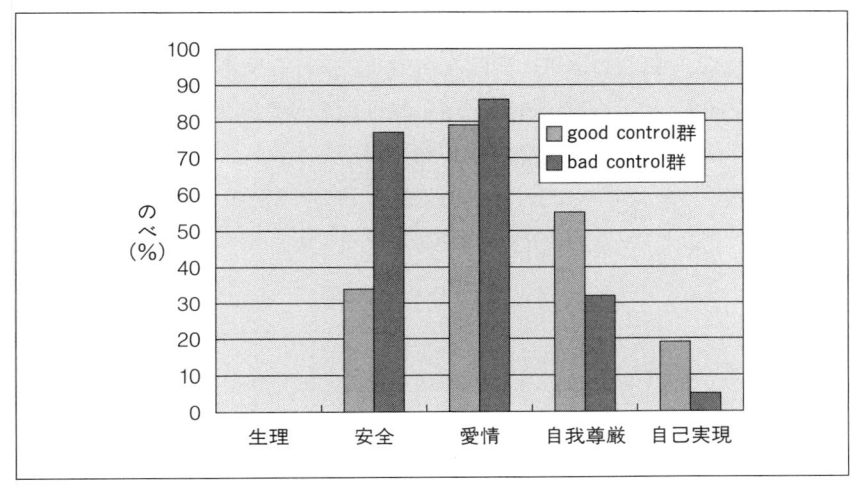

図2　問題となった基本的欲求

情の欲求」が最も多かった。しかし bad control 群ではより低次の欲求である「安全の欲求」が問題となった例が有意に多かった（図2）。Maslow の概念に依拠すれば，満たされない欲求が低次のものであるほど，その必要度，先鋭度は高くなる。つまり bad control 群はよりシビアなストレス状況に曝されていたと考えることができ，またより基本的で必要性の高い欲求が満たされていないと考えられる。

「愛情の欲求」を中心とした問題が多いという結果は，パニック障害において「生理的欲求」の問題が多いという佐伯[11]の論と好対照をなしている。Maslow[6]の論に従えば，「生理的欲求」のように低次の欲求は，より緊急性が高くより強い欲求として体験される。佐伯が考察しているように「生理的欲求」に侵襲を受けた場合，その欲求の強さ，緊急性から患者には「パニック」（恐慌）という形をとって強烈な病の体験を呈しうる。一方 OCD においては，問題となる「愛情の欲求」は「生理的欲求」より高次のものであり，病の体験には突発性，緊急性といった色彩は薄い。しかし「愛情の欲求」には必要性，不可欠性が強く，それは病の体験としては人間関係を基礎とし持

続的で根元的なものとして患者に体験されるように思われる。特に bad control 群はより低次の欲求に問題を抱えているために直接的・先鋭的な欲求である「安全」への切望が垣間見え，周囲のあらゆる変化に敏感になり確認を続けることで状況の安定と control を図ろうとする。治療場面ではそのことに留意し，症状のみに target を絞るのではなく患者の現実生活の足場を固めていくことで，基本的欲求の充足を計ることが治療的手がかりになりうる。

V. まとめ

57名の OCD 患者を対象に，Maslow の基本的欲求の概念を援用し，ストレス状況と GAF スコアの変化の関連について調査した。ストレス要因としては「愛情の欲求」に問題のある者が多かった。また GAF スコアの変化をもとにした2群間比較では，スコアの低い群は「安全の欲求」に問題がある者が有意に多かった。

OCD 患者の多くは，受診時から症状の訴えに固執し，なかなかその現実生活の背景を語らない。あたかも強迫症状が盾になり鎧になっているかのようであり，自身がその鎧の重さ，動きにくさに辟易としながらも，それは生活行動に密着してしまい脱ぐことができないかのようである。しかしその訴えの裏には，現実の生活状況において何らかの悩みが存在し，その現実的な処理に彼らが難渋している可能性がある。症状のみではなく，患者の心理学的側面に視点を置き，満たされなかった基本的欲求とその充足を目指す形での治療的介入が，ひとつの臨床的手がかりとなる可能性を示唆した。

文　献

1) Black, A. : The natural history of obsessional neurosis. In : (ed.), H. R. Beech. Obsessional States. Methuen, London, 1974.
2) Castle, D. J., Deale, A., Marks, I. M. et al. : Obsessive-compulsive dis-

order ; Prediction of outcome from behavioural psychotherapy. Acta. Psychiatr. Scand., 89 ; 393-398, 1994.
3) Freud, S. : Meine Ansichten Über die Rolle der Sexualität in der Ätiologie der Neurosen, Gesammelte Werke, 5, p.149-159, 1942. (加藤正明訳：神経症の原因としての性. フロイト選集 10, 不安の問題. 日本教文社, 東京, p.35, 1955.)
4) 石蔵礼二：マズローの欲求段階理論からみたヒステリー症状. 九州神経精神医学, 47 (1) ; 24-33, 2001.
5) Kringlen, E. : Natural history of Obsessional neurosis. Seminars in Psychiatry, 2 (4) ; 403-419, 1970.
6) Maslow, A. H. : Motivation and personality, second edition. Harper & Row, Publishers, 1970. (小口忠彦訳：人間性の心理学. 産能大学出版部, 東京, 1987.)
7) 本村啓介, 山上敏子：強迫性障害の発病状況—治療的観点から. 精神医学, 42 (5) ; 499-507, 2000.
8) 成田善弘：強迫症. 異常心理学講座 4. 土居健郎他編：神経症と精神病 1. みすず書房, 東京, 1987.
9) Nestadt, G., Romanoski, A. J., Brown, C. H. et al. : DSM-III compulsive personality disorder ; An epidemiological survey. Psychol. Med., 21 ; 461-471, 1991.
10) Noshirvani, H. F., Kasvikis, Y. G., Tsakiris, F. et al. : Demographic characteristics of 280 cases of obsessive-compulsive disorder. Br. J. Psychiatry, 158 ; 260-263, 1991.
11) 佐伯祐一：パニック障害と脅かされた欲求—パニック障害の心理学的病因分析—. 九州神経精神医学, 41 (3) ; 221-235, 1995.
12) Salzman, L. : The obsessive personality. Jason Aronson, New York, 1973. (成田善弘, 笠原嘉訳：強迫パーソナリティ. みすず書房, 東京, 1985.)
13) 田代信維：森田療法と脳生理学との接点. 精神経誌, 92 (12) ; 989-998, 1990.
14) 田代信維, 志村実生：神経症性訴えと脅かされた現実欲求との関係. 九州神経精神医学, 47 (2) ; 77-82, 2001.
15) The American Psychiatric Association : Diagnostic and Statistical Manual of Mental Disorders, Fourth Edition. Washington, D.C., 1994. (高橋三

郎訳：DSM-Ⅳ 精神障害の診断・統計マニュアル．医学書院，東京，1994．）
16) 梅野一男，玉井光，田代信維：森田療法による対人恐怖症治癒過程―臨床認知心理学的見地からの解析．精神医学，39 (11)；1209-1216，1997．

（OCD 研究会編：強迫性障害の研究（3）．星和書店，東京，p.1-7, 2002．）

脳と環境の相互作用

平野羊嗣　桜井　修　樽味　伸

抄録：脳と環境の相互作用について，3つの視点から概括する。まず，母子分離モデルを中心に，哺乳類における養育環境の変化やストレス負荷時の神経内分泌的反応と行動の変化について概説する。つぎに，ヒトの海馬の形態変化と環境・遺伝要因との関連に焦点をあて，PTSDやうつ病，統合失調症などの最近の脳画像研究の所見を紹介する。最後に，遺伝子・環境相関という双方向的プロセスに着目したうえで，ヒトの置かれるマクロな環境としての社会文化的要因や気質と行動特性に関する研究について述べる。脳と環境の相互作用を論ずるにあたり，ミクロな神経細胞動態からマクロな社会文化的動態への相互作用的スペクトラムを視野に捉えたとき，分子精神医学はまた新たな一歩を踏み出す。

Key words：脳と環境の相互作用，母子分離モデル，脳画像研究，ストレスと海馬，環境としての社会文化的要因，遺伝子・環境相関

はじめに

　近年の脳研究は，多くの技術的革新および方法論的洗練により，長足の進歩を遂げようとしている。脳と環境の相互作用に関する生物学的知見は，動物実験でなければ施行し得ない研究と，ヒトを対象としておこなわれるべき研究の双方が，ダイナミックに統合されることによって，姿を現すことになる。

　本稿では，まずラットやアカゲザルを対象とした神経内分泌に関する研究を，つぎにヒトを対象とした脳画像解析を含む形態学的知見を，それぞれ概括する。脳と環境の相互作用を考えるために，前者では養育環境の変化やス

トレス負荷に対して，どのような行動変化や神経内分泌変化が引き起こされるのかをまとめる。後者では，ヒトの呈する精神疾患である post traumatic stress disorder (PTSD)，うつ病，統合失調症を切り口に，ストレスやライフイベントの発生と遺伝学的要因，脳の形態学的変化が，どのように関与しあうのかという点を中心に概説する。そして最後に，ヒトの置かれるマクロな環境としての社会文化的要因について，若干触れることにする。

I．動物に関する知見

1．出生早期のストレスと養育環境の影響

動物モデルによる多くの研究は，早期の外傷体験が行動パターンや内分泌学的反応，脳の形態，遺伝子発現，神経科学マーカーを変えることができるという証拠を提供してきた。母子分離はその容易さから，最も一般的な出生早期ストレスモデルと考えられている。この動物モデルにおける行動・能力面，モノアミン系，内分泌系の変化について記載する。

a．行動学的変化

アカゲザルを出生早期に母親から引き離し育児室で育てると，生涯にわたって新奇なものに対する探索行動を回避するようになる。一緒に育てられた兄弟達には強い愛着行動を示す反面，新しく出会った同一年齢のアカゲザルに対してびくびくした態度をとるようになる[1]。しかもきわめて攻撃的，衝動的で，不安行動が強く，生殖行動や養育行動に障害が生じることもある。また，同胞のみで育てられたサルは，孤立すると抑圧や引きこもり，イライラ，自傷行為など不安やストレスに関連した行動の特徴を呈することが多い[2]。

げっ歯目では，母子分離をおこなうと，不安行動の指標である高架式十字迷路などで評価するオープン・アームでの潜時が減少することから[3]，不安行動が強くなると考えられる。さらに，Morris water maze（モリス水迷路）における学習の獲得がコントロール群にくらべて遅れる，つまり空間学

習の獲得能力が低くなるなど，通常に飼育された動物にくらべ，能力が劣ることが予測されている。

b．モノアミン系の変化

部分的に分離して育てられたサルは，発達後にも脳脊髄液（cerebrospinal fluid：CSF）のノルアドレナリン・レベルが低下している。この低下と自傷的な常同行動に関連があることが，KraemerとEbert[4]により示唆されている。興味深いことに，仲間に育てられたサルは逆の変化（CSFのノルアドレナリン濃度上昇など）を示した。また1歳のあいだは性別特異的に（雄では低下，雌では上昇）CSFのセロトニン代謝物である5-hydroxyindole acetic acid（5-HIAA）にも影響を与えた[5,6]。CSFの5-HIAA低値は，衝動的で危険な行為の発生率の高さと関係があり，過剰なアルコール消費[7]や攻撃性との関連も示唆されている。

孤立して育てられたアカゲザルでは中枢ドパミン機能の長期にわたる変化が起こり，これは常同的な自傷行為と関連する[8]。とくに基底核にみられるドパミン神経機能の低下は，これら分離研究において一貫してみられる精神運動機能の変化の一因となるのであろう。ドパミン神経機能が過剰な，もしくは不十分な場合は，ワーキングメモリー，行動制御を含む前頭前野のドパミン神経の発達が障害される[9]。初期の有害状況への長時間の曝露によりコルチゾール反応が亢進すると，前頭前野皮質のドパミン神経の発達が障害され，前頭前野に関連する認知・行動の障害が起こるかもしれない[10]。

c．コルチコイド系の変化

短時間の母子関係の破壊により，神経内分泌的な，そして生理学的なシステムの抑制が起こる。長時間の母子関係の破壊を加えると，学習や行動上の発達の遅滞がみられる。神経内分泌的な変化はラットで詳細に研究されている。出生直後は「ストレス反応減少期」といい，通常はコルチコステロンの上昇が起きにくい時期ではあるが，母子分離を含むわずかのストレスによりコルチコステロンの上昇を引き起こすことができる。母子分離が惹起する短期の内分泌学的な変化は，副腎皮質刺激ホルモン放出ホルモン

(corticotropin-releasing hormone：CRH) と副腎皮質刺激ホルモン (adrenocorticotropic hormone：ACTH) の脳内での増加と, それによるコルチコステロンの血中濃度の増加である。またそのフィードバックにより脳内でプロラクチン，成長ホルモン，インスリンといった代表的なホルモンに対する細胞の反応の抑制が起こる。さらに成長促進ホルモンが誘発する活性化シグナルに反応する細胞の蛋白合成能力を障害することにより，脳内でオルニチン・デカルボキシラーゼの抑制が起こることが現在までに明らかにされている[11]。

　高グルココルチコイド血症の持続は，神経細胞の脱落，易感染性などさまざまな負の効果を個体に及ぼし，海馬ではCA3の神経細胞のアポトーシスを引き起こし，脱落していくことが知られている。ちなみに，ラットやツパイでの研究で，慢性的なストレスでも海馬のCA3の錐体細胞の樹状突起の変性[12]や，海馬のmossy fiber terminal（苔状線維終末）の構造の変化[13]を引き起こすという報告がある。通常，海馬は高コルチコステロン血症を持続させないようなフィードバック調整機能を担っている。ラットやアカゲザルの研究では，出生後に長時間の母子分離をおこなうと，海馬のコルチコステロンtype2受容体のmRNAが生涯にわたって減少したり[14]，軽度のストレスによるtype2受容体mRNAの増加反応が起きなくなることによって，ストレスに対する視床下部—下垂体—副腎（hypothalamo-pituitary-adrenal axis：以下HPA系）の亢進，つまりCRH，ACTHやコルチコステロンの分泌が増加し，かつ長時間に及ぶことが知られている。げっ歯類ではこのようなHPA系の活性化がくり返されることで，年齢とともにコルチコステロンのレベルが上昇していくことが証明されている[15]。また，母子分離をおこなうことにより，海馬のCA1領域におけるミネラルコルチコイド受容体であるtype1受容体のmRNAの減少も報告されている。室傍核においてはc-fos mRNAの増加が認められる[16]。母子分離によるコルチコステロンの上昇は，デキサメタゾンによっても，また経管栄養にも抑制されないことはすでに明らかになっている[16]。上記の母子分離による一連の変化は，

CRHやコルチコステロンの上昇が起こりやすい状態をつくり出すと考えられているが，ラットでは肛門性器周囲を筆でこすることにより抑制されることも観察されている[16]。母親からの触覚刺激が仔ラットの発達において必要であると考えられる。

　前述のようにラットでは，生後3～14日目は，ストレスや外因性のACTHに対して，副腎からのコルチゾールは低反応を示すとされている[17,18]が，この現象にレプチンが重要な役割を果たしていることが，最近報告された[19]。レプチンは哺乳類において代謝と神経内分泌機能に重要な役目を果たしており，HPA系にもさまざまなレベルで作用し，ACTHの刺激によって副腎からコルチコステロンが分泌するのを抑制する作用がある[20-23]。ラットおよびヒトにおいて，新生児期ではレプチンの循環レベルが成体より高度であることが知られているが，母子分離をおこなうと血漿中のレプチン濃度がすみやかに低下する。Camilaら[19]の研究では，in vitroで，生後10日目のラットから採取した副腎にレプチンを1 mg/kg（体重あたり）加えたところ，ベースのコルチコステロンレベルには影響しなかったが，外因性のACTHとレプチンとを一緒に加えたところ，外因性のACTHのみを加えた対象にくらべてコルチコステロンレベルの上昇が抑制された。また副腎でのコルチコステロン分泌に関係しているsteroidogenic acute regulatory（StAR）蛋白と，peripheral-type benzodiazepine receptor（PBR）蛋白の発現をも抑える結果が得られた。Levineら[24,25]によると，母親の養育行動でtactile stimulation（触覚刺激）とfeeding（授乳），passive contact（受動接触）が発達におけるHPA系の調節に重要であり，このなかでもfeedingがとくに重要であると主張している。レプチンは母親からのミルクに含まれているため，出生後の母親の養育行動であるfeedingが子供のストレス下におけるコルチコステロンの分泌の抑制に重要な役割を果たしている，と推測された[19]。

　Christinaら[26]はアカゲザルの研究で，母子分離をおこなわず自然な社会環境で育てられた（mother-reared：MR）群と，生後に孤立した人工的な

環境に育て，その後同年齢の動物とのみ一緒にして育てた（peer-reared：PR）群とを用意し，さらに両群をセロトニントランスポーター遺伝子のrh 5-HTTLPR の多型（long アレル l と short アレル s）で，MR l/l 群，MR l/s 群，PR l/l 群，PR l/s 群の 4 つの群に分類した。ちなみにセロトニントランスポーター遺伝子の異常は不安行動と関連していることが，マウスでの実験で証明されている[27]。また，セロトニントランスポーター遺伝子のノックアウトマウスでは，急激なストレスに対する ACTH の反応が増大し，慢性的なストレスに対してもコルチコステロンの反応が増大している[28,29]。上記の 4 つの群で生後 6 ヵ月後に隔離ストレスを与え，血漿中の ACTH とコルチコステロンの反応を調査した結果，急性ストレス下（隔離 1 時間後，2 時間後）ではどの群も血漿中の ACTH，コルチコステロンレベルが上昇したが，PR l/s 群では他の群にくらべて ACTH の上昇が高く，コルチコステロンはベースライン，急性ストレス，慢性ストレスの期間（隔離 96 時間後）とも他の群にくらべて低値であった。PR l/s 群でのストレスに対する ACTH の上昇はフィードバックの減弱と関係していると考えられ，PR l/s 群で観察できるコルチコステロンレベルの低値は，ストレスに適応するための生体の反応（アロスタティックな反応）と考えられる。セロトニントランスポーター遺伝子の多型は HPA 系の活性に影響を与え，ストレス下におけるホルモンの反応に対する rh 5-HTTLPR の影響は早期の体験に調整されると主張している。

2．母親の養育が子どもに及ぼす影響

　生得的に脆弱な動物であっても，適切な養育環境を与えることによって脆弱性を改善できる可能性も示唆されている。たとえば，アカゲザルの群れを観察すると不安行動がとくに強い個体がいる。この不安行動の強いアカゲザルは，成熟する以前の出生後 2，3 ヵ月において新奇環境に対する探索行動が少なく，そして新奇環境に対する ACTH の分泌量が多いといわれている[30]。また，これらのアカゲザルの雄は，一般的なアカゲザルよりも成熟後

に群れを離れる時期が遅いことから，母子分離が遅れていると考えられている[31]。この不安行動が強いアカゲザルと普通の行動を示すアカゲザルを相互に養子に出すと，両者のあいだの行動の変化がなくなり，どちらも普通の行動を示すようになる[32]。すなわち，不安傾向が強いという脆弱性を有している個体であっても，不安の強くない親へと養育者を変えることによってその脆弱性をレスキューすることができ，逆に脆弱性を有さない個体であれば，不安の強い養育者の影響をさほど受けずに通常の発育をしていくことができる。

　マウスではその系統により，学習能力やHPA系に差異があることが知られている。海馬依存の学習であるMorris water mazeではC 57 BL/6 ByJはかなり良い成績を示すが，BALB/cByJでは記憶の獲得自体が不可能であることが知られている。また，C 57 BL/6 ByJと比較して，BALB/cByJではストレスに対するHPA系が亢進しやすいことが知られている。これらのBALB/cByJの障害は，出生直後にごく短時間，実験者がハンドリングをおこなうことにより，軽減されることが知られている。Anismanら[33]は，これらの系統間の比較において，BALB/cByLの母親はlicking/groomingとarched back nursing（以下LG-ABN）という特徴的な養育行動がC 57 BL/6 ByJに比較して少ないことを観察した。さらに，C 57 BL/6 ByJとBALB/cByJの仔マウスを相互養子に出すことにより，BALB/cByJの学習能力が改善することを明らかにした。さらに，Long-Evansラットを用いた研究で，LG-ABNの多い母ラットに育てられた仔ラットでは，海馬でニューロトロフィンであるNT 3, brain-derived neurotrophic factor（BDNF）などの発現が増えており，アセチルコリン・レベルも上昇する。さらに，これらのラットではN-methyl-D-aspartate（NMDA）受容体のサブユニットの発現も増加している。しかも成熟後にも同様の結果を示す[34]。また，これらのラットでは低いLG-ABNを示す母親に育てられた仔ラットより，Morris water mazeで良い成績を示す。したがって，これらの研究より，母親のLG-ABNが子どもの養育にとって好ましい結果をもたらすこ

とが判明した．

II．ヒト脳に関する知見

　知能と脳の構造の多様性は遺伝的であると同時に，教育や家庭をはじめとした環境要因によっても影響を受ける[35]．その遺伝および環境要因によって影響を受けた脳構造の多様性を，いかにして捉えるべきかが脳科学の大きなテーマのひとつであった．

　近年，高解像度 MRI をはじめとした神経画像技術が飛躍的な発達を遂げ，in vivo における微小な脳の形態，機能異常の解明を可能にした．その結果，脳画像解析による精神科疾患の病態解明が進んでいる．心的外傷後ストレス障害（post traumatic stress disorder：PTSD），うつ病，統合失調症などの精神疾患と，脳の特定部位の形態学的変化との相関についての膨大なデータが蓄積され，多くの総説にもまとめられている[36-39]．最近ではその形態上の相違のなかに，遺伝要因や環境要因による差異を見出そうという動きがある．つまり，個々の疾患に特異的な形態的・機能的研究からさらに踏み込み，その疾患における遺伝・環境要因と脳の形態的・機能的変化の関係が新たな焦点になりつつある．

　環境要因としてのストレスが，生体の中枢である脳に及ぼす影響に関して，脳のなかでもその構造と機能の変化を最もきたしやすい組織が海馬であるといわれている．深刻で慢性的なストレスへの曝露が，海馬の構造に損傷を与えることが動物研究において証明されており[40]，またストレスが関与するいくつかの精神疾患においても，ヒト海馬の構造変化に関する報告[38,41,42]が散見される．

　ここではストレスと海馬の関係に焦点を絞ったうえで，PTSD とうつ病，統合失調症を切り口に，個々の疾患における遺伝要因，環境要因，海馬の形態的・機能的異常の相関について，最近の興味ある知見を簡単に紹介したい．

1. PTSDと海馬

PTSDは，環境要因としてのストレスがその成因機序に強く関連した精神疾患である。ストレスの影響を受けやすいとされる海馬の容積が，PTSDの患者で減少しているという形態上の異常が，多くの知見[38,43]により支持されている。しかしながら，その形態上の変化が外傷体験の神経毒性に起因するのか，それとも遺伝的に海馬体積が小さいこと自体がPTSDに罹患する可能性を高めるのかという，遺伝と環境についての疑問が残されていた。

Gilbertsonら[44]は，戦争体験後PTSDに罹患した男性と戦争体験のない一卵性双生児の同胞（17組），戦争体験後もPTSDに罹患していない健常な男性と戦争体験のない一卵性双生児の同胞（23組），の4群において海馬の形態解析をおこなった。その結果，海馬体積に関し，PTSD罹患群とその同胞に差はなかったものの，PTSD罹患群とその同胞はともに，PTSD非罹患群とその同胞よりも有意に小さかったという。さらに，より重症なPTSD罹患者と外傷体験を経験していないその同胞の両者において，海馬の体積が顕著に小さかったという。この結果は前述の，「遺伝的に海馬体積が小さいこと自体がPTSDに罹患する可能性を高める」という見解を支持することとなる。

Bremnerら[45]は，動物実験において示唆されている幼少期のストレスと海馬の変化に注目し，幼少期の性的虐待の経験の有無と，PTSDの診断の有無により，女性の海馬の構造と機能に変化があるかどうかを比較した。その結果，性的虐待経験がありPTSDと診断された女性では，性的虐待経験はあるもののPTSDと診断されなかった女性と比較して，海馬が賦活せず，その体積が16％も小さいことがわかった。また性的虐待経験のあるPTSD患者の海馬体積は，虐待経験もなくPTSDにも罹患していない女性よりも海馬の体積が19％小さかった。この結果は，幼少期の虐待経験に関連したPTSD患者において，海馬の機能と構造に欠損があることを示唆する。

この二つの知見は一見相反するもののようにみえるが，遺伝的な海馬の脆弱性と，脳が形成される発達段階でのストレスによる海馬の二次的な脆弱性

として読み替えるならば，PTSDは個人の海馬自体の脆弱性と相関するともいえる。

2．うつ病と海馬

うつ病患者には，気分状態を調整するとされる大脳辺縁系―視床―大脳皮質系ネットワークに，機能異常のみならず構造異常があることが示唆されている[46]。このネットワークの中心領域である海馬において，体積測定研究がおこなわれており，海馬体積の減少が報告されている[42]。うつ病患者においても，その海馬体積の変化と，環境要因ならびに発症年齢や罹患期間との相関に注目した研究がある。

Vythilingamら[47]は環境要因のなかでも幼少時の虐待の影響に着目し，幼少時の虐待の有無と海馬の体積の相関についての検討をおこなっている。その結果，幼少時に虐待を受けたことがあるうつ病の患者に，左海馬の体積減少が特異的にみられ，虐待歴のないうつ病患者の海馬体積は健常者のそれと有意な差はなかった。

一方Lloydら[48]は，うつ病の発症時期と海馬体積の相関に注目した。その報告によると，早期発症群では健常者と同様に有意な海馬体積の減少はみられなかったものの，晩年で発症した患者群では海馬体積が減少していたことを報告した。

また，Shelineら[49]はうつ病の罹患期間と海馬体積の相関に注目し，罹病期間が長くなるほど海馬体積の減少が強くなると報告し，MacQueenら[50]も，うつ病の海馬体積の減少はうつ病エピソードの早期に出現し，罹患期間や病相の回数と海馬の容積とが関連すると報告している。

つまりうつ病に関し，海馬の体積の大小は，うつ病自体の中核を担う形態的異常を反映しているのではなく，むしろその個体が受けるストレスや，後天的に獲得された生物学的要因の二次的な変化として捉えることができる．

3. 統合失調症と海馬

統合失調症患者においては,近年膨大な数の構造変化と進行性変化の報告がなされている[36,51,52]。機能と構造的側面から病態を捉えた場合,その障害部位の多さと症状の多様さゆえ,「個々の障害された部位の相互的なネットワーク機能の障害」[53]といえる。一方で発達論的観点から病態を捉えた場合,発症後の形態的変化および患者の子孫の生得的形態異常の報告から,「発達障害でかつ進行性の障害である」[54]という表現が用いられるようになってきた。その病態に伴う形態的変化のなかでも,側脳室の拡大や上側頭回,内側側頭葉構造とともに海馬が注目されており,さらに最新の知見では,海馬の特異的な部位が減少しているとの報告もある[55]。

ここでは,統合失調症における海馬の形態異常と遺伝要因の影響について,最新の報告をするに留める。van Erpら[56]は,海馬体積の減少と遺伝・環境要因との相関を見出すべく,統合失調症患者の双生児での比較研究をおこなった。統合失調症同士のペア(二卵性双生児7組),統合失調症―健常者ペア(一卵性双生児19組,二卵性双生児32組),健常者同士のペア(一卵性双生児28組,二卵性双生児27組)を抽出し,それぞれにおいて海馬の体積を比較した。その結果,すべての統合失調症患者群で海馬体積が健常者にくらべ減少していたが,双子でかつ統合失調症患者の同胞である健常者も(統合失調症患者の同胞にくらべその程度は小さいながらも),海馬の体積が減少していることが判明した。この結果は,罹患双生児の同胞は程度は少ないものの,海馬の減少という遺伝因を共有し,罹患双生児ではそこに環境因が加わり,さらに海馬の減少をきたしたと考えられる。つまり,統合失調症患者は,生得的に海馬が小さく,発症や環境によりさらにその減少の程度が顕著になるということが示唆される。

またこれらの結果は,前述の統合失調症は「発達障害でかつ進行性の障害である」という病態仮説を支持する結果とはいえ,遺伝的な海馬の脆弱性が統合失調症発症のリスクの要因であり,マーカーのひとつになりうるといえる。

4. 海馬の構造異常とストレス

今までは「PTSD＝海馬体積の減少」といった具合に，あたかも海馬体積の減少がある疾患に特異的な変化であるかのように捉えられていた。しかし，前述したような最近の知見により，海馬の構造変化はむしろ，遺伝的に裏打ちされた生得的な構造異常と，環境としてのストレスの曝露による二次的な変化として捉えられる。つまり遺伝要因（生得的構造）と，環境要因（ストレス）が，双方向的に影響し合うと考える「遺伝子─環境相関」が，最近の海馬を中心とした形態解析においても明らかになりつつある。

III. マクロな環境としての社会文化要因

1. 脳の成熟，ニューロン・ダーウィニズムと相互作用

神経細胞群が構築するネットワークでは，それぞれのシナプスが互いの細胞同士の伝達をつかさどっている。そしてそれぞれの細胞が，別の細胞との連結を「おこなう／おこなわない」という点をコードするだけで，すでにヒトゲノムの情報量を超えてしまうといわれる。つまりヒト細胞がもっている全情報量で，ニューロンの結合を網羅的にコードすることは不可能なのである[57]。したがって，少なくともヒト脳におけるニューロンの結合は，環境に依存した関数によっても影響を受けることになる。言葉をかえれば，すでに書き込まれた設計図によって静的に先天的に決定されているのみではなく，環境と相互作用的に動的にも構築されていくということになる。

ニューラルネットワークのシミュレーションについては，それが構築するモデルに関して，その生物学的妥当性にしばしば疑問符がつけられることがある[58]。しかし，高次脳機能のモデルは別として，環境にあわせたニューロンレベルの出力調節が，調節のための網羅的コーディングを要さず，ネットワークのなかで自己組織的におこなわれうることを示した[59]ことは，重要なことであろう。

ヒト脳の発達のなかで，胎児期から生後2年前後までの期間に，神経細胞

の過形成とシナプスのトリミングがおこなわれる。そして神経可塑性のもとに，頻用される神経回路は「強い」結合が形成され，不要な回路は剪定されることになる。この神経回路の，環境による「淘汰」に関して「ニューロン・ダーウィニズム」ともよばれる[60]。

このような，遺伝的に設計されていた神経回路と，その後の変容における環境とのかかわりは，遺伝子・環境相関 (gene-environment correlations) とよばれるプロセスから，双方向的に影響しあうとされる。発達心理学でしばしば言及される Piaget, J. の用語にならえば，生体が環境にあわせて知識の基盤を修正する「調節」と，逆に環境の認知が生体の尺度にあわせて解釈される「同化」という，二つの適応プロセスの相互作用といえる。とくに「同化」のプロセスは，これまでの，環境から遺伝子への一方向的な因果律とは逆に，遺伝子（および表現形）から環境の認知に向かう作用への着目を導く点で，重要性をもつことになる[61]。この相互作用への着目は，「素因」対「環境」という従来の対立軸を相対化させ，ある特定の素因あるいは表現形が，ある環境を誘導するという，気質にもとづく行動特性への視点を新たに意識させることになる。

2．行動特性と環境としての文化要因

環境に対するかかわり方としての行動特性には，その根元的な規定因として神経伝達物質の影響が想定されている[62]。セロトニンやドパミンに関する生化学的個別性は，初期にはおそらく遺伝的な要因が大きいと思われる。しかしその個体が，徐々に行動半径を広げ，学習と経験による神経調整システムの修飾と再構築が個別的な影響を与えはじめるにつれて，その行動特性を構成する因子は飛躍的に増大するであろうことは想像にかたくない。当初のケミカルな行動遺伝学的個人差を仮にここで「気質」とするならば，それは徐々に経験の個別的差異によって変容し，さらにその個人が属する文化的要因も含めて，いわば「性格」として厚く形づくられていく。それらは，人生のモデル化が不可能であるように，何らかの多因子モデルで記述することが

不可能なほどの無数の変数と交絡因子を含むことになる。

　ただし「遺伝的影響を受けた気質が，社会的支援の受けやすさに影響を与えている」というKendler[63]の報告もあるように，ある社会的一場面で切り出した際の気質や行動特性に関する研究は，遺伝子・環境相関の実際を明らかにするうえで重要である。

　マクロな環境に視点を移せば，そこでのさまざまな社会文化的要因が，個体のストレス反応を和らげることがあるのは事実であろう。たとえば近親者を失った後の，親族や地域集団の協力のもとでの「喪の作業」は，個人的な喪失体験を集団で共有し，とくにその急性期の不安反応を儀式行為のなかに埋没させる点において，buffer（緩衝材）の機能をもちうる。さまざまな病苦に対する文化的「意味づけ」は，その者が苦難に耐えるために必要な作業であると医療人類学者は主張する[64]。そして，その作業による苦難の象徴化と個別的な語り（ナラティブ）は，脅威を局在化させて生活世界を再構成する力をもつ[65]と指摘する。

　このような社会文化要因は，行動科学的に洗練された〈刺激―反応〉系の実験モデルでは，一般に排除される「ノイズ」の部分でもある。しかし現実には，ノイズがシグナルを埋没させるように，それらはbufferとして，望ましくない「シグナル」を先鋭化させず背景化させるという意味において，治療的・適応的に働きうる環境要因であるように思われる。それが今後，どのように科学の領域で記述されうるのかは，今後の課題であろう。

おわりに

　脳と環境の相互作用について，以下の視点から概括した。すなわち，母子分離モデルを中心に，養育環境の変化やストレス負荷に対して，哺乳類がどのような神経内分泌的反応と行動の変化をみせるのか，さまざまな研究結果を概説した。さらに，ヒト脳の形態学的変化とPTSDやうつ病，統合失調症といった精神疾患との関係を，脳画像解析の結果からまとめた。最後に，

ヒトの置かれるマクロな環境としての社会文化的要因，とくにその適応的側面について触れた。そして気質と行動特性に関する研究が，遺伝子・環境相関（gene-environment correlations）というプロセスへの着目によって，「素因」対「環境」という従来の対立軸を，より豊かに開拓できる可能性を示唆した。

精神医学の背景を構成していながらも，しばしば抽象論に終始してしまうbio-psycho-socialモデルが，脳と環境の相互作用に目を向けることで，研究者の前にリアルに立ち現れることになる。ミクロな神経細胞動態からマクロな社会文化的動態への相互作用的スペクトラムを視野に捉えたとき，分子精神医学はまた新たな一歩を踏み出すことになる。

［謝辞］
　稿を終えるにあたり，御指導，御校覧を賜りました九州大学大学院医学研究院精神病態医学・神庭重信教授に深謝いたします。

文　献

1) Suomi, S. J. : Long-term effects of differential early experience on social, emotional, and physiological development in nonhuman primates. In : (ed.), Keshevan, M. S., Murra, R. M. Neurodevelopmental Developmental Models of Adult Psychopathology. Cambridge University, Cambridge, 1996.
2) Suomi, S. J., Rasmussen, K. L., Higley, J. D. : Primate models of behavioral and physiological change in adolescence. In : (ed.), McAnarney, K., Kreipe, R. E., Orr, D. P. et al. Textbook of Adolescent Medicine. W. B. Saunders, Philadelphia, p. 135-140, 1992.
3) Wigger, A., Neumann, I. D. : Periodic maternal deprivation induces gender-dependent alterations in behavioral and neuroendocrine responses to emotional stress in adult rats. Physiol. Behav., 66 ; 293-302, 1999.
4) Kraemer, G. W., Ebert, M. H. : A longitudinal study of effects of different

social rearing conditions on cerebrospinal fluid norepinephrine and biogenic amine metabolites in rhesus monkeys. Neuropsychopharmacology, 2 ; 175-189, 1989.
5) Higley, J. D., Suomi, S. J., Linnoila, M. : A longitudinal assessment of CSF monoamine metabolite and plasma cortisol concentrations in young rhesus monkeys. Biol. Psychiatry, 32 ; 127-145, 1992.
6) Higley, J. D., Suomi, S. J., Linnoila, M. : CSF monoamine metabolite concentrations vary according to age, rearing, and sex, and are influenced by the stressor of social separation in rhesus monkeys. Psychopharmacology (Berl), 103 ; 551-556, 1991.
7) Fahke, C., Lorenz, J. G., Long, J. et al. : Rearing experience and stress-induced plasma cortisol as early risk factors for excessive alcohol consumption in nonhuman primate. Alcohol. Clin. Exp. Res., 24 ; 644-650, 2000.
8) Lewis, M. H., Gluck, J. P., Beauchamp, A. J. et al. : Longterm effects of early social isolation in Macaca mulatta : changes in dopamine receptor function following apomorphine challenge. Brain Res., 513 ; 67-73, 1990.
9) Sanchez, M. M., Hearn, E. F., Do, D. et al. : Differential rearing affects corpus callosum size and cognitive function of rhesus monkeys. Brain Res., 812 ; 38-49, 1998.
10) Lyons, D. M., Yang, C., Mobley, B. W. et al. : Early environment regulation of glucocorticoid feedback sensitivity in young adult monkeys. J. Neuroendocrinol., 12 ; 723-728, 2000.
11) Kuhn, C. M., Pauk, J., Schanberg, S. M. : Endocrine responses to mother-infant separation in developing rat. Dev. Psychobiol., 23 ; 395-410, 1990.
12) Magarinos, A. M., McEwen, B. S., Flugge, G. et al. : Chronic psychosocial stress causes apical dendritic atrophy of hippocampal CA 3 pyramidal neurons in subordinate tree shrews. J. Neurosci., 16 ; 3534-3540, 1996.
13) Ana, M. M., Jose, M., Garcia, V. et al. : Chronic stress alters synaptic terminal structure in hippocampus. Proc. Natl. Acad. Sci. USA, 94 ; 14002-14008, 1997.
14) Biagini, G. H., Pich, E. M., Carani, C. : Postnatal maternal separation

during the stress hyporesponsive period enhances the adrenocortical response to novelty in adult rats by affecting feedback regulation in the CA 1 hippocampal field. Int. J. Devl. Neruosci., 16 ; 187-197, 1998.

15) Sapolsky, R. M., Krey, L. C., McEwen, B. S. : Prolonged glucocorticoid exposure reduces hippocampal neuron number : implications for aging. J. Neurosci., 5 ; 1222-1227, 1986.

16) van Oers, H. J., de Kloet, E. R., Whelan, T. et al. : Maternal deprivation effect on the infant's neural stress markers is reversed by tactile stimulation and feeding but not by suppressing corticosterone. J. Neurosci., 23 ; 10171-10179, 1998.

17) Walker, C. D., Scribner, K. A., Cascio, C. S. et al. : The pituitary-adrenocortical system of neonatal rats is responsive to stress throughout development in a time-dependent and stressor-specific fashion. Endocrinology, 128 ; 1385-1395, 1991.

18) Sapolsky, R. M., Meaney, M. J. : Maturation of the adrenocortical stress response : neuroendocrine control mechanisms and the stress hyporesponsive period. Brain Res. Rev., 11 ; 64-76, 1986.

19) Camila, S., Melissa, O., Hong, L. et al. : Inhibition of steroidogenic response to adrenocorticotropin by leptin : implications for the adrenal response to maternal separation in neonatal rats. Endocrinology, 145 ; 1810-1822, 2004.

20) Bornstein, S. R., Uhlmann, K., Haidan, A. et al. : Evidence for a novel peripheral action of leptin as a metabolic signal to adrenal gland : leptin inhibits cortisol release directly. Diabetes, 46 ; 1235-1238, 1997.

21) Pralong, F. P., Roduit, R., Waeber, G. et al. : Leptin inhibits directly glucocorticoid secretion by normal human and rat adrenal gland. Endocrinology, 139 ; 4264-4268, 1998.

22) Malendowicz, L. K., Nussdorfer, G. G., Markowska, A. : Effects of recombinant murine leptin on steroid secretion of dispersed rat adrenocortical cells. J. Steroid Biochem. Mol. Biol., 63 ; 123-125, 1997.

23) Glasow, A., Haidan, A., Hilbers, U. et al. : Expression of Ob receptor in normal human adrenals : differential regulation of adrenocortical and adrenomedullary function by leptin. J. Clin. Endocrinol. Metab., 83 ;

4459-4466, 1998.
24) Levine, S. : Regulation of the hypothalamic-pituitary-adrenal axis in the neonatal rat : the role of maternal behavior. Neurotox. Res., 4 ; 557-564, 2002.
25) Suchecki, D., Rosenfeld, P., Levine, S. : Maternal regulation of the hypothalamic-pituitary-adrenal axis in the infant rat : the roles of feeding and stroking. Brain Res. Dev. Brain Res., 75 ; 185-192, 1993.
26) Christina, S. B., Timothy, K. N., Courtney, S. et al. : Rearing condition and rh 5-HTTLPR interact to influence limbic-hypothalamic-pituitary-adrenal axis response to stress in infant macaques. Biol. Psychiatry, 55 ; 733-738, 2004.
27) Wichem, C. H., Li, Q., Homes, A. et al. : Mechanisms mediating the increased anxiety-lie behavior and excessive responses to stress in mice lacking the serotonin transporter. Soc. Neurosci. Abst., 26 ; 400, 2000.
28) Lanfumey, L., Mannoury La Cour, C., Froger, N. et al. : 5-HT-HPA interactions in two models of transgenic mice relevant to major depression. Neurochem. Res., 25 ; 1199-1206, 2000.
29) Li, Q., Wichems, C., Heils, A. et al. : Reduction of 5-HT-1 A mediated temperature and neuroendocrine responses and 5-HT (IA) binding sites in 5-HT transporter knockout mice. J. Pharmacol. Exp. Ther., 291 ; 999-1007, 1999.
30) Suomi, S. J. : Anxiety-like disorders in young primates. In : (ed.), Gittelmann, R. Anxiety Disorders of Childhood. Guilford, New York, p.1-23, 1986.
31) Suomi, S. J., Ripp, C. : A history of motherless mother monkeys mothering at the University of Wisconsin Primates Laboratory. In : (eds.), Reite, M., Canie, N. Child Abuse : The Nonhuman Primate Data. Alan R Liss, New York, p.49-77, 1983.
32) Suomi, S. J. : Up-tight and laid-back monkeys : individual differences in the response to social challenges. In : (eds.), Brauth, S., Hall, W., Dooling, R. Plasticity of Development. Cambridge, Massachusetts, MIT Press, p.27-56, 1991.
33) Anisman, H., Zaharia, M. D., Meaney, M. J. et al. : Do early-life events

permanently alter behavioral and hormonal responses to stressors ? Int. J. Dev. Neurosci., 16 ; 149-164, 1998.
34) Liu, D., Diorio, J., Day, J. C. et al. : Maternal care, hippocampal synaptogenesis and cognitive development in rats. Nat. Neurosci., 8 ; 799-806, 2000.
35) Gray, J. R., Thompson, P. M. : Neurobiology of intelligence : science and ethics. Nat. Rev. Neurosci., 5 ; 471-482, 2004.
36) Shenton, M. E., Dickey, C. C., Frumin, M. et al. : A review of MRI findings in schizophrenia. Schizophr. Res., 49 ; 1-52, 2001.
37) Sheline, Y. I. : Neuroimaging studies of mood disorder effects on the brain. Biol. Psychiatry, 54 ; 338-352, 2003.
38) Hull, A. M. : Neuroimaging findings in post-traumatic stress disorder. Systematic review. Br. J. Psychiatry, 181 ; 102-110, 2002.
39) Pitman, R. K., Shin, L. M., Rauch, S. L. : Investigating the pathogenesis of posttraumatic stress disorder with neuroimaging. J. Clin. Psychiatry, 17 ; 47-54, 2001.
40) Sapolsky, R. M., Uno, H., Rebert, C. S. et al. : Hippocampal damage associated with prolonged glucocorticoid exposure in primates. J. Neurosci., 10 ; 2897-2902, 1990.
41) Narr, K. L., Thompson, P. M., Szeszko, P. et al. : Regional specificity of hippocampal volume reductions in first-episode schizophrenia. Neuroimage, 21 ; 1563-1575, 2004.
42) Campbell, S., Marriott, M., Nahmias, C. et al. : Lower hippocampal volume in patients suffering from depression : a meta-analysis. Am. J. Psychiatry, 161 ; 598-607, 2004.
43) Bremner, J. D. : Does stress damage the brain ? Biol. Psychiatry, 45 ; 797-805, 1999.
44) Gilbertson, M. W., Shenton, M. E., Ciszewski, A. et al. : Smaller hippocampal volume predicts pathologic vulnerability to psychological trauma. Nat. Neurosci., 5 ; 1242-1247, 2002.
45) Bremner, J. D., Vythilingam, M., Vermetten, E. et al. : MRI and PET study of deficits in hippocampal structure and function in women with childhood sexual abuse and posttraumatic stress disorder. Am. J. Psychi-

atry, 160 ; 924-932, 2003.
46) Frodl, T., Meisenzahl, E. M., Zetzsche, T. et al. : Hippocampal changes in patients with a first episode of major depression. Am. J. Psychiatry, 159 ; 1112-1118, 2002.
47) Vythilingam, M., Heim, C., Newport, J. et al. : Childhood trauma associated with smaller hippocampal volume in women with major depression. Am. J. Psychiatry, 159 ; 2072-2080, 2002.
48) Lloyd, A. J., Ferrier, I. N., Barber, R. et al. : Hippocampal volume change in depression : late-and early-onset illness compared. Br. J. Psychiatry, 184 ; 488-495, 2004.
49) Sheline, Y. I., Sanghavi, M., Mintun, M. A. et al. : Depression duration but not age predicts hippocampal volume loss in medically healthy women with recurrent major depression. J. Neurosci., 19 ; 5034-5043, 1999.
50) MacQueen, G. M., Campbell, S., McEwen, B. S. et al. : Course of illness, hippocampal function, and hippocampal volume in major depression. Proc. Natl. Acad. Sci. USA, 100 ; 1387-1392, 2003.
51) Kasai, K., Shenton, M. E., Salisbury, D. F. et al. : Progressive decrease of left superior temporal gyrus gray matter volume in patients with first-episode schizophrenia. Am. J. Psychiatry, 160 ; 156-164, 2003.
52) Ho, B. C., Andreasen, N. C., Nopoulos, P. et al. : Progressive structural brain abnormalities and their relationship to clinical outcome : a longitudinal magnetic resonance imaging study early in schizophrenia. Arch. Gen. Psychiatry, 60 ; 585-594, 2003.
53) Andreasen, N. C., Nopoulos, P., O'Leary, D. S. et al. : Defining the phenotype of schizophrenia : cognitive dysmetria and its neural mechanisms. Biol. Psychiatry, 46 ; 908-920, 1999.
54) McCarley, R. W., Wible, C. G., Frumin, M. et al. : MRI anatomy of schizophrenia. Biol. Psychiatry, 45 ; 1099-1119, 1999.
55) Narr, K. L., Thompson, P. M., Szeszko, P. et al. : Regional specificity of hippocampal volume reductions in first-episode schizophrenia. Neuroimage, 21 ; 1563-1575, 2004.
56) van Erp, T. G., Saleh, P. A., Huttunen, M. et al. : Hippocampal volumes

in schizophrenic twins. Arch. Gen. Psychiatry, 61 ; 346-353, 2004.
57) Spitzer, M. : Geist im Netz : Modelle fur Lernen, Denken, und Handeln. SAV GmbH, 1996. (村井俊哉, 山岸洋訳：回路網の中の精神：ニューラルネットが描く地図. 新曜社, 東京, 2001.)
58) Crick, F. : The recent excitement about neural networks. Nature, 337 ; 129-132, 1989.
59) Kohonen, T. : Self-organized formation of topologically correct feature maps. Biological Cybernetics, 43 ; 59-69, 1982.
60) Edelman, G. M. : Neural Darwinism. In : The Theory of Neuronal Group Selection. Basic Books, New York, 1987.
61) 神庭重信, 平野雅巳, 大野裕：病前性格は気分障害の発症規定因子か. 精神医学, 42 ; 481-489, 2000.
62) Cloninger, C. : A systematic method for clinical description and classification of personality variants. Arch. Gen. Psychiatry, 44 ; 573-588, 1986.
63) Kendler, K. : Social support : A genetic-epidemiologic analysis. Am. J. Psychiatry, 154 ; 1398-1404, 1997.
64) 波平恵美子：病気と治療の文化人類学. 海鳴社, 東京, 1984.
65) Good, B. : Medicine, Rationality, and Experience : an anthropological perspective. Cambridge University Press, New York, 1994. (江口重幸, 五木田紳, 下地明友ほか訳：医療・合理性・経験：バイロン・グッドの医療人類学講義. 誠信書房, 東京, 2001.)

(分子精神医学, 4(4) ; 286-295, 2004.)

環境が脳の発達に与える影響

神庭重信　桜井　修　平野羊嗣　樽味　伸

はじめに

　精神疾患の原因は，突きつめれば"遺伝と環境"とになる。遺伝子を研究すればするほど養育環境の重要性が見えてくる。子どもの発達が漸次どのように現れてくるのか，そのときにどのような環境を整えてあげればよいのか。その子が先天的に障害や脆弱性をもつ場合にはどのような環境が望ましいのだろうか。近年，脳科学の進歩とともに，"脳の発生・発達"は脳科学研究の中心的なテーマとなり，その謎が少しずつ解読されだしている。本誌でもすでに「精神疾患と養育環境」は特集として組まれており（2002年5月号），その後に行われた分子神経生物学的な研究の最新かつ詳細な結果はすでに他の専門誌に紹介したばかりであるので[9]，本稿では，代表的な動物研究を抜粋して紹介する。

　動物モデルによる多くの研究は，早期の外傷体験が行動パターンや内分泌学的反応，脳の形態，遺伝子発現，神経科学マーカーを変えることができるという証拠を提供してきた。母子分離はその容易さから，最も一般的な出生早期ストレスモデルと考えられている。以下に，この動物モデルにおける行動・能力面，モノアミン系，内分泌系の変化について記載する。

環境が子の行動に与える影響

　アカゲザルを出生早期に母親から引き離し育児室で育てると，生涯にわた

って新奇なものに対する探索行動を回避するようになる。一緒に育てられた兄弟たちには強い愛着行動を示す反面，新しく出会った同一年齢のアカゲザルに対してびくびくした態度をとるようになる[23]。しかも，極めて攻撃的，衝動的で，不安行動が強く，生殖行動や養育行動に障害が生じることもある。また，同胞のみで育てられたサルは，孤立すると抑圧やひきこもり，イライラ，自傷行為など不安やストレスに関連した行動の特徴を呈することが多い[24]。

げっ歯目では，母子分離を行うと，不安行動の指標である高架式十字迷路などで評価するオープン・アームでの潜時が減少することから[29]，不安行動が強くなると考えられる。さらに，Morris Water Maze（モリス水迷路）における学習の獲得がコントロール群に比べて遅れる，つまり空間学習の獲得能力が低くなるなど，通常に飼育された動物に比べ，能力が劣ることが予測されている。

環境が脳内モノアミン系に与える影響

部分的に分離して育てられたサルは発達後にも脳脊髄液（cerebrospinal fluid; CSF）のノルアドレナリン・レベルが低下している。この低下と自傷的な常同行動に関連があることがKraemerら[10]により示唆されている。興味深いことに仲間に育てられたサルは逆の変化（CSFのノルアドレナリン濃度上昇など）を示した。また1歳の間は性別特異的に（雄では低下，雌では上昇）CSFのセロトニン代謝物である5-hydroxyindole acetic acid（5-HIAA）にも影響を与えた[7,8]。CSFの5-HIAA低値は，衝動的で危険な行為の発生率の高さと関係があり，過剰なアルコール消費[6]や攻撃性との関連も示唆されている。

孤立して育てられたアカゲザルでは中枢ドパミン機能の長期にわたる変化が起こり，これは常同的な自傷行動と関連する[13]。特に基底核にみられるドパミン神経機能の低下は，これら分離研究において一貫してみられる精神運

動機能の変化の一因となるのであろう。ドパミン神経機能が過剰なもしくは不十分な場合はワーキングメモリー，行動制御を含む前頭前野のドパミン神経の発達が障害される[18]。初期の有害状況への長時間の暴露によりコルチゾール反応が亢進すると，前頭前野皮質のドパミン神経の発達が障害され，前頭前野に関連する認知・行動の障害が起こるかもしれない[16]。

環境が HPA 系に与える影響

短時間の母子関係の破壊により，神経内分泌的な，そして生理学的なシステムの抑制が起こる。長時間の母子関係の破壊を加えると，学習や行動上の発達の遅滞がみられる。神経内分泌的な変化はラットで詳細に研究されている。出生直後は「ストレス反応減少期」といい，通常はコルチコステロンの上昇が起きにくい時期ではあるが，母子分離を含むわずかのストレスによりコルチコステロンの上昇を引き起こすことができる。母子分離が惹起する短期の内分泌学的な変化は，CRH（corticotropin-releasing hormone）とACTH（adrenocorticotropic hormone）の脳内での増加と，それによるコルチコステロンの血中濃度の増加である。またそのフィードバックにより脳内でプロラクチン，成長ホルモン，インスリンといった代表的なホルモンに対する細胞の反応の抑制が起こる。さらに，成長促進ホルモンが誘発する活性化シグナルに反応する細胞の蛋白合成能力を阻害することにより，脳内でオルニチン・デカルボキシラーゼの抑制が起こることが現在までに明らかにされている[11]。

高グルココルチコイド血症の持続は，神経細胞の脱落，易感染性などさまざまな負の効果を個体に及ぼし，海馬では CA3 の神経細胞のアポトーシスを引き起こし脱落していくことが知られている。ちなみに，ラットやツパイでの研究で，慢性的なストレスでも海馬の CA3 の錐体細胞の樹状突起の変性[17]や mossy fiber terminal（苔状線維終末）の構造の変化[1]を引き起こすという報告がある。通常，海馬は高コルチコステロン血症を持続させないよ

うなフィードバック調整機能を担っている。ラットやアカゲザルの研究では, 出生後に長時間の母子分離を行うと, 海馬のコルチコステロン type 2 受容体の mRNA が生涯にわたって減少したり[3], 軽度のストレスによる type 2 受容体 mRNA の増加反応が起きなくなることによって, ストレスに対するHPA 系の亢進, つまり CRH, ACTH やコルチコステロンの分泌が増加し, かつ長時間に及ぶことが知られている。げっ歯類ではこのような HPA 系の活性化が繰り返されることで年齢とともにコルチコステロンのレベルが上昇していくことが証明されている[19]。母子分離によるコルチコステロンの上昇はデキサメサゾンにも, また経管栄養にも抑制されないことはすでに明らかになっている[26]。

　前述のように, ラットでは, 生後3〜14日目は, ストレスや外因性の ACTH に対して, 副腎からのコルチゾールは低反応を示すとされている[20,27]が, この現象にレプチンが重要な役割を果たしていることが, 最近報告された[4]。レプチンは母親からのミルクに含まれているため, 出生後の母親の養育行動である feeding が子どものストレス下におけるコルチコステロンの分泌の抑制に重要な役割を果たしている, と推測された[4]。

　Christina ら[5]はアカゲザルの研究で, 母子分離を行わず自然な社会環境で育てられた (mother-reared; 以下 MR) 群と, 生後に孤立した人工的な環境に育て, その後同年齢の動物とのみ一緒にして育てた (peer-reared; 以下 PR) 群とを用意し, さらに両群をセロトニントランスポーター遺伝子の rh5-HTTLPR の多型 (long アレル l と short アレル s) で, MR l/l 群, MR l/s 群, PR l/l 群, PR l/s 群の4つの群に分類した。ちなみにセロトニントランスポーター遺伝子の異常は不安行動と関連していることが, マウスでの実験で証明されている[28]。また, セロトニントランスポーター遺伝子のノックアウトマウスでは急激なストレスに対する ACTH の反応が増大し, 慢性的なストレスに対してもコルチコステロンの反応が増大している[12,14]。上記の4つの群で生後6カ月後に隔離ストレスを与え, 血漿中の ACTH とコルチコステロンの反応を調査した結果, 急性ストレス下 (隔離1時間後,

2時間後）ではどの群も血漿中のACTH，コルチコステロンレベルが上昇したが，PR l/s群では他の群に比べてACTHの上昇が高く，コルチコステロンはベースライン，急性ストレス，慢性ストレスの期間（隔離96時間後）とも他の群に比べて低値であった。PR l/s群でのストレスに対するACTHの上昇はフィードバックの減弱と関係していると考えられ，PR l/s群で観察できるコルチコステロンレベルの低値は，ストレスに適応するための生体の反応（アロスタティックな反応）と考えられる。セロトニントランスポーター遺伝子の多型はHPA系の活性に影響を与え，ストレス下におけるホルモンの反応に対するrh5-HTTLPRの影響は早期の体験に調整されると考えられている。

適切な養育環境が脆弱性を改善する

　生得的に脆弱な動物であっても，適切な養育環境を与えることによって脆弱性を改善できる可能性も示唆されている。例えば，アカゲザルの群れを観察すると不安行動が特に強い個体がいる。この不安行動の強いアカゲザルは成熟する以前の出世後2～3カ月において新奇環境に対する探索行動が少なく，そして新奇環境に対するACTHの分泌量が多いといわれている[21]。また，これらのアカゲザルの雄は，一般的なアカゲザルよりも成熟後に群れを離れる時期が遅いことから，母子分離が遅れていると考えられている[25]。この不安行動が強いアカゲザルと普通の行動を示すアカゲザルを相互に養子に出すと，両者の間の行動の変化がなくなり，どちらも普通の行動を示すようになる[22]。すなわち，不安傾向が強いという脆弱性を有している個体であっても，不安の強くない親へと養育者を替えることによってその脆弱性をレスキューすることができ，逆に脆弱性を有さない個体であれば，不安の強い養育者の影響をさほど受けずに通常の発育をしていくことができる。同様の結果がマウスでも確認されている[2,15]。

おわりに

　以下に環境，特に養育環境で病因論を論じる際に，ここに再び強調しておきたいことがある。病いの人類学は，人が病いに原因と責任とを探し出したがることを教えてくれる。もっとも公害や薬害あるいは虐待のように責任を明確にしなければならない場合もあるので，一概にその是非を論じることはできないが，私たちは病いに対して原因よりはその責任を問いたがるのではなかろうか。

　かつて病いは，「先祖のたたり」や「病者自身の罪の報い」などとされた。今でも，生まれつきの障害をもった子どもが生まれるとその母親が責められ，もう少し成長してから何らかの障害が子どもに現れると今度は親の育て方が悪かったといわれる。いわれる前に，親自身が痛いほどに自らを責めているにもかかわらず。

　精神疾患の遺伝子の研究が進むと，やがて原因となった遺伝子セットが特定されるかもしれない。しかしセットは偶然に組み合わされることが明白なだけに，まだいいのかもしれない。それに比べて環境は，人為的（故意の）所業として映りやすいだけにやっかいである。「病いの責任を問いたがる」私たちの心性が変わらないのであれば，責任を押しつける新たな対象を見つけるだけで終わってしまうのではなかろうか。生命科学においても，科学のもつ冷厳さは，用い方によってはこのうえもなく残酷な武器と変わりうるのである。

文　献

1) Ana, M. M., Jose, M., Garcia, V. et al. : Chronic stress alters synaptic terminal structure in hippocampus. Proc. Natl. Acad. Sci., 94 ; 14002-14008, 1997.
2) Anisman, H., Zaharia, M. D., Meaney, M. J. et al. : Do early-life events

permanently alter behavioral and hormonal responses to stressors? Int. J. Devl. Neurosci., 16 ; 149-164, 1998.
3) Biagini, G. H., Pich, E. M., Carani, C. : Postnatal maternal separation during the stress hyporesponsive period enhances the adrenocortical response to novelty in adult rats by affecting feedback regulation in the CA 1 hippocampal field. Int. J. Kevl. Neruosci., 16 ; 187-197, 1998.
4) Camila, S., Melissa, O., Hong, L. et al. : Inhibition of steroidogenic response to adrenocorticotropin by leptin : implications for the adrenal response to maternal separation in neonatal rats. Endocrinology, 145 ; 1810-1822, 2004.
5) Christina, S. B., Timothy, K. N., Courtney, S. et al. : Rearing condition and rh5-HTTLPR interact to influence limbic-hypothalamic-pituitary-adrenal axis response to stress in infant macaques. Biol. Psychiatry, 55 ; 733-738, 2004.
6) Fahke, C., Lorenz, J. G., Long, J. et al. : Rearing experience and stress-induced plasma cortisol as early risk factors for excessive alcohol consumption in nonhuman primate. Alcohol. Clin. Exp. Res., 24 ; 644-650, 2000.
7) Higley, J. D., Suomi, S. J., Linnoila, M. : A longitudinal assessment of CSF monoamine metabolite and plasma cortisol concentrations in young rhesus monkeys. Biol. Psychiatry, 32 ; 127-145, 1992.
8) Higley, J. D., Suomi, S. J., Linnoila, M. : CSF monoamine metabolite concentrations vary according to age, rearing, and sex, and are influenced by the stressor of social separation in rhesus monkeys. Psychopharmacology (Berl), 103 ; 551-556, 1991.
9) 平野羊嗣, 桜井修, 樽味伸：脳と環境の相互作用. 分子精神医学, 4 ; 22-31, 2004.
10) Kraemer, G. W., Ebert, M. H. : A longitudinal study of effects of different social rearing conditions on cerebrospinal fluid norepinephrine and biogenic amine metabolites in rhesus monkeys. Neuropsychopharmacology, 2 ; 175-189, 1989.
11) Kuhn, C. M., Pauk, J., Schanberg, S. M. : Endocrine responses to mother-infant separation in developing rat. Dev. Psychobiol., 23 ; 395-

410, 1990.
12) Lanfumey, L., Mannoury La Cour, C., Froger, N. et al. : 5-HT-HPA interactions in two models of transgenic mice relevant to major depression. Neurochem. Res., 25 ; 1199-1206, 2000.
13) Lewis, M. H., Gluck, J. P., Beauchamp, A. J. et al. : Longterm effects of early social isolation in Macaca mulatta : Changes in dopamine receptor function following apomorphine challenge. Brain Res., 513 ; 67-73, 1990.
14) Li, Q., Wichems, C., Heils, A. et al. : Reduction of 5-Hydroxytryptamine (5-HT) 1 A-Mediated Temperature and Neuroendocrine Responses and 5-HT 1 A Binding Sites in 5-HT Transporter Knockout Mice. J. Pharmacol. Exp. Ther., 291 ; 999-1007, 1999.
15) Liu, D., Diorio, J., Day, J. C. et al. : Maternal care, hippocampal synaptogenesis and cognitive development in rats. Nat. Neurosci., 8 ; 799-806, 2000.
16) Lyons, D. M., Yang, C., Mobley, B. W. et al. : Early environment regulation of glucocorticoid feedback sensitivity in young adult monkeys. J. Neuroendocrinol., 12 ; 723-728, 2000.
17) Magarinos, A. M., McEwen, B. S., Flugge, G. et al. : Chronic psychosocial stress causes apical dendritic atrophy of hippocampal CA 3 pyramidal neurons in subordinate tree shrews. J. Neurosci., 16 ; 3534-3540, 1996.
18) Sanchez, M. M., Hearn, E. F., Do, D. et al. : Differential rearing affects corpus callosum size and cognitive function of rhesus monkeys. Brain Res., 812 ; 38-49, 1998.
19) Sapolsky, R. M., Drey, L. C., McEwen, B. S. : Prolonged glucocorticoid exposure reduces hipocampal neuron number : implications for aging. J. Neurosci., 5 ; 1222-1227, 1986.
20) Sapolsky, R. M., Meaney, M. J. : Maturation of the adrenocortical stress response: neuroendocrine control mechanisms and the stress hyporesponsive period. Brain Res. Rev., 11 ; 64-76, 1986.
21) Suomi, S. J. : Anxiety-like disorders in young primates. In : (ed.), Gittelmann, R. Anxiety Disorders of Childhood. Guilford, New York, p.1-23, 1986.
22) Suomi, S. J. : Up-tight and laid-back monkeys: individual differences in

the response to social challenges. Plasticity of Devlepment, Cambridge, MA: MIT, p.27-56, 1991.
23) Suomi, S. J. : Long-term effects of differential early experience on social, emotional, and physiological development in nonhuman primates. In : (ed.), Keshevan, M. S., Murra, R. M. Neurodevelopmental Developmental Models of Adult Psychopathology. Cambridge University, Cambridge, 1996.
24) Suomi, S. J., Rasmussen, K. L. R., Higley, J. D. : Primate models of behavioral and physiological change in adolescence. In : (eds.), McAnarney, K., Kreipe, R. E., Orr, D. P. et al. Textbook of Adolescent Medicine. WB Saunders, Philadelphia, p.135-140, 1992.
25) Suomi, S. J., Ripp, C. : A history of motherless mother monkey mothering at the University of Wisconsin Primate Laboratory. In : (eds.), Reite, M., Canie, N. Child Abuse : The Nonhuman Primate Data. Alan R Liss, New York, p.49-77, 1983.
26) Van Over, H. J., de Kloet, E. R., Whelan, T. et al. : Maternal deprivation effect on the infant's neural stress markers is reversed by tactile stimulation and feeding but not by suppressing corticosterone. J. Neurosci., 23 ; 10171-10179, 1998.
27) Walker, C. D., Scribner, K. A., Cascio, C. S. et al. : The pituitary-adrenocortical system of neonatal rats is responsive to stress throughout development in a time-dependent and stressor-specific fashion. Endocrinology, 128 ; 1385-1395, 1991.
28) Wichem, C. H., Li. Q., Homes, A. et al. : Mechanisms mediating the increased anxiety-lie behavior and excessive responses to stress in mice lacking the serotonin transporter. Soc. Neurosci. Abst., 26 ; 400, 2000.
29) Wigger, A., Neumann, I. D. : Periodic maternal deprivation induces gender-dependent alterations in behavioral and neuroendocrine responses to emotional stress in adult rats. Physiol. Behav., 66 ; 293-302, 1999.

(臨床精神医学, 33(11) ; 1417-1421, 2004.)

社会不安障害と抑うつ状態の併存にfluvoxamineが有効であった1例
―臨床的関与を中心に―

樽味　伸　　黒木俊秀　　神庭重信

I. はじめに

　社会不安障害（social anxiety disorder：SAD）と抑うつ状態の併存にfluvoxamineが有効であった1例を経験しましたので，臨床的関与を中心にご報告します。

II. 症　例

1. 症例の概要
24歳，男性，専門学校生。
[主訴] 人と話すのが不安で怖い，常に気持ちが落ち込んでいる。
[現病歴] F県の出身で中学校までは明るく，友人も多いほうだった。地元の高校に進学したが，そこでクラスのリーダー的な人といさかいがあった。そのあとクラスで浮いた感じになり，目立たないようにしようと考えて人間嫌いになった。
　その頃から，人と話すとき，相手が何を考えているか不安になって緊張し，うまく話せなくなった。東京の大学に進学後も似たような状態で，ゼミの発表なども緊張してうまくできず，それで落ち込むことが多かったという。親しい友人は何人かいたが，知らない人の前ではぎこちなくなってしまうことを悩み，そのため大学の学生食堂はほとんど利用しなかった。公務員を目指したが，不合格で，大学卒業後，郷里のF県に戻り，地元の公務員試験専

門学校へ進学した。

　不安や緊張は故郷に戻ってもまだ強いままで，先のことを考えて憂うつになり，インターネットで「社会不安障害」のことを知り，精神科を受診した。

　[現症] 年齢相応の服装や相貌。線の細い，やや伏し目がちの青年。緊張は強いが，自分の状態をきちんと伝えようとする。社会的交流場面や人前での行動にほぼ限局した不安，緊張を呈する。関係念慮が強いような加害感や被害感は認められなかった。同時にあまり覇気がなく，自信もなさそうで，抑制症状などは目立たないが，自己評価が低く，抑うつ的であった。入眠困難と中途覚醒，早朝覚醒もあった。

　[診断] 簡易構造化面接（M.I.N.I.）にて，社会不安障害と大うつ病エピソードを診断された。社会不安障害の評価尺度であるLSAS（Liebowitz Social Anxiety Scale）はトータルで39点と，中等度の病的レベルだった。また，うつの症状としてはHAM-D（Hamilton Rating Scale for Depression）で20点と，中等度の抑うつ症状だった。

　[治療] Fluvoxamineの服薬を始め，2週間に1回，外来通院。

2．臨床的対応

　まず薬物療法としては，fluvoxamineを初期用量25 mg/日から開始し，2週目から50 mg/日。吐き気などの消化器症状は出現しませんでしたので，10週目からは100 mg/日まで増量しました。

　並行して精神療法としては，主題として「相手の反応をうかがいながら自分の振る舞いを調整するのは，それが不安や緊張を生むものであったとしても，同時にそれはあなたに備わった気遣いや気働きの能力でもあろう。またときには気を回しすぎて気疲れするのだろう」という話をしていました。一方，森田正馬先生の受け売りの言葉ですが，「症状をなくそうとすることは，厚顔無恥の無神経の恥知らずになろうとすることとどのように違うのだろうか」という話も少ししました。刺激場面を特定したり，特異的な認知と反応行動を意識化させて変化させるような，いわゆる正統的な認知行動療法のア

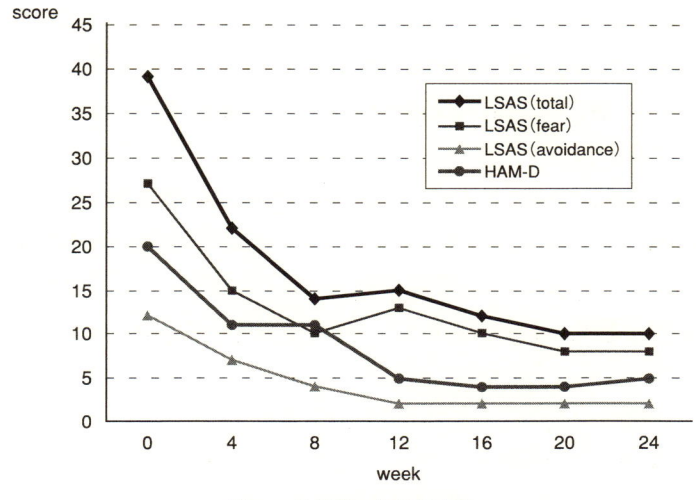

図1 各指標の経時的変化

プローチはとっていません。

3．私の考えたことと，本人への提言

図1に示すように，fluvoxamineの内服を開始した0週から始まって，経過は非常によく，fluvoxamineは有効であったということがわかります。大体10週目頃に私は次のようなことを考えていました。

① LSASは39点から15点ぐらいまで落ち，HAM-Dも20点から11.5点（8週目）と，経過は良好であり，fluvoxamineは対人場面での不安症状および抑うつ症状に対して有効であろう。
② 不安や緊張は，大丈夫な日もあれば，少し高まる日もあるようだ。その感覚は，私が推測するよりも本人がいちばんよくわかっているのだろう。
③ Fluvoxamineの用量と血中濃度の相関はparoxetineと異なってマイルドである。つまり増減に関しては安全性が比較的高いと考えられる。
④ この青年は，それまでの私との臨床的なやりとりの中で，無節操な心

理的な依存を醸し出すような行動パターンがまったくみられなかった。だから，たぶん，服薬行動も無節操にはならないだろう。

そこで，10週目に症状がほぼ軽快・安定した時点で，私は以下のような提案をしました。
① 本人に服薬量の一部を任せる。まず最初，基本量 100 mg/日に加え，25 mg/日分を本人の分担とする。不調のときは 25 mg/日を上乗せ，大丈夫なら，そのままで，自己調節する。
② 自分の感覚と相談しながら，これからしばらく，自分でやりくりしてみよう。

そして，以下のような注意点を述べました。
① 基本量と自己調節量の配分は，厳密に守ること。
② 自己調節分の錠剤を「飲む／飲まない」については，決して罪悪感をからめないこと。風邪薬を飲むときに罪悪感をもつ人はいないので，そういう感覚で迷うのはよい。

実はその裏には私なりのトリックがありました。最初の 2 週間，要するに 10 週目から 12 週目はおそらく 100 mg/日で維持できるだろう，本人に渡した 25 mg/日の上乗せはほとんど不要だろうと考えていました。それが本人にとっては「上乗せせずにすんだ」ことで，ちょっとうれしい感覚になるだろうと思ったのです。

すると予想どおり，25 mg/日の上乗せは使わず，予想以上にうれしそうでした。12〜16 週は，100 mg/日の中で，今度は半分の 50 mg/日を本人の分担としてやってみようという話し合いをしました。本人には調節しやすいように，25 mg 錠を 2 錠渡していました。大体，上手に使いながらやっていました。必要以上に飲むことはありませんでした。今度は本人のほうからも「やってみたい」ということで，16 週目以降は，さらに基本量を 25 mg/日に減らしました。自己調節用の分とあわせて全体量も 75 mg/日，50 mg/日と漸減していきました。私もなんとなく心配でしたので，必要なときはきちんと服用するように言いましたが，「大丈夫です」と笑うようになっていま

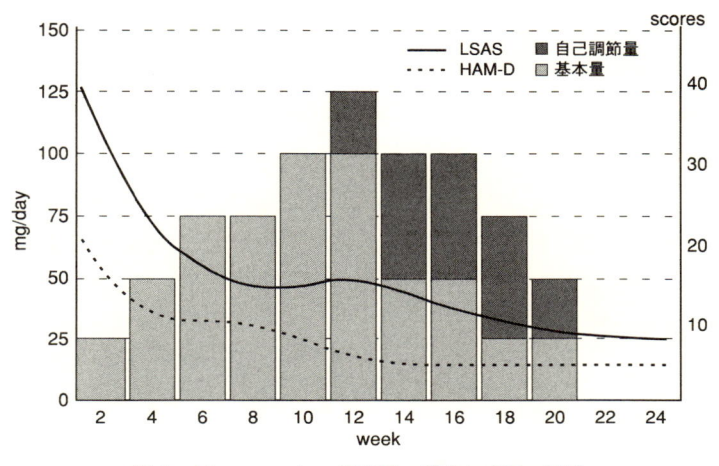

図2 Fluvoxamine 服薬量の推移と症候の経過

した。20週目以降になると、全然飲まなくなり、「何か処方しようか」と言っても、「薬が残っているのでいいですよ」と言うようになりました。2週間に1回、状況だけ報告してくれるようになっています。

経過を通じて、不安や抑うつなどの悪化はありませんでした。専門学校はきちんと通うようになり、資格もとりました。今は一般企業の就職面接も同時に受けている状況です。

図2に経過をまとめました。

III. まとめ

SADと抑うつの併存する症例にfluvoxamineが有効であった症例を報告しました。

経過の後半からはある程度、服薬量の自己調節を促し、本人も上手にやりくりできました。それがおそらく本人の自分に対する統御感の育成につながった可能性があり、自己効力感を高める契機になり得たのではないかと思います。自分をコントロールできる力や、自分に力があるという感覚の育成は、

特に青年期の SAD や抑うつの治療に重要な役割を果たすのではないかと考えます。自由度の高い治療行為を可能にするには，血中濃度の変動が緩やかである薬剤が望ましく，その点で fluvoxamine は臨床的に自由度の高い治療を可能にする，使いやすい動態を示すように思います。

ただし，薬物や対人的な依存傾向が非常に強い症例には危険ですので，このような処方は患者さんを選ぶ必要のある限定的なものかもしれません。

質疑応答

―― 効果を維持しながら，いかに薬を減薬，中止していくかという1つのストラテジーについて，実に見事な工夫がなされたと大変感心しました。この方法をもう少し広く一般化させ，薬物療法においての減薬や中止での不安をいかに抑えながらやるか，といったことに応用できますか。たしかに先生がおっしゃっているように，依存傾向の強い場合は危険であるというように限定はあるかもしれませんが。

樽味 たしかに減らそうとするときに「罪悪感をからめるな」と言っても，無理に減らそうとすることで不安がまた高まるという方もおられます。あまり scientific な話ではなくなるのですが，そういう場合は患者さんとの話の流れを変えていきながら，本人が飲み続けてちょうどよいぐらいの薬の量を探して，「どれぐらいの量を飲んだらいいか，一緒に考えよう」というように，ちょっと主題をずらしていくことで，わりに問題になることはないような気がします。あまりにも依存傾向が強そうな患者さんや，「もうちょっと性格を明るくしたい」「人格を変えてほしい」というような訴えで訪れた患者さんには，こういうストラテジーは使わないようにはしています。

―― MDD の場合，4～6ヵ月ぐらい抗うつ薬治療を維持することが多いのですが，今回の治療は結構早く切られていますが，そのへんはどのようにお考えですか。

樽味 たぶん大うつ病と考えるかどうかということにからんでくると思いま

す。厳密には，まだ僕の中でも結論は出ていません。タイトルを「大うつ病の併存」とせずに「抑うつ状態の併存」としたのもそのためです。ご質問からそれるかもしれませんが，大うつ病性障害であるかどうかの見立てと，SADとの合併については，SADの症状だけを出して抑うつ状態をまったく呈さない人のほうが，私の印象としては逆に健康度が低いのではないかという気もします。SADがあって，自分の将来をなんとなく悲観しているうちに抑うつ的になっていくという流れのほうが，実は心の柔軟性をちゃんともっている人のような印象があります。ただ，構造化面接という人工的な面接の中では，どうしても「合併している」「併存している」というふうには出てくるわけです。もちろん，もう一方としては，本当にいろいろな要因も重なってのシビアな大うつ病性障害とシビアなSADを合併する例も出てくるだろうとは思いますが，それをどのように見分けていくかは，私の能力を超えているような気がします。ただ，この患者さんの場合でも，もしも抑うつ状態が悪化してくるようなら，すぐに増やす段取りをつけていたのは確かです。

―― 治療操作として，自分でコントロールするという，患者さんの万能感をくすぐるような感じの設計をされたわけですよね。

樽味 はい。

―― 薬もコントロールするけれども，実は先生もコントロールできるという部分が，彼の中にあるわけですね。それは対人場面で圧倒されていた人をコントロールするという体験をさせて，喜びを経験させるという技法ですね。だから，それだけでも僕はかなり治療的な意味があったのだと思います。それに加えて，fluvoxamineなどの薬物の果たす役割ですが，治療的な技法の中で，どんなふうにお考えですか。つまり，例えばparoxetineやベンゾジアゼピン系の薬物でも，そういうことが可能なのか，それともやはりfluvoxamineがよかったという印象をもっておいでなのでしょうか。

樽味 非常に治療をスムーズに短縮できるという意味では，SSRIがよいとは思います。Paroxetineとの比較ですが，paroxetineを増減すると身体に

離脱の問題などが出やすいような印象がありますので，私自身はfluvoxamineがよいと思っています。

—— そうすると，ベンゾジアゼピン系とは違うという印象をおもちなのですね。

樽味 そうです。依存性の問題も含めて，あまり好んでは使いません。ベンゾジアゼピン系でも可能かもしれませんが，少し退行的になるようなときがあり，それよりもfluvoxamineのほうが理に適っているような気がします。あまり科学的裏付けはありません。

—— それは，我々，臨床家が臨床的にみていく以外にありませんが，ベンゾジアゼピン系とfluvoxamineの作用機序の違いのようなものをお感じになったことはないわけですね。

樽味 そうですね。ただ，抗不安効果と抗うつ効果も含めてですけれども。

—— いずれも抗不安作用があるといわれていますね。

樽味 はい。薬理学的なところはわかりませんが，気持ちの踏ん張りを緩めすぎてしまうところが，ベンゾジアゼピン系にはあるような気がします。それで不安は下がるけれども，すべてが「あなた任せ」になってしまうような，「治療者任せ」になってしまうようなときがあるという印象です。

(第6回ムードディスオーダー・カンファランス．星和書店，東京，p.21-26，2005．)

社会不安障害の診断と治療

神庭重信　樽味　伸

はじめに

社会不安障害（social anxiety disorder：SAD）の生涯有病率は高く，社会生活において多くの障害を伴うことから，近年注目されている疾患である。またSADに関する研究も多く報告されていることから，発症機序や治療など明らかとなりつつあり，認知行動療法や選択的セロトニン再取り込み阻害薬（selective serotonin reuptake inhibitor：SSRI）の有用性が示されている。

そこで本稿では，SADの定義，SADと従来のわが国での対人恐怖症との相違，また薬物療法を中心に治療の現状について概説する。

社会不安障害とは

社会不安障害（SAD）は，米国の診断基準DSM-Ⅲではじめて示された概念で，そこでは社会恐怖とされていた。その後，研究の進展とともにDSM-Ⅳでは社会恐怖から社会恐怖（社会不安障害）と記され，不安障害の下位分類の一つに位置づけられている。SADは社会的状況において顕著な恐怖であること，また本人が病識し，恐怖を回避するため社会生活に困難が生じ，著しい苦痛を感じること，さらに赤面，震え，発汗などの不安症状を恐れることなどが記されている。SADでは不安や恐怖の出現，またその状況を回避する対象として，人前での会話や書字，公共の場所での食事，面識

表1 Liebowitz Social Anxiety Scale 日本語版（LSAS-J）

	恐怖感/不安感 0：全く感じない 1：少しは感じる 2：はっきりと感じる 3：非常に強く感じる	回避 0：全く回避しない 1：回避する 　（確率1/3以下） 2：回避する 　（確率1/2以下） 3：回避する 　（確率2/3以上または100％）
1．人前で電話をかける(P) 2．少人数のグループ活動に参加する(P) 3．公共の場所で食事をする(P) 4．人と一緒に公共の場所でお酒(飲み物)を飲む(P)	0　1　2　3 0　1　2　3 0　1　2　3 0　1　2　3	0　1　2　3 0　1　2　3 0　1　2　3 0　1　2　3
5．権威ある人と話しをする(S) 6．観衆の前で何か行為をしたり話をする(P) 7．パーティーに行く(S) 8．人に姿を見られながら仕事（勉強）する(P) 9．人に見られながら字を書く(P) 10．あまりよく知らない人に電話をする(S) 11．あまりよく知らない人達と話し合う(S) 12．まったく初対面の人と会う(S) 13．公衆トイレで用を足す(P) 14．他の人達が着席して待っている部屋に入っていく(P)	15．人々の注目を浴びる(S) 16．会議で意見を言う(P) 17．試験を受ける(P) 18．あまりよく知らない人に不賛成であると言う(P) 19．あまりよく知らない人と目を合わせる(P) 20．仲間の前で報告をする(P) 21．誰かを誘おうとする(P) 22．店に品物を返品する(S) 23．パーティーを主催する(S) 24．強引なセールスマンの誘いに抵抗する(P)	

P：Performance（行為状況），S：Social interaction（社交状況）

のない人との面談などがあげられる。このような状況下で，SAD患者は声や手が震える，顔が引きつるなどの症状が相手に気づかれ，恥ずかしい思いをするのではないかと不安になる。そのことに脅威を感じ社会的状況を避けるようになり，苦手な社会状況に対し恐怖が強まる。不安に伴う生理反応として，紅潮，動悸，振戦，声の震え，発汗，胃腸の不快感，下痢などがみられやすい。重症例ではこれらの症状にパニック発作の基準を満たすことがある。このように病態が解明されるにつれ，早期の診断と治療介入のために，SADを評価するスケールが開発された。評価スケールのなかで汎用されて

いるものに Liebowitz Social Anxiety Scale (LSAS) があり（表1），これはSAD患者が症状を呈することが多い行為状況の16項目，社交状況の8項目の24項目からなり，それぞれの項目に対して恐怖感/不安感と回避行動の程度を0～3の4段階で評価している。たとえば「人前で電話をかけるときに恐怖感・不安感を感じるか」という質問に対しては，「まったく感じない」から「非常に強く感じる」まで該当するものに点をつける。

SAD患者に共通した精神症状として，否定的な評価を受ける可能性に対する恐怖がある。あるいは，その評価を受けた結果として予測される好ましくない結果，損失に対して恐怖心を感じる。たとえば，会議で意見を言う場合に，自分の意見が否定される，無視をされる，あるいは面子を失うのではないか，などのようにプライドが傷つけられるような否定的な評価の可能性に対してきわめて強い恐怖心を抱く。またSAD患者はそのような緊張・不安を強いられる場面で赤面，発汗，手の震え，動悸などの不安の身体症状を強く表すことから，それらの身体症状が表出し，その裏にある自信のなさや怯えなどを見透かされることへの強い羞恥心あるいは恐怖心を抱いている。

われわれが社会的な存在として活動していくうえで，その集団で「高く評価されたい，受け入れられたい，恥をかきたくない」あるいは「他者から愛されたい，また逆にバカにされたくない」とは誰もが当然感じることであり，これは社会化する霊長類として社会化への適応に必要不可欠な機能である。これはわれわれの進化の過程で培われた，非常に適応的な心性，精神機能である。しかしこの精神機能が過剰となることが，SAD発症の背景と考えられる。

またSADの特徴として，発症のきっかけとなった事象が明確なことが多い。たとえば最初に上司に食事に誘われて，上司にビールを注ごうとしたとき，手が震えて無様な思いをし，それ以来，上司の前に出ると非常に緊張するようになり，何も言えなくなってしまう。このように，何らかの要因，固有の体験が引き金となりSADが発症していることから，失敗をくり返すほどその状況が苦手になり，強い不安が生まれている。これは動物行動学でい

う「条件付け」が成立することになり，その状況はなるべく避けたいという回避行動が二次的に発生してくる。このことが典型的・標準的なSADについての構造として考えられる。

SADと対人恐怖との相違

　対人恐怖はSADが注目される以前より，わが国において数多くの研究がされてきた。対人恐怖では先駆的な研究者である森田が，「他人と同席する状況で強い不安や緊張が生じ，他人に軽蔑されたり，他人に不快感を与えたりするのではないかと悩み，対人状況を回避する神経症」と説明し，その亜型として赤面恐怖，視線恐怖，体臭恐怖などが代表的な症候群としている。SADと対人恐怖との関係において，山下[1]による分類での緊張型対人恐怖（通常型対人恐怖）は，ほぼSADに一致すると考えられる。また自己臭恐怖，自己視線恐怖あるいは醜形恐怖などの確信型対人恐怖については，DSMによる診断では妄想性障害，身体醜形性障害あるいはschizotypal disorder（統合失調症型障害）の診断カテゴリーに分類されると考えられる。

　結婚式でのスピーチや職場の朝礼での挨拶，また学校で皆の前で話をする，朗読をするなどの場面恐怖では，不安症状を呈する場所は限定されている。ところが，それがさらに一般的になると，広範な場面で影響が現れ，たとえばレストランで1人では食事ができない，コーヒーショップでコーヒー1杯すら飲めない，地下鉄にも乗れない，公衆トイレで用が足せない，などいろいろな場面に全般化していく。この場合では回避性の人格障害という診断カテゴリーとの鑑別が必要となる。あるいは自分はもっと良い評価が出ていいはずなのに，それに相応しい評価が得られないことに不全感を感じる，弱力型の自己愛人格障害との異同が問題になる。

　また，重症型対人恐怖症では，普通の被害妄想が他者による迫害であるのに対し，この場合，自己の視線や臭気が他者を不快にさせたり，傷つけるのではないかと恐れることが特徴であり，妄想様の観念にまで発展してしまう

ことがある。わが国の対人恐怖では思い込みや強迫観念が強く，妄想様の観念にまで発展していく場合も含んでいる。

　DSMの診断基準では「全般性」と「非全般性」の規定がある。「全般性」ではSADの診断基準を満たし，さらに恐怖がほとんどの社会的状況に関連している。また人前でのスピーチや書字など1種類だけが恐怖の対象である場合などは，「限局性」と分類され，全般性の基準に満たされず，その社会恐怖の対象が1個かそれ以上か，などの数を問わない場合に「非全般性」とよばれている。

SADの疫学研究

　米国でのNational Comorbidity Survey Study[2]では，SADの生涯有病率は13.3％（男性15.5％，女性11.1％），1年有病率が8％，時点有病率は約1〜4％である。これはほかの精神疾患で大うつ病の生涯有病率15％，1年有病率10％，時点有病率4〜5％と匹敵する[3]。しかもphobiaには高所恐怖や狭所恐怖，尖端恐怖などあり，このようなphobia（恐怖症）で括られるanxiety disorder（不安障害）は非常に多く，人間は不安になりやすい存在だといえる。

　受診率が低いこともこの病気の特徴で，一般住民の調査でSADと診断される患者の67％のうち，その病気のために受診していた人は3％にすぎなかった[4]。その他の，たとえばSADによる不眠，うつ，あるいはアルコール依存問題のために受診している人が30％で，残りの67％の人はまったく受診していないが，一般的にこの病気で苦しんでいる人は多い。この理由として，一般の人，専門家ともに情報と知識が不足しているため，単なる内気など性格の問題としてとらえられ，SADが「疾患であり，quality of life（QOL）におびただしい影響を及ぼすものであり，しかもきちんと治療すれば良くなる，医学的なモデルのなかで扱える」ということが十分に認識されていないことがあげられる。

SADの発症年齢は10歳代後半で，社会的な活動をはじめる―集団のなかに入っていく，学校に通い出すときに自分が集団のなかにうまく溶け込めないという経験が発症の引き金となる[5]。これはちょうど社会化がはじまる年齢にあたり，10歳代後半にピークがある。中高年では発症率が低下してくるが，朝礼で毎日の営業方針を話すといった立場に立たされる機会が多くなったり，冠婚葬祭，たとえば結婚式によばれて祝辞を述べるときになって問題となる人もいる。SADの罹病期間は85％の人が6年程度，残りの20％弱は15年以上継続するといわれ，非常に慢性的に経過する疾患である。

　また，さまざまな精神疾患が併存する。約60％の患者で先述の単一恐怖を併存（オッズ比5.8）し，SADではうつ病になるリスクが42％とかなり高く（オッズ比3.7），アルコール依存症では40％（オッズ比2）となっている[6]。またパーソナリティ障害，回避性人格障害では，SADの併存率が非常に高いという報告があり，自殺企図のオッズ比は12.8と非常に高い。SAD患者の自殺企図のオッズ比はSAD単独で0.06であるのに対して，併存精神疾患をもつ場合は5.73と非常に高くなり，このことからも深刻な精神障害であるといえる。

　SADは患者の婚姻状況に大きく影響しており，SADでない人にくらべて既婚率は低く，離婚率・未婚率が高い。QOLに与える影響は深刻であると考えられる。平均の罹病期間は前述したように，生涯にわたりSADだった人を含めると20年ぐらいという報告があり[7]，自然寛解しにくいが，4分の1の人は回復し，発症が遅く高学歴ほど適切な治療により回復する患者が増える[4]。したがって児童，思春期に若くして発症する人はQOLへの影響も大きく，二次的，三次的な問題が発生して治りにくい。

生物学的アプローチ

　情報をつかさどる大脳辺縁系には記憶情報ネットワークを形成する乳頭体，海馬があり，その先に扁桃体（amygdala）がある。この部分は，自分が置

社会不安障害の診断と治療　*303*

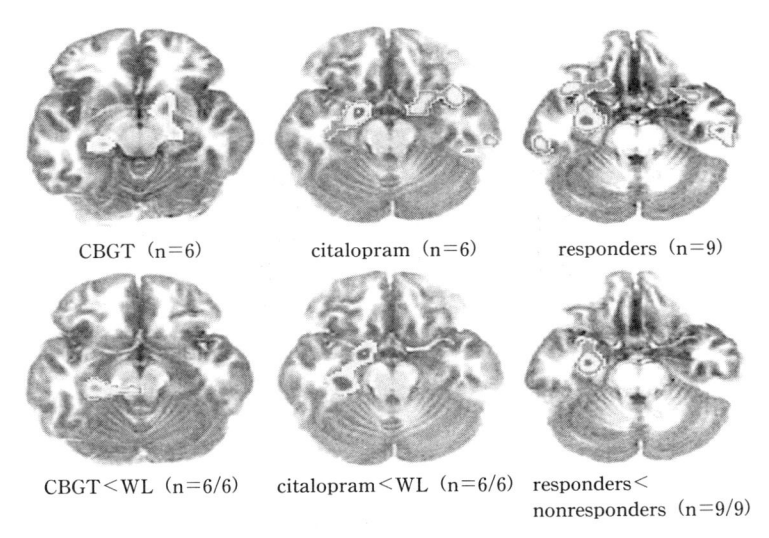

図1　治療により扁桃体の活動が抑制される
CBGT：cognitive behavioral group therapy,
WL：waiting-list
（Furmark, T. et al., 2002[8]より引用）

かれている状況が危険であることを察知するセンサー機能をもつ神経核である。たとえば，普段聞きなれない音などに対して，生得的・反射的に反応するように私たちの脳は仕組まれている。その中枢は扁桃体で，恐怖の認知，不安の表出の神経回路のなかで最も重要な役割を果たしている。SAD患者では扁桃体の部分の活動が亢進している相が得られるが，SSRIや認知行動療法による治療により，この活動が収まってくる（図1）[8]。その症状の改善と活動の改善とが相関していることから，扁桃体の機能が関係していると推測される。

　SAD患者と健常者にさまざまな人の表情の写真を見せて，そのときの扁桃体の活動を観察した報告がある[9,10]。相手が怒っている表情，自分を侮辱しているような表情，恐怖を感じている表情，普通の中立的な表情，の4つの表情をみせたところ，SAD患者の扁桃体機能は相手が自分を侮辱してい

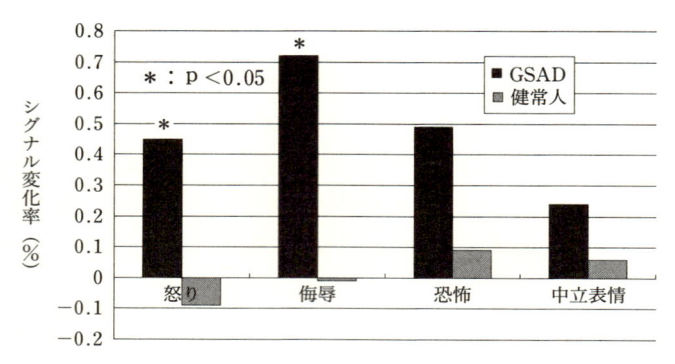

図2 全般性社会不安障害患者の扁桃体機能
幸福な表情をベースラインとした。
(Stein, M.B. et al., 2002[9]より引用)

る表情のときに高い反応をした（図2)[9]。SAD患者では，相手の恐怖や中立の表情ではあまり活動しない扁桃体が，相手の侮辱的な表情や怒っている表情という最も恐れる状況を見たときに強く反応する。このような心理学的な病理が脳のなかでつくられ，これが治療とともに健常者と同じような反応となることが明らかとなった。

SADの治療

SADの治療には，大きく分けて認知行動療法と薬物療法がある。薬物療法は，代表的なものとしてSSRIがあり，そのほかにβ遮断薬，ベンゾジアゼピン（BZD）系抗不安薬，monoamine oxidase inhibitor（MAOI）などに効果があるといわれている。

また，最近の研究によりSSRIと認知行動療法の併用が有効であることが示されている。認知行動療法のほうが薬物療法により再発率を低く抑えられるので，薬を処方するのみではなく，認知行動療法を併用することが勧められる。

1. 認知行動療法

認知行動療法として，以下の4つがあげられる。

① 不安の対処法の技能を身につける。呼吸法，リラクセーションなどで心を落ち着かせるテクニックを身につける。② 社会技能を訓練する。たとえば人前で話をするのが苦手な人はそれを練習する。うまく話せるような技能を身につけると，うまく自己主張できる自信がついてくる。さらに，認知行動療法の最も中心的なものは③ 認知の再構築である。自分が社会的な不安状況に置かれたとき，過大に怯えている，あるいは自分の能力を過小評価している―このような認知の歪みが不安を強めていると考える。そこで，この認知の歪みを矯正することによって不安を減らすというのが認知療法の考えである。行動療法としては，④ 患者が苦手とする状況に段階的にプログラムを組み，曝露し，医療者はそれを支援する。このようなさまざまな技能を組み合わせた総合的な認知行動療法が一般的に行われている。

2. 薬物療法

薬物療法は恐怖心・予期不安を解消するため，回避行動の軽減が得られる。また自律神経症状や生理的症状を軽減でき，障害やQOLの改善につながる[11]。そして前述のように，薬物治療と並行して，認知行動療法と組み合わせるのがよい。

a. β遮断薬

SADに対する交感神経系の活動を抑えるβ遮断薬の有効性は，人前で話をするときなどの限局的な場面での不安，恐怖，回避行動をとる状態に対して効果的である。あらかじめ予測のつく場合に備え，β遮断薬の効果が現れる30～60分前に服用することが望ましい。人前で話すときに声や手が震えたり，頭が真っ白になり，息が切れて本来の自分のスピーチができない人の身体症状を，β遮断薬は抑えることができる。β遮断薬により体の症状をとると，緊張感が和らぐため，非全般性では有効な場合がある。しかしながら，全般性のSADの患者はすべてが不安になるため，有効ではない。

b．ベンゾジアゼピン（BZD）系抗不安薬

BZD 系抗不安薬では，クロナゼパムとアルプラゾラムについてエビデンスがあるが，それほど大きな好転はみられない。BZD は確かに不安を軽減し，それに伴う身体症状を軽減するが，クロナゼパムであれば 2～6 mg とかなり大量に必要である。しかも慢性の疾患であるため，慢性的な大量服用となることから，常用量依存の問題が起こる。また服薬の中止により，その離脱症状から不安が増強するため服用を止められず，さらに量が増えるという問題を引き起こすことがある。このことからも BZD の使用は補助的な治療薬として，頓服的に使うことが望ましい。

c．三環系抗うつ薬

三環系抗うつ薬ではあまりエビデンスがない。初期の研究でクロミプラミンの有効性が示されたが，有害反応が非常に強く，十分量を長期に服用することは困難となる。その後，SSRI，serotonin noradrenaline reuptake inhibitor（SNRI）の登場以降は三環系抗うつ薬はあまり使用されなくなった。

d．SSRI

SSRI は SAD の薬物療法のなかで最も多くの研究が行われ，その有効性が示されている。たとえばフルボキサミンはプラセボとの比較試験により最初に有効性が示された SSRI で，van Vliet ら[12]は 12 週間，30 例の治療反応性の判定を評価スケールである LSAS で行い，プラセボ群で 7 ％に対し，フルボキサミン群では 46 ％の治療反応性を示したことを報告している。投与からプラセボとの差が生じるまで 12 週ほど要するのが一般的なコンセンサスで，トータルスコアにおいて 12 週で有意差が大きい。また仕事，社会生活，家庭生活での役割上の支障に関するスケールである Sheehan Disability Scale（SDS）においても，フルボキサミンの投与により有意に改善を示している[13]。しかし，さらに寛解するためには，薬物療法に加え認知行動療法をおこなうことが必要である。またほかの SSRI や SNRI においても同様の結果が得られている。

薬物療法において SSRI は SAD 治療の第一選択薬で，とくにフルボキサ

ミンは 50 mg/日から開始して最大用量 150 mg/日まで投与する。パロキセチンの場合は 10 mg/日から開始して 40 mg/日まで投与する。12 週程度十分投与し，その後も維持療法をおこなう必要がある。

なお，フルボキサミンは国内臨床試験で SAD に対する有効性が認められ，保険適用拡大が認められた。

e．その他の薬物療法

欧米のガイドラインではわが国より処方量が多く，第一選択でフルボキサミン 300〜450 mg/日，パロキセチン 60 mg/日を 8〜12 週十分使用すると，50％に部分寛解が得られる。同じ SSRI でもそれぞれに特徴が異なるので，ほかの SSRI に変更してみることが必要である。また，わが国にはないが，欧米のガイドラインでは SNRI の venlafaxine，あるいは MAOI を用いる。その他に gamma-aminobutyric acid (GABA) 受容体の agonist の gabapentin や pregabalin といった新薬が期待される。

また特に妄想念慮，被害念慮，関係念慮をもつ場合には抗精神病薬が有効である。初診時に SSRI へ変更しても効果が現れない場合，抗精神病薬のオランザピン，クエチアピンや，リスペリドンなどの抗精神病薬の併用が必要になる。さらに認知行動療法を併用する。薬物抵抗性の予測因子として回避性人格障害の場合，また認知行動療法の治療抵抗性の予測因子として，社会技能の未熟さ，高齢という場合に効果が表れにくい。

以上，典型的な治療法を紹介したが，以下に SAD と抑うつ状態を合併した患者にフルボキサミンが有効であった例で，薬物療法を心理療法的に工夫した，故 樽味伸（九大精神科精神病理学研究室）先生の報告を紹介する。

症　例

24 歳男性の専門学校生。

［主訴］人と話すのが不安で怖い。つねに気持ちが落ち込んでいる。

［現病歴］中学校までは明るく友人も多かった。地元の高校に進学したが，

そこでクラスのリーダー的な人と諍いがあった。その後クラスで浮いた感じになり，目立たないようにしようと考えて人間嫌いになったという。そのころから人と話すときも相手が何を考えているのか不安になり，緊張してうまく話せなくなった。東京の大学に進学後も似たような状態で，ゼミの発表なども緊張してうまくできず落ち込むことが多かった。自信を喪失して落胆する。親しい友人は数人いるが，知らない人の前でぎこちなくなってしまうことを悩んでいた。そのため多くの学生が集まる学生食堂はほとんど利用しなかった。就職は公務員試験をめざしたが不合格。卒業後はF県にもどり，地元の公務員試験専門学校に進学。不安や緊張は非常に強いままで，先のことを考えて憂うつになった。インターネットで調べるとSADのことが書いてあったため，治療を希望して精神科を受診した。

[現症] 年齢相応の服装や相貌で，線の細いやや伏し目がちの青年。緊張は強いが自身の状態をきちんと伝えようとする。社会的交流場面や人前での行動にほぼ限局した不安・緊張を呈する。自分の容貌，あるいは口臭や視線が原因で相手が不愉快な思いをしているという類関係念慮的な加害感，被害感は認められない。あまり覇気がなく，自信もなさそうである。抑制症状は目立たないが，自己評価が低く抑うつ的である。入眠困難と中途覚醒を認める。

[診断] 簡易構造化面接でDSMを診断するツール Mini-International Neuropsychiatric Interview (M.I.N.I) にて「社会不安障害」および「大うつ病エピソード」を診断した。SADの重症度を測るLSASは39点。うつ病の重症度を測る Hamilton Rating Scale for Depression (HAM-D) は20点。

[治療] フルボキサミンの服薬を開始し，2週間に1回の通院加療をおこなった。フルボキサミンは初期用量25 mg/日から開始し，2週目から50 mg/日に増量。消化器症状は出現しなかったので，10週目から100 mg/日に増量した。また薬物療法と同時に精神療法を行った。そのテーマとして，「相手の反応を窺いながら自分の振舞いを調整するのは，たとえそれが不安

や緊張を生むものであったとしても，同時にそれはあなたに備わってきた，ある種の気遣い・気働きの能力でもあろう」「だから時には気を回しすぎて気疲れするのではないか」という話をした。「症状をなくそうとすることは，厚顔無恥の無神経の恥知らずになろうとすることと，どのように違うのだろうか」と話し，森田療法的なアプローチをした。したがって，刺激場面を特定し，特異的認知と反応行動を意識化させ，変容・変化させるような，いわゆる認知行動療法に属するアプローチはとっていない。日本的なあるがままを受け入れていく森田の精神療法である。

　［経過］このように薬物療法と精神療法を組み合わせて治療した結果，LSASは顕著に低下した。薬物療法だけでは39点であったが，併用後LSAS 15点に低下，HAM-Dは5点であり，ほぼ寛解状態になっている。フルボキサミンは対人場面の不安・抑うつ症状ともに効果的であった。不安や緊張が大丈夫な日もあれば，少し高まる日もあった。フルボキサミンの用量と血中濃度の相関はパロキセチンと異なり緩徐であるため，増減に関して安全性が比較的高いことが特徴である。パロキセチンでは限度量を超えた投与により，パロキセチンを代謝する酵素をパロキセチン自身が阻害するため，急激に血中濃度が上昇をきたすことがある。しかし，フルボキサミンでは1日の経口投与量と血中濃度は直線的に変化するので予測がつきやすいことから，安全性が比較的高いと考えられる。

　このような薬剤の特徴を前提に薬物療法をはじめたが，この症例は無節操さや心理的依存を示す行動パターンがみられないことから，服薬行動も無節操にはならないと考え，服薬量の一部を本人に任せることにした。

　［症例への提案］最初にフルボキサミンの基本量を100 mg/日に決めて，25 mg分を本人の分担とする。不調のときには25 mg上乗せして，大丈夫ならそのままで自己調節する。実際はこのような抗うつ薬は，そのとき1錠飲んだから変化が現れることはない。ある一定量を服用して12週ぐらい経過してはじめてその効果が現れてくるのであり，この25 mg上乗せすることはじつは心理的な効果でしかない。ただ，自己調節させるところが治療のうま

くいくトリックだった。自分の感覚と相談しながら，これからしばらく少し自分でやりくりしてみようということにした。

[注意点] 基本量と自己調節量の配分は厳密に守る。決めた量以上は飲まない，あるいはまったく飲まなかったりしないとし，自己調整分を「飲んだ/飲まない」に関しては決して罪悪感を絡めないことを約束する。つまり風邪薬を飲むかどうかの感覚で「どうしようかなあ」という程度に迷うことはよしとした。

[トリック] 最初の1週間，100 mg/日で維持しうる場合，25 mgの上乗せはほとんど不要である。しかし，それが本人にとって「上乗せせずに済んだ」という経験がもてれば，それは自信につながるのではないかと考えた。その結果，予想のとおり25 mgの上乗せはまったく不要であり，本人は予想以上に嬉しそうであった。12～16週にかけて基本量を100 mg/日から50 mg/日に減量し，25 mg錠2錠を本人分担として再び「やりくり」してもらった。最後の1週は基本量50 mg/日で大丈夫だった。16～20週は，25 mg錠1錠と最初の治療100 mgからくらべて4分の1に減量して本人の分担としてやりくりさせた。必要なときはきちんと飲むようにと伝えて，必要量は服用できるようにした。20週以降，現在まで服薬なしで，薬剤が手つかずで残っているので処方もなし。2週間に1回，状況報告のみで済んでいる。経過を通じて不安・抑うつとも症状の悪化はなく，専門学校に通学し，資格をいくつか取得して一般企業への就職の面接をこなしている。

[経過のまとめ] 最初はフルボキサミン100 mg/日を基本投与量とし，その後は自己調節量を決めたところ，SADの症状も抑うつ症状もともに寛解した。つまり，経過の後半からある程度の服薬自己調節を治療者から促し，本人も上手に調節してやりくりできたことは本人の自己統御感の育成につながったと考えられる。SAD患者は自己の統御感や効力感が著しく損なわれているので，それを育成する心理療法に薬剤を用い，実際にこれを高める契機になった。特に思春期のSADや抑うつの治療にこのような自己統御感，効力感の育成は重要である。そのような自由度の高い治療行為を可能にするた

めには，血中濃度の変化が穏やかである薬剤が望ましく，その点でフルボキサミンは臨床的に使いやすい．急に代謝酵素が抑制されて血中濃度が低下し，断薬症状が起こることが少ない．薬物や対人的な依存関係を強く有する例には危険であり，前述の処方は選択できないが，このような方法もあることを参考に紹介した．

おわりに

　以上，SADは有病率の高い障害であり，生物学的には恐怖を察知する脳のセンサーに障害があり，特に扁桃体の機能異常が考えられる．その治療として，SSRIなどの薬物療法あるいは認知行動療法を併用して改善していくのが，スタンダードな治療法として推奨される．最後に，自己統御感を育成する試みとしての薬物の使用法を提案した．

文　献

1) 山下格：対人恐怖．金原出版，東京，1977．
2) Magee, W. J., Eaton, W. W., Wittchen, H. U. et al.：Agoraphobia, simple phobia, and social phobia in the National Comorbidity Survey. Arch. Gen. Psychiatry, 53；159-168, 1996.
3) Kessler, R. C., McGonagle, K. A., Zhao, S. et al.：Lifetime and 12-month prevalence of DSM-III-R psychiatric disorders in the United States. Results from the National Comorbidity Survey. Arch. Gen. Psychiatry, 51；8-19, 1994.
4) Davidson, J. R., Hughes, D. L., George, L. K. et al.：The epidemiology of social phobia：findings from the Duke Epidemiological Catchment Area Study. Psychol. Med., 23；709-718, 1993.
5) Schneier, F. R., Johnson, J., Hornig, C. D. et al.：Social phobia. Comorbidity and morbidity in an epidemiologic sample. Arch. Gen. Psychiatry, 49；282-288, 1992.
6) 三澤仁，加藤温，笠原敏彦：社会不安障害と他の疾患とのcomorbidity．精

神科治療学, 18 ; 299-304, 2003.

7) Wittchen, H. U., Beloch, E. : The impact of social phobia on quality of life. Int. Clin. Psychopharmacol., 11 (suppl.) ; S 15-S 23, 1996.
8) Furmark, T., Tillfors, M., Marteinsdottir, I. et al. : Common changes in cerebral blood flow in patients with social phobia treated with citalopam or cognitive-behavioral therapy. Arch. Gen. Psychiatry, 59 ; 425-433, 2002.
9) Stein, M. B., Goldin, P. R., Sareen, J. et al. : Increased amygdala activation to angry and contemptuous faces in generalized social phobia. Arch. Gen. Psychiatry, 59 ; 1027-1034, 2002.
10) Birbaumer, N., Grodd, W., Diedrich, O. et al. : fMRI reveals amygdala activation to human faces in social phobics. Neuroreport, 9 ; 1223-1226, 1998.
11) Davidson, J. R. : Defining an appropriate management strategy for social anxiety disorder. Int. Clin. Psychopharmacol., 15 (suppl.) ; S 13-S 17, 2000.
12) van Vliet, I. M., den Boer, J. A., Westenberg, H. G. : Psychopharmacological treatment of social phobia, a double blind placebo controlled study with fluvoxamine. Psychopharmacology (Berl), 115 ; 128-134, 1994.
13) Stein, M. B., Fyer, A. J., Davidson, J. R. et al. : Fluvoxamine treatment of social phobia (social anxiety disorder) : a double-blind, placebo-controlled study. Am. J. Psychiatry, 156 ; 756-760, 1999.

(分子精神医学, 5(4) ; 467-474, 2005.)

英語論文

Stress Situations of Daily Living in Patients with Obsessive-Compulsive Disorder:
A Retrospective Case Note Study

Shin Tarumi   Nobutada Tashiro

Summary: About 40% of patients with obsessive-compulsive disorder (OCD) are said to have treatment-refractory symptoms and chronic course of illness in spite of cognitive-behavior therapy and pharmacotherapy. The present purpose was to investigate factors relevant to OCD patients' chronic course and disturbed daily functions in view of human basic needs based on Maslow's hierarchy of five basic needs. Case notes of 101 outpatients with OCD (47 men and 54 women who were 18 to 55 years old) and seen on a psychiatry unit of a general hospital were studied to explore their stressful situations and identify thwarted basic needs. 84 of the 101 patients had Love Needs, and Esteem Needs ($n=47$) and Safety Needs ($n=45$) were next. The Poor-functioning group mainly had histories with problems of Safety Needs (70.8%), while the Good-functioning group tended to mainly have problems of Esteem Needs (51.5%) rather than Safety Needs (33.3%). 57 patients (23 men and 34 women) who were treated for more than three months were divided into two groups according to their Global Assessment of Functioning score at the final assessment (cut-off point: 61); patients in the Good-functioning group tended to have problems of higher needs.

We are grateful to Dr. Ryouji Nishimura at Fukuoka University for his help with suggestions from the psychoanalytic viewpoint.

Obsessive-compulsive disorder (OCD) has been discussed as an important topic in psychoanalytic psychotherapy (Freud, 1913 ; Erikson, 1959) and cognitive-behavior therapy (Mowrer, 1960 ; Meyer, 1966) but is not simple to treat (Eysenck, 1952 ; Schwartz, 1977). In recent years, psychopharmacological approaches (Hollander, 1993 ; Piccinelli, Pini, Bellantuono, & Wilkinson, 1995) have been successfully developed. However, there are some patients who remain unimproved despite those treatments. In one report, at a 2.5-yr. follow-up, almost 40% of patients remained unimproved (Alonso, Menchon, Pifarre, Mataix-Cols, Torres, Salgado, & Vallejo, 2001). Skoog and Skoog (1999) described a 40-yr. follow-up study of 144 patients with OCD and reported that 20% showed no improvement during the 40 years. As the Diagnostic and Statistical Manual of Mental Disorders-Fourth Edition (DSM-IV) describes, the course of OCD is typically chronic with some fluctuation in the severity of symptoms over time.

Hence, in view of this chronic course of illness, many reports on OCD have tried to describe relationships among patients' life histories, stress situations, trigger events, and clinical features (Ingram, 1961 ; Kringlen, 1970 ; Steketee, Eisen, Dyck, Warshaw, & Rasmussen, 1999). Motomura and Yamagami (2000) reported that chronic life stress and some trigger events were observed in OCD patients' life histories, although no specific events were identified as predictors of the course of illness, partly because scoring objectively the events or stressors in patients' lives is difficult (Holmes & Rahe, 1967). Even with the same events or stressors, the meaning of each event differs depending on the individual (Gabbard, 1994). For example, a divorce may lead one to sadness but another to relief, depending on the context of each life history. For this reason, the meaning of each event and stress situation

TABLE 1 Basic Needs : Maslow's definitions and relevant stress situations

Basic Need	Definitions and Relevant Situations or Stressors Thwarting
Physiological	Desire to ensure one's biological conditions, the most prepotent of all Needs. Somatic symptoms, illnesses, lack of foods, or accidents that can cause some physiological emergency.
Safety	Desire to keep oneself safe. Motivation to search for a protector, or a strong person or system, to depend on. Circumstances or experiences that can threaten one's security, stability, dependency, protection, freedom from fear, mainly in social situations.
Love	Motivations for love, affection, and belongingness in interpersonal relationships. Interpersonal experiences that can prevent giving and receiving affection, or social situations, being torn from one's home and family, friends, and neighbors, and situations threatening one's belongingness, relationships with one's familiar working colleagues.
Esteem	Motivate one to have feelings of stable high evaluation of themselves, of self-respect, and of the esteem of others. Experiences of losing one's self-confidence, worth, strength, capability, and adequacy. Also, situations threatening desire for achievement, mastery, competence, independence, freedom, fame, and glory.
Self-actualization	Concern for the nature of the self, in Maslow's words, "the desire to become more and more what one idiosyncratically is, to become everything that one is capable of becoming." Unsuccessful experiences intended to give ideal performances, not for some approval but for one's desire for self-fulfillment, namely, the tendency for them to become actualized in what they are potentially.

should be evaluated in each context of life history by a method which focuses on actual basic human needs rather than a method of objectively standardized scoring.

In view of human basic needs, Maslow (1987) attempted to formulate his Motivation Theory. He argued that five Basic Needs arrange themselves in a fairly definite hierarchy on the basis of the principle of relative potency. He considered that the human is dominated, and behavior organized, only by unsatisfied Needs, and that the thwarting of Basic Needs can produce psychopathological results. The hierarchical five Basic Needs are physiological, safety, love, esteem, and self-actualization (cf. Table 1). The concept could be used as a basis for evaluating the various life events of patients.

In his review, Tashiro (1990) reported relationships between neurotic symptoms and thwarted Basic Needs of patients in their life histories. Several similar reports have examined panic disorders (Saeki, 1995), social phobia (Umeno, Tamai, & Tashiro, 1997), anxiety and somatoform disorders (Tashiro & Shimura, 2001), and dissociative and somatoform disorders (Ishikura & Tashiro, 2002). However, there are no studies on OCD patients with respect to Maslow's Basic Needs. The present study was conducted to evaluate OCD patients' daily stress situations through the concept of thwarted Basic Needs.

Method

Case notes were investigated for 101 OCD-diagnosed outpatients (47 men and 54 women, 18 to 55 years old) seen in the psychiatry unit of Kyushu University Hospital from January 1998 to June 2001. DSM-IV (1994) criteria for OCD were used for diagnosis in the unit studied. Through a semistructured clinical interview for diagnosis, three psychiatrists, each having more than five years clinical experience, diagnosed each case separately to validate the diagnosis. For the present study of case notes, patients with the following disorders were excluded: psychotic disorders, panic disorders, eating disorders, substance-related disorders, disturbance of consciousness, Tourette's syndrome, and depressive disorders. In the present study, the patients with comorbid diagnosis of OCD and depressive disorders were included.

In the psychiatric unit studied, the clinical interviews were carried out with the questionnaire as follows: (1) symptoms, (2) trigger events, (3) concerns that may worsen owing to symptoms, (4) coping methods, (5) life events concerned at hand, actual problems, and (6) reason for consultation. Hence, each case note and record of interview kept comprehensive information about the patient's assessment and treatment.

From the case notes and the records of semistructured clinical interview, an independent rater [one of the investigators (S.T.)] identified the stressors in the OCD patients' life histories. The rater explored all trigger events and various stress situations so that he could identify patients' thwarted Basic Needs as defined in Table 1. When the second author checked the events, only five needed to be re-examined by the two raters. To clarify the technique, some sample cases are presented below.

Case 1 : A 30-yr.-old man came to the psychiatric unit studied. He was unable to stop hand-washing. He had been brought up by grandparents because his parents were at odds with each other (a problem of Love Needs).

His poor sales results led him to reprimands, and he could not be assigned the important tasks which he wanted (a problem of Esteem Needs).

Case 2 : A 37-yr.-old woman complained of various repetitive compulsions. She had been promoted and aimed to be an ideal division chief, in vain, not because of her symptoms but because of some political problems (a problem of Self-actualization Needs). She was criticized for being unable to change the work environment (a problem of Esteem Needs).

Case 3 : A 20-yr.-old man with checking symptoms was unable to find a job. He had graduated from high school and had wanted to be an engineer, but could not pass an examination for employment (a problem of Esteem Needs). His elderly parents were always reproachful of him (a problem of Love Needs), and actually, the family had considerable difficulties with living expenses (a problem of Safety Needs). Social supports were not available for them for some reason.

Case 4 : An 18-yr.-old girl had symptoms of hand-washing and checking numbers. For a long time she complained about her parents' discord (a problem of Love Needs). Occasionally, her father had inflicted physical violence on her and her mother. For some religious reasons, she could not leave her unstable home easily (a problem of Safety Needs). She had inflicted wrist-cutting upon herself (a problem of Physiological Needs). She wanted to enter a vocational school or college to become independent of home, but she could not pass the entrance examinations (a problem of Esteem Needs).

The DSM-IV Global Assessment of Functioning was used to evaluate patients' functioning in daily living. The scale is not limited to symptomatological assessment but was developed as an assessment of psychobiological, social, and occupational functioning (APA, 1994), thus fitting the purpose of the present study by focusing on patients' daily functioning. From each medical chart, Global Assessment of Functioning scores from the patients' first medical examination in this unit were identified as the initial evaluation, and Global Assessment of Functioning score at the last session as the final evaluation.

Procedure

First, from each case note for all 101 patients, sex, educational history, age at onset of symptoms, age at start of treatment (including at other facilities), Global Assessment of Functioning scores at the time of initial and final assessments on this unit, and Basic Needs thwarted by the relevant trigger event were recorded.

Second, on the basis of generally accepted standards for evaluating

TABLE 2 Subjects' demographic data and global assessment of functioning (GAF) scores at initial evaluation

Characteristic	Total Group M	SD	n	Patients Treated <3 Mo. M	SD	n	Patients Treated >3 Mo. M	SD	n
Sex									
Men, %	46.5		47	54.5		24	40.4		23
Women, %	53.5		54	45.5		20	59.6		34
Age									
Onset Symptoms, yr.	24.1	10.0	97	21.5	7.4	42	26.1	11.2	55
Start Treatment, yr.	28.2	10.0	100	27.7	8.7	43	28.6	11.1	57
Education, yr.	13.3	2.2	101	13.4	2.3	44	13.1	2.1	57
GAF Score*	53.3	8.3	101	57.0	9.2	44	50.4	6.1	57

*At initial evaluation.

the efficacy of pharmacotherapy and behavior therapy (Marks, 1986 ; Alonso, et al., 2001), the 101 patients were divided into two groups, one group who received treatments for 3 mo. or longer in this unit (n=57) and those who received treatments for less than 3 mo. (n=44).

Third, Global Assessment of Functioning scores at final assessment were investigated for the 57 patients who received treatment in this unit for more than 3 mo. to evaluate their daily functioning. The cut-off score for establishing the patients' status as "fairly good functioning" or "moderate or less functioning" in daily living according to DSM-IV was set at the score of 61. Consequently, two groups (patients with Global Assessment of Functioning scores above 61, Good-functioning group, and patients with scores of 60 or less, Poor-functioning group) were compared as to whether they showed any differences in thwarted Basic Needs. The differences between the two groups were assessed by Mann-Whitney U test ($p<.05$).

TABLE 3 Distributions of thwarted basic needs in all 101 patients

Type of Need	% Aggregate	n
Self-actualization	6.9	7
Esteem	46.5	47
Love	83.2	84
Safety	44.6	45
Physiological	1.0	1

Results

All 101 patients

As indicated in Table 2, the sex ratio of the 101 patients was essentially 1 : 1. The mean age at onset was 24.1 yr., except for four subjects for whom there was insufficient information. The mean age at start of treatment was 28.2 yr., excluding one subject for whom there was insufficient information. The duration from the symptom onset to start of treatment was a mean of 3.8 yr. ($SD=5.5$), and 50% of 101 patients had been treated within one year of onset. The mean amount of education was 13.3 yr. In terms of the final education achieved, 7% graduated from middle school, 34% from high school, 33% from technical school, 23% from college, and 3% from graduate school. The mean Global Assessment of Functioning score on initial evaluation was 53.3 for the 101 patients.

With respect to sex, age at onset, age at start of treatment, or years of education, there were no statistically significant differences between the patients treated for less than 3 mo. and those for more than 3 mo. at the unit studied ($ps=.22$, .09, .96, and .56, respectively, Mann-Whitney U test). However, Global Assessment of Functioning score at initial evaluation was significantly higher for the 44 patients treated for

TABLE 4 Comorbidly thwarted basic needs in patients' whole life history and global assessment of functioning (GAF) scores at initial evaluation

Number Basic Need	Observed Combinations of Thwarted Needs	n	GAF Score M	SD
Four	Physiological + Safety + Love + Esteem	1	40.0	
Three	Safety + Love + Esteem	6	41.6	5.7
	Love + Esteem + Self-actualization	1		
Two	Safety + Love	33		
	Love + Esteem	28		
	Esteem + Self-actualization	3	53.4	7.3
	Safety + Self-actualization	1		
	Love + Self-actualization	1		
One	Safety	4		
	Love	14	56.4	8.2
	Esteem	8		
	Self-actualization	1		
Total		101	53.3	8.3

less than 3 mo. at this unit compared to the 57 treated for more than 3 mo. [Mann-Whitney $U = 1822.5$, $p < .05$; Z score $= 3.90$; $Z(0.975) = 1.96$].

For all 101 patients, Table 3 indicates that Love Needs were the most frequent Basic Needs thwarted at 83.2%, followed in order by problems of Esteem Needs 46.5%, Safety Needs 44.6%, Self-actualization Needs 6.9%, and Physiological Needs 1.0%. As indicated in Table 4, many patients had problems with two or more types of Needs: One subject had 4 types of Needs thwarted, and seven subjects had problems with three types of Needs. Sixty-six subjects reported the thwarting of two types of Basic Needs, such as Love Needs and Safety Needs ($n=33$) or Love Needs and Esteem Needs ($n=28$). Global Assessment of Functioning scores at the initial consultation tended to be lower for patients with multiple Needs thwarted, namely, for patients reporting more stressors.

TABLE 5 Demographic data and global assessment of functioning (GAF) scores at initial evaluation : 44 patients treated < 3 mo.

Characteristic	Second Opinion Only (n=27)			Refer to Other Accessible Hospitals or Clinics (n=10)			Dropped Out (n=7)		
	M	SD	n	M	SD	n	M	SD	n
Sex									
Men, %	59.3		16	30.0		3	71.4		5
Women, %	40.7		11	70.0		7	28.6		2
Age									
Onset Symptoms, yr.	20.9	5.4	26	23.0	11.0	9	21.9	9.4	7
Start Treatment, yr.	27.3	8.1	27	28.8	9.5	10	27.5	11.2	7
Education, yr.	19.7	2.0	27	17.9	2.3	10	20.6	2.9	7
GAF Score*	56.2	9.1	27	59.8	9.9	10	56.3	9.7	7

*At initial evaluation

Patients treated for less than three months (n=44)

As indicated in Table 5, this group includes 27 patients consulted only for a second opinion, 10 who referred to other accessible medical institutions or clinics within 3 mo., and seven patients who dropped out of treatment in this unit. The 10 patients referred to other accessible hospitals had the highest Global Assessment of Functioning scores. It can be inferred that choice of accessible treatment facility reflected their milder symptoms. The seven patients who did not return for a follow-up appointment had a mean Global Assessment of Functioning score of 56.3 at initial consultation, not significantly different from the mean score of the group continuing treatment for more than 3 mo. (ns). Perhaps the reason why the seven patients did not come for treatment was not the severity of their symptoms or levels of functioning.

Patients treated for more than three months (n=57)

The 57 patients who received treatment for more than 3 mo. on the

TABLE 6 Comparison of two groups divided by global assessment of functioning (GAF) score at final evaluation : 57 patients followed > 3 mo.

Characteristic	Good-functioning Group (GAF ≥ 61)			Poor-functioning Group (GAF < 61)		
	M	SD	n	M	SD	n
Sex						
Men, %		33.3	11		50.0	12
Women, %		66.7	22		50.0	12
Age						
Onset Symptoms, yr.	28.0	12.2	32	23.1	9.1	23
Start Treatment, yr.	27.7	8.7	33	28.8	9.5	24
Education, yr.	19.2	2.3	33	19.3	1.8	24
Comorbid Depressive Disorders, %	36.4		12	37.5		9
Medication						
Fluvoxamine, mg	125.0	46.8	16	140.0	31.6	10
Clomipramine, mg	85.7	62.7	14	99.4	52.5	9
No Medication			8			7
GAF Score*	51.2	6.0	33	49.2	6.2	24
GAF Score†	72.0	6.4	33	50.2	7.6	24

*At initial evaluation. †At final evaluation.

unit were divided into two groups, 33 patients with Global Assessment of Functioning scores 61 or higher (Good-functioning group) and 24 patients with scores lower than 60 (Poor-functioning group), at the final evaluation (Table 6). Mean GAF scores for the two groups were 72.0 and 50.2, respectively, which were statistically significantly different [Mann-Whitney $U=0.50$, $p<.05$; Z score$=-6.41$, $Z(0.975)=1.96$].

At the initial consultation, mean Global Assessment of Functioning score of the Good-functioning group was 51.2 and that of Poor-functioning group 49.2 ; there was no statistically significant difference between them (ns) so the two groups had had similar daily functioning levels at the time of initial evaluation. Also, as indicated in Table 6, between the groups, there were no significant differences in sex, age at onset of symptoms, and age at start of treatment, and years of education (Mann-Whitney U, ns) ; however, both groups included one

TABLE 7 Distributions and comparison of thwarted basic needs of two groups divided by global assessment of functioning (GAF) score at final evaluation : 57 patients treated > 3 mo.

Type of Need	Good-functioning Group (GAF ≥ 61) % Aggregate	n	Poor-functioning Group (GAF < 61) % Aggregate	n
Self-actualization	15.2	5	4.2	1
Esteem	51.5	17	29.2	7*
Love	78.8	26	87.5	21
Safety	33.3	11	70.8	17†
Physiological	3.0	1	0.0	0

*$p < .1$. †$p < .05$.

patient with insufficient data.

In the comorbid depressive disorders, the comorbidity rates were similar; 12 patients (36.4%) in the Good-functioning group and 9 patients (37.5%) in the Poor-functioning group were observed.

Pharmacotherapy and behavior therapy for the patients of both groups were carried out in similar clinical programs in this unit. Fluvoxamine and Clomipramine were the main medications used. With respect to doses, there were no significant differences between the two groups (Mann-Whitney U, ns). There was also no significant difference between the two groups in number of patients not receiving pharmacotherapy (Mann-Whitney U, ns).

Table 7 shows the distributions of thwarted Basic Needs in the two groups. The patients of the two groups had problems with Love Needs most frequently. Safety Needs were thwarted for 70.8% (17 of 24 patients) of the Poor-functioning group, while only 33.3% (11 of 33 patients) of the Good-functioning group (Mann-Whitney U, $p < .05$) were so judged thwarted. Furthermore, patients in the Good-functioning group reported somewhat more problems of higher level Needs, such as Esteem Needs, compared with those of the Poor-functioning group ($p=.09$).

Discussion

Among the 101 patients, the observed sex ratio was similar to other reports (Black, 1974 ; Yaryura-Tobias & Neziroglu, 1983 ; Nestadt, Romanoski, Brown, Chahal, Merchant, Folstein, Gruenberg, & McHugh, 1991). The mean age of symptom onset of 24.1 yr. was similar to the results of other studies and reviews (Black, 1974 ; Yaryura-Tobias, et al., 1983 ; Noshirvani, Kasvikis, Marks, Tsakiris, & Monterio, 1991). Education was not different from the mean education achieved in general in Japan, so that educational background could be unrelated to the disorder.

The 57 patients treated for more than 3 mo. in the psychiatric unit were divided into two groups, a Good-functioning group and a Poor-functioning group, according to their Global Assessment of Functioning scores (cf. Table 6), but there were no differences between these groups for sex ratio, education, age at onset of symptoms, or age at start of treatment. According to Castle, Deale, Marks, Cutts, Chadhoury, and Stewart (1994), such factors in OCD patients cannot be regarded as predictors of outcome, and the results of the present study agree with this assertion. Between the two groups, the only discriminating factor was type of thwarted Basic Need. There was no difference between the two groups in the comorbidity rate of depressive disorders. OCD has been said to be frequently comorbid with major depression (Rasmussen & Eisen, 1988), and DSM-IV states that such comorbidity does not restrict the diagnosis of OCD or the content of the obsessions or compulsions.

No significant differences were observed between the Good-functioning group and Poor-functioning group with respect to the effective dosages of Fluvoxamine and Clomipramine. In Japan, it was officially permitted to use up to 150 mg/day of Fluvoxamine for treatment of OCD patients during the period studied. The dosage for the Poor-functioning group nearly reached that maximum dose, so that we could consider that their poor functioning was not due to a low dose of the medication. There was also no difference in dosage of Clomipramine between the two groups, although the mean dosage for the Poor-functioning group was slightly higher than that of the Good-functioning group. One may ask if the dosages of Clomipramine were quite low, as the maximum permitted dose in Japan was 225 mg/day. This dosage ceiling existed because (a) in the period studied, the recommended first-choice of OCD medication had just begun to change from Clomipramine to Fluvoxamine in Japan, so that the medication data can be regarded as tapering off of Clomipramine and replacement with Fluvoxamine. (b) The treatment programs were carried out with patients informed consent, so the patients generally tended to choose behavior therapy rather than intensive medications due to frequent severe medication side effects. At any rate, there were no differences in medications between the two groups.

Subjects' Thwarted Basic Needs

As indicated in Table 3, 84% of all 101 OCD patients had problems of Love Needs, and many also had those of Safety Needs or Esteem Needs. Several reports have suggested that different subtypes of neuroses could have different distributions of thwarted Basic Needs. According to Saeki (1995), patients with panic disorder ($n=108$) have thwarted

Physiological Needs (88%), Love Needs (51%), or Safety Needs (44%). In 80 patients with social phobia, 51% had thwarted Love Needs and 44% Esteem Needs (Umeno, et al., 1997). Ishikura, et al. (2002) studied patients with dissociative disorders (9 patients) and somatoform disorders (10 patients) and reported that the former tended to have thwarted Love Needs, while the latter had thwarted Esteem Needs. Tashiro, et al. (2001) investigated 137 patients with equivocal neurotic complaints and remarked on the possibility that their thwarted Basic Needs could have specific correlations with each type of symptom. From the results of this study, OCD patients could be considered to have problems centered around Love Needs, accompanied by Esteem Needs or Safety Needs.

The 57 patients that were treated more than 3 mo. were divided into two groups, a Good-functioning group and a Poor-functioning group. In both groups, Love Needs were most frequently thwarted (Table 7). Several authors have referred to contexts akin to Maslow's Love Needs. Freud (1913) mentioned the importance of object-love and the hostility behind that in OCD patients. Fenichel (1945) remarked that for OCD patients, threatening punishments meant the danger of loss of love. Moreover, according to Gabbard (1994), patients with obsessions tend to have experiences in feeling not sufficiently loved by their parents, so subsequent intimate relationships can pose a significant problem to them. Such relationships threaten OCD patients because they have the potential for becoming "out of control" and threatening to the same needs.

Furthermore, patients in the Poor-functioning group reported thwarted Safety Needs more frequently (70.8%) than those in the Good-functioning group (33.3%). On the other hand, patients in the Good-functioning group tended to have problems with Esteem Needs (51.5%), which occurred for only 29.2% of the Poor-functioning group (Table 7). According to Maslow, the lower, more basic need, e.g., Safety Needs, is the more imperative for sheer survival. That is, the patients of the Poor-functioning group could be considered to have been affected by more severely stressful situations and that more basic and necessary needs are thus unsatisfied. The OCD symptoms can be described as the excessive feelings of insecurity that require absolute guarantees in an unstable and uncertain world (Salzman, 1975), and offer an assurance of safety (Sullivan, 1956).

In consonance with these findings, Tashiro, Kato, and Nomiyama (2002) reported the case study of a woman with treatment-refractory OCD. Her obsessive symptoms were remitted when she experienced the gratification of Love Needs through cooperation of family members, while a program of medications and behavior therapy had previously been ineffective. So, we might say that the concept of Basic Needs could act not only as the method of understanding patients' stressful situations, but also as a therapeutic viewpoint. But the discussion of this lies somewhat beyond the scope of the present report, since this report is based on retrospective examination of case notes.

There also are some basic conceptual differences and limitations in the comparison of the psychoanalytic term of "impulse" with the Basic Needs of Maslow. At this point, especially for OCD patients' anal-sadistic orientation and Love Needs, further study is required.

References

Alonso, E., Menchon, J., Pifarre, J., Mataix-Cols, D., Torres, L., Salgado, P.,

& Vallejo, J. (2001) Long-term follow-up and predictors of clinical outcome in obsessive-compulsive patients treated with serotonin reuptake inhibitors and behavioral therapy. Journal of Clinical Psychiatry, 62, 535-540.

American Psychiatric Association. (1994) Diagnostic and statistical manual of mental disorders. (4th ed.) Washington, DC: APA.

Black, A. (1974) The natural history of obsessional neurosis. In H. R. Beech (Ed.), Obsessional states. London: Methuen. Pp. 19-54.

Castle, D. J., Deale A., Marks, I., Cutts, F., Chadhoury, Y., & Stewart, A. (1994) Obsessive-compulsive disorder : prediction of outcome from behavioural psychotherapy. Acta Psychiatrica Scandinavica, 89, 393-398.

Erikson, E. (1959) Identity and the life cycle. New York: International Universities Press.

Eysenck, H. J. (1952) The effects of psychotherapy: an evaluation. Journal of Consulting Psychology, 16, 319-324.

Fenichel, O. (1945) The psychoanalytic theory of neurosis. New York: Norton.

Freud, S. (1913) Die Disposition zur Zwangsneurose. Sammlung kleiner Schriften zur Neurosenlehre, 4, 113-124.

Gabbard, G. (1994) Psychodynamic psychiatry in clinical practice: the DSM-IV edition. Washington, DC : American Psychiatric Press.

Hollander, E. (1993) Obsessive-compulsive related disorders. Washington, DC : American Psychiatric Press.

Holmes, T., & Rahe, R. (1967) The Social Readjustment Rating Scale. Journal of Psychosomatic Research, 11, 213-218.

Ingram, 1. (1961) The obsessional personality and obsessional illness. American Journal of Psychiatry, 117, 1016-1019.

Ishikura, R., & Tashiro, N. (2002) Frustration and fulfilment of needs in dissociative and conversion disorders. Psychiatry and Clinical Neurosciences, 56, 381-390.

Kringlen, E. (1970) Natural history of obsessional neurosis. Seminars in Psychiatry, 2, 403-419.

Marks, I. (1986) Behavioural psychotherapy : Maudsley Pocket book of clinical management. London: Butterworths.

Maslow, A. (1987) Motivation and personality. (3rd ed.) New York : Harper & Row.

Meyer, V. (1966) Modification of expectations in cases with obsessional rituals. Behaviour Research and Therapy, 4, 273-280.

Motomura, K., & Yamagami, T. (2000) [Obsessive-compulsive disorder: circumstance of onset from a therapeutic point of view]. [Clinical Psychiatry], 42, 499-507. [in Japanese]

Mowrer, O. (1960) Learning theory and behavior. New York: Wiley.

Nestadt, C., Romanoski, A., Brown, C., Chahal, R., Merchant, A., Folstein, M., Gruenberg, E., & McHugh, P. (1991) DSM-III compulsive personality disorder: an epidemiological survey. Psychological Medicine, 21, 461-471.

Noshirvani, H., Kasvikis, Y., Marks, I., Tsakiris, F., & Monterio, W. (1991) Gender-divergent aetiological factors in obsessive-compulsive disorder. British Journal of Psychiatry, 158, 260-263.

Piccinelli, M., Pini, S., Bellantuono, C., & Wilkinson, G. (1995) Efficacy of drug treatment in obsessive-compulsive disorder: a meta-analytic review. British Journal of Psychiatry, 166, 424-443.

Rasmussen, S., & Eisen, J. (1988) Clinical and epidemiologic findings of significance to Neuropharmacologic trials in OCD. Psychopharmacology Bulletin, 24, 466-470.

Saeki, Y. (1995) [Panic disorder and unsatisfied needs : research on the psychological etiology of panic disorder]. [Kyushu Neuropsychiatry], 41, 221-235. [in Japanese]

Salzman, L. (1975) The obsessive personality. New York: Jason Aronson.

Schwartz, J. (1977) Obsessional phenomena and the concept of intentionality. International journal of Psychoanalytic Psychotherapy, 6, 449-468.

Skoog, G., & Skoog, I. (1999) A 40-year follow-up of patients with obsessive-compulsive disorder. Archives of General Psychiatry, 56, 121-127.

Steketee, G., Eisen, J., Dyck, I., Warshaw, M., & Rasmussen, S. (1999) Predictors of course in obsessive-compulsive disorder. Psychiatry Research, 89, 229-238.

Sullivan, H. (1956) Clinical studies in psychiatry. New York: Norton.

Tashiro, N. (1990) [An operational effect of Morita therapy on information processing in the CNS]. Psychiatria et Neurologia Japonica, 92, 989-998. [in Japanese]

Tashiro, N., Kato, N., & Nomiyama, A. (2002) [The characteristics of frustrated actual needs of an out-patient with treatment-refractory obsessive-compulsive disorder]. [Clinical Psychiatry], 44, 409-415. [in Japanese]

Tashiro, N., & Shimura, J. (2001) [Relationship between neurotic complaints and frustrated actual needs]. [Kyushu Neuropsychiatry], 47, 77-82. [in Japanese]

Umeno, K., Tamai, K., & Tashiro, N. (1997) [A recovery process of social phobia treated by experience learning of Morita theory : analysis from the viewpoint of clinical cognitive psychology]. [Clinical Psychiatry], 39, 1209-1216. [in Japanese]

Yaryura-Tobias, J., & Neziroglu, F. (1983) Obssessional-compulsive disorders: pathogenesis, diagnosis, treatment. New York: Marcel Dekker.

(Psychological Reports, 94 ; 139-150, 2004.)

Taijin Kyofusho in University Students:
Patterns of Fear and Predispositions to the Offensive Variant

Shin Tarumi　　Atsushi Ichimiya　　Shin Yamada　　Masahiro Umesue　　Toshihide Kuroki

Abstract: Taijin Kyofusho (TKS), a disorder characterized by a fear of interpersonal relations, and regarded as a culture-bound disorder in Japan, is related to social anxiety disorder (SAD). A variant of TKS, the 'offensive type,' involves fear of offending others by one's inappropriate social behavior or appearance. Reports of offensive-type TKS have hitherto been limited to a small number of case reports. To delineate the characteristics of offensive-type TKS and to determine the patterns of fear and factors involved, we investigated 111 Japanese university students who reported feeling tense or nervous in social or interpersonal interactions. We analyzed subjects' responses to items on a scale for TKS, and isolated five factors. Cluster analysis of the factor scores revealed a group ($N=25$) with symptomatic profiles that fit 'offensive-type TKS.' Despite this group's high TKS scores, their scores on the Liebowitz Social Anxiety Scale—Japanese version were relatively low. Our results suggest that the symptoms of some TKS sufferers do not fall within the SAD spectrum.

Key words: Liebowitz Social Anxiety Scale, offensive type TKS, social anxiety disorder, Taijin Kyofusho

Taijin Kyofusho (TKS), the fear of interpersonal relations, is a common psychiatric disorder in Japan (Takahashi, 1989). TKS was first described by Morita in the 1920s (Morita, 1928/1974), and has been treated as a subtype of 'neurosis' or neurasthenic state, called

'Shinkeishitsu' in Japanese (Maeda & Nathan, 1999). In some social situations or interpersonal relationships, patients with TKS exhibit anxiety, tension and marked persistent fears, which include fears of giving offense or displeasure to others, eye-to-eye confrontation, blushing, giving off an offensive odor, having unpleasant facial expressions and displaying unpleasant or misshapen physical features (Y. Kasahara, 1986 ; Kirmayer, 1991).

The concept of TKS originated in Japan where, independent of Kraepelinian classifications, early behaviorism or other theories from western countries (Tarumi, 2004), it was refined until behavior therapy for phobic disorders became popular in Japan in the 1970s (Uchiyama, 1976). Indeed, it could be said that there was no corresponding category or associated concept of TKS in western psychiatry until Marks reported social phobia in 1966 (Marks & Gelder, 1966).

Several theoretical discussions have been published concerning the concept of TKS and its differences from social anxiety disorder (SAD) in Japan (T. Kasahara, 1995 ; Y. Kasahara, 1986 ; Y. Kasahara, Fujinawa, Sekiguchi, & Matsumoto, 1972 ; Matsunaga, Kiriike, Matsui, Iwasaki, & Stein, 2001 ; Nakamura, Kitanishi, Miyake, Hashimoto, & Kubota, 2002 ; Takahashi, 1989 ; Yamashita, 1977, 1982) and in other countries (Kirmayer, 1991 ; Kleinknecht, Dinnel, Kleinknecht, Hiruma, & Harada, 1997 ; Prince, 1988 ; Stein & Matsunaga, 2001). Points of common agreement are: (i) TKS can be regarded as an eastern (Japanese, Korean) culture-bound disorder; (ii) many patients with TKS can be classified as having SAD according to DSM-IV criteria; (iii) some people have a variant of TKS, which can be called 'offensive-type TKS' (Clarvit, Schneier, & Liebowitz, 1996 ; Takahashi, 1989). People with this variant fear offending or hurting others through the intensity of their own gaze, facial expression or body odor, and cannot be simply classified as having SAD ; (iv) the socio-cultural aspect of TKS cannot be disregarded (Y. Kasahara et al., 1972 ; Kirmayer, 1991), because social interactions differ culturally and, as such, deviations from normal cannot be defined universally.

To date, comparative studies between TKS and SAD have mainly focused on the offensive type of TKS (Clarvit et al., 1996 ; T. Kasahara, 1995 ; Kirmayer, 1991 ; Nakamura et al., 2002). However, there have been few empirical investigations into patterns of symptomatology in TKS. We aimed to clarify the concept of TKS and delineate the characteristics of offensive type TKS by examining actual patterns of fear.

Methods

Sample

A comprehensive (physical and psychological) health examination was carried out for all 2589 freshmen (male-to-female ratio : 1751/838) joining Kyushu University in 2002. Of these, 172 (114/58) replied 'yes' to the following two questions: 'Do you have difficulties in interpersonal affairs because you feel tense and nervous?' and 'Are you so vulnerable as to be easily harmed by interpersonal trivialities?' Of the 172 students, 118 volunteered to participate in this study. As a screening procedure, we used the Mini International Neuropsychiatric Interview Japanese version 5.0.0 (Otsubo, Miyaoka, & Kamijima, 2000). This screening made it possible to exclude clinical-level disorders that may primarily affect the subjects' tension and nervousness in social situations, i.e. affective disorder, psychotic disorder, panic disorder, obsessive-compulsive disorder, psychoactive substance use and eating disorder. We screened out three subjects who met criteria for one of these disorders. Of the remaining 115 (73/42), a further 4 were rejected because of insufficient background data, leaving a final sample of 111 (71/40).

Measures

The following two instruments were applied: a revised Taijin Kyofusho Scale (TKS scale) developed by Kleinknecht et al.(1997) and the Japanese version of the Liebowitz Social Anxiety Scale (LSAS-J) (Liebowitz, 1987), which was translated and validated by Asakura et al. (2002).

The TKS scale consists of 31 items consistent with descriptions of TKS symptoms, and also reflects respondents' concerns about their appearance or self-presentation that might offend or embarrass others. Respondents were instructed to rate each statement on a 7-point scale, (1=*totally false* to 7=*exactly true*)[1], as it applied to them. The LSAS-J (Asakura et al., 2002 ; Liebowitz, 1987) consists of 24 items that address social interactions and performance situations relevant to SAD symptoms. Respondents were asked to rate their fear and avoidance for each item on a 4-point scale of 0=*none* to 3=*severe*[2]. Although LSAS (-J) has separate ratings for *fear* and *avoidance* in each item, we used only the fear score in our statistical procedure in order to focus on their fear. Three of the authors (ST, AI and SY) proceeded with a semi-structured interview on their student life and rated them on the Global Assessment of Functioning (GAF) scale (American Psychiatric Association, 1994).

TABLE 1 Eigenvalues and percent of variance accounted for by factor analysis from the TKS scale

Factor	Eigenvalue	Variance (%)	Cumulative variance (%)	Cronbach's α
1	10.69	34.5	34.5	.87
2	2.33	7.5	42.0	.76
3	2.07	6.7	48.7	.82
4	1.58	5.1	53.8	.85
5	1.41	4.6	58.4	.66

Data Analysis

SPSS6.1J (Japanese version for Macintosh) was used in this study. Principal Axis Factoring and Varimax rotation were used in order to analyze the factor structure. Using the CLUSTER procedure in SPSS 6.1J (SPSS Inc., Cary, NC, USA), the factor scores were subjected to an agglomerative hierarchical cluster analysis using Ward's method with a squared Euclidean metric to represent the dissimilarity between each pair of cases.

Results

Means (*SD*) of the self-ratings on the TKS scale and LSAS-J (total fear) were 109.1 (30.6) and 22.6 (10.9), respectively. The mean (*SD*) social functioning level of all subjects was 83 (8.2) on the GAF scale. The correlation coefficient between the TKS score and LSAS-J (total fear) score was .54 (Spearman, $p < .001$).

Factor analysis of the TKS score gave five factors with eigenvalues above 1.0. Tables 1 and 2 present the eigenvalues and the percent of variance accounted for by each factor. The five factors are as follows:

TABLE 2 Factor loadings of items accounted for by factor analysis from the TKS scale

Item wording and number	Factor 1	Factor 2	Factor 3	Factor 4	Factor 5
Factor 1: Anxieties about their appearance or presence itself					
Item 5: Because I perceive myself as having a displeasing appearance, it bothers me to present myself to other people.	.66	.07	.08	−.08	.24
Item 11: I am afraid that my presence will offend others.	.56	.38	.17	.17	.22
Item 12: When I talk with others, I feel ugly and fear that I bore them.	.79	.24	.05	.12	.07
Item 17: I feel small and feel like apologizing to others.	.66	.16	.23	.17	.07
Item 22: When I am with others, I sometimes feel that I am stupid and feel sorry for them for being with me.	.75	.12	.23	.27	.00
Item 30: I am afraid that my physical appearance will in some way offend others.	.67	.21	−.03	.23	.19
Factor 2: 'Parts-specific' anxieties about their eye-to-eye confrontations or facial expressions					
Item 3: I cannot really feel relaxed even when I chat with my friends.	.11	.63	.00	.33	.04
Item 4: When I see others, sometimes I am afraid that my looks might leave a bad impression on them.	.16	.60	.09	−.05	.37
Item 8: I cannot help thinking how my eyes look when someone looks me in the eye.	.25	.58	.31	−.07	.34
Item 9: I get more nervous when I see someone I know than when I see a stranger.	.33	.50	.15	.37	−.04
Item 14: Sometimes I cannot laugh when I talk with another person because I become very anxious and my face stiffens.	.17	.70	.42	.05	−.04

Continued

TABLE 2 Continued

Item wording and number	Factor 1	Factor 2	Factor 3	Factor 4	Factor 5
Factor 3 : Worrying about a blushing face or trembling with tension					
Item 6 : I am afraid that when talking with others my trembling voice will offend them.	.35	.09	**.50**	.14	.40
Item 7 : Sometimes I stiffen or blush when I am with my friends.	−.05	.36	**.75**	.06	.09
Item 10 : I am afraid that when talking with others my trembling head, hands and/ or feet will offend them.	.25	.16	**.53**	.28	.22
Item 18 : I am afraid I will blush in front of other people and as a result offend them.	.17	.18	**.74**	.20	.02
Item 31 : Sometimes I stiffen or blush when I am with strangers.	.20	.05	**.77**	−.15	.10
Factor 4 : Feeling nervous of being scrutinized by others					
Item 21 : When I talk with my friends, I am afraid that they might point out my faults.	.16	.12	.04	**.87**	.02
Item 29 : When I talk to strangers, I am afraid that they might point out my faults.	.16	.12	.02	**.78**	.29
Factor 5 : Anxieties akin to ideas of reference emitting something offensive					
Item 25 : I am afraid that my body odors will offend other people.	.26	.15	.16	.23	**.47**
Item 26 : I am afraid that my staring at other people's body parts will offend them.	−.05	.21	.20	.10	**.79**
Item 27 : I am afraid that I will release intestinal gas in the presence of others and offend them.	.38	−.09	−.00	.24	**.66**

Note. Numbers in **bold** represent significant factor loading > .45. Items were dropped when they loaded on two factors with a loading > .45 and the difference in factor score coefficient between the two loadings was < .10 (item 13, 23, 28).

1. Obscure anxieties that the subject's appearance or presence (but elements are unknown even to subject) may offend others (items: 5, 11, 12, 17, 22 and 30);
2. 'Part-specific' anxieties that the subject's awkward eye-to-eye confrontations or facial expressions may offend others (items: 3, 4, 8, 9 and 14);
3. Worrying about displaying a blushing face or trembling voice in interpersonal situations (items: 6, 7, 10, 18 and 31);
4. Feeling nervous about the possibility of having his/her faults pointed out or being scrutinized by others (items: 21 and 29);
5. Anxieties about emitting something offensive such as subject's unpleasant body odor or unconsciously breaking wind or that their odd gaze might offend others (items: 25, 26 and 27).

In order to clarify tendencies of TKS fear patterns, cluster analysis was carried out for each factor score. Consequently, the subjects were divided into three groups (Table 3 and Fig. 1).

Group 1 ($N=46$) scored lower than group 3 on both the TKS and the LSAS-J (total fear) scales (Mann-Whitney U-test; $p<.001$ and $<.01$, respectively). Group 2 ($N=25$) scored higher than group 1 (Mann-Whitney U-test; $p<.01$) on the TKS scale but there was no difference between groups 1 and 2 on the LSAS-J (Mann-Whitney U-test; $p=.47$). Group 3 ($N=40$) scored relatively higher than groups 1 and 2 on both scales.

Each group had a different profile of TKS symptoms. Figure 2 shows the profiles of fear patterns of each group from the distributions of mean factor scores. Group 1 (low on both TKS scale and LSAS-J) showed a tendency toward high scores only on Factor 3. Group 2 (high

![Scattergraph]

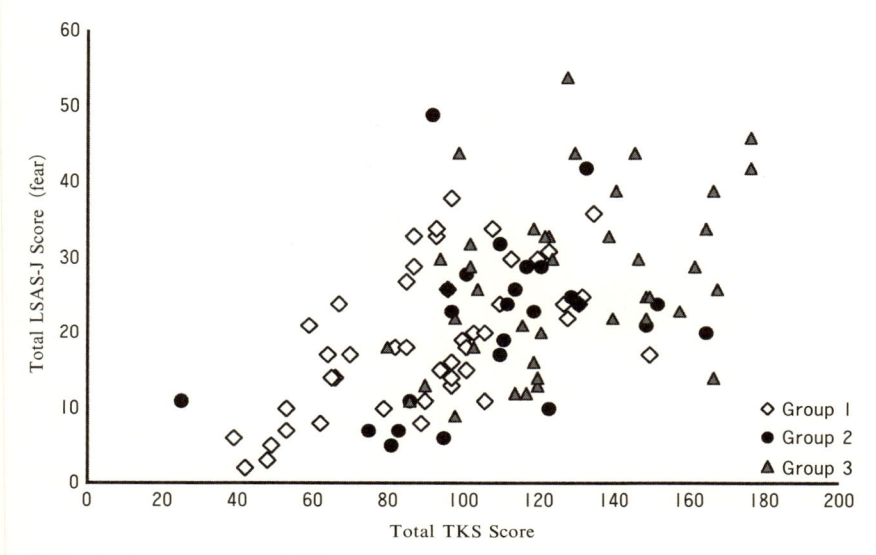

Figure 1 Scattergraph of 111 subjects. The subjects were divided into three groups according to each factor score on TKS scale.

TABLE 3 Demographic data, mean factor scores of TKS scale, and scores of other scales of the three groups

	Total M	Total SD	Group 1 M	Group 1 SD	Group 2 M	Group 2 SD	Group 3 M	Group 3 SD
N	101		46		25		40	
Men/women	71/40		38/8		11/14		22/18	
Age (years)	18.5	1.45	18.54	1.80	18.40	0.71	18.52	1.38
Total TKS score	109.1	30.6	90.85	26.8	111.9	22.9	128.3	26.8
Factor 1	—		−.33		−.22		.52	
Factor 2	—		−.44		.70		.07	
Factor 3	—		.17		−.70		.24	
Factor 4	—		−.59		−.31		.87	
Factor 5	—		−.28		.70		−.12	
LSAS-J total fear	22.6	10.9	19.4	10.0	21.1	11.0	27.6	7.2
GAF score	83	8.2	86	7.8	81	8.6	81	7.4

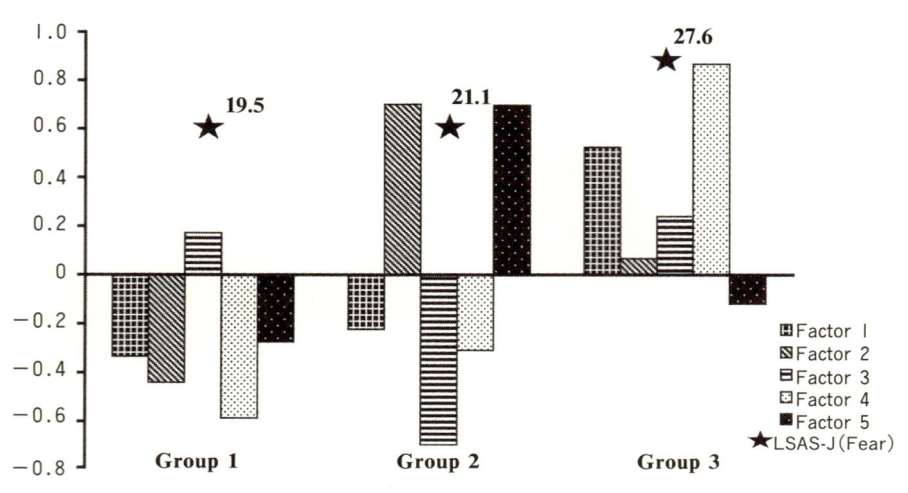

Figure 2 The patterns of fear for the three groups from each TKS factor score and mean LSAS-J (fear) scores. *Factor 1*: Obscure anxieties that his/her appearance or presence (but elements are unknown even to themselves) may offend others. *Factor 2*: 'Parts-specific' anxieties that his/her awkward eye-to-eye confrontations or facial expressions may offend others. *Factor 3*: Worrying about displaying a blushing face or trembling voice in interpersonal situations. *Factor 4*: Feeling nervous about the possibility of having his/her faults pointed out or being scrutinized by others. *Factor 5*: Anxieties about emitting something offensive such as his/her unpleasant body odor or unconsciously breaking wind or that their odd gaze might offend others. Group 2 shows quite unique profiles.

on TKS but low on LSAS-J) had the distinct profile of fear pattern, Factors 2 and 5. Conversely, group 3 (high on both TKS and LSAS-J) displayed all factors of TKS apart from Factors 2 and 5.

Table 3 shows the social functioning level reflected by the GAF score. Group 2 were more disturbed than group 1 (Mann-Whitney U-test; $p<.05$), but there was no difference between groups 2 and 3 (Mann-Whitney U-test; $p=.45$), even though their scores on the LSAS-J (total fear) were different.

Discussion

In this study, the mean (SD) TKS score of all 111 subjects was 109.1 (30.6). This is significantly higher ($t=6.39$, $p<.001$) than the mean (SD) score of 90.5 (29.0) for 161 healthy Japanese students aged 18—24 years ($Mdn=20$) in a study by Kleinknecht et al. (1997). This difference is probably because our participants were characterized as complaining of tension and nervousness in their interpersonal affairs. The mean LSAS-J (total fear) score in this study was 22.6, which was significantly lower than the score on the subscale of Japanese mild SADs($M=28.2$, $SD=4.9$)in a study by Asakura et al.(2002) ($t=-5.4$, $p<.001$). Therefore, if the category of SAD is adopted, most of our participants can be regarded as being at a sub-clinical level rather than at a clinical level[3]. Takahashi (1989) reported that more males than females tend to develop TKS, with the male-to-female ratio ranging from 3 : 2 to 5 : 4. However, we did not observe such a tendency ($X^2=.713$, $p=.41$) when our initial population (maleto-female: 1751/838) was taken into account.

All 111 subjects were divided into three groups by cluster analysis according to each factor score on the TKS scale (Tables 1 and 2). Group 3 (high on both scales), or a few group 1 subjects (low on both scales) may be considered to have simple-type TKS predisposition (Y. Kasahara, 1986), and were compatible with the SAD spectrum according to their fear patterns and the results of both scales. But group 2 subjects (high on TKS, but low on LSAS-J) may be different from groups 1 and 3 according to their fear patterns and their scores on the two scales. We found that group 2 subjects predominantly displayed

Factor 2 (anxious feelings that their eye-to-eye confrontations or facial expressions are offensive) and Factor 5 (anxiety that they will offend others with their foul smell or odd gaze). With their factor scores and patterns of fear focusing on eye-to-eye confrontations and body odor, we cannot correctly capture the subjects of group 2 in the spectrum of SAD[4], and should regard them as having predispositions to 'offensive-type TKS' (Clarvit et al., 1996 ; Y. Kasahara, 1986 ; Takahashi, 1989). The offensive variant in this study comprised 22.5% (25/111) of the total TKS students.

Group 2 exhibited high Factor 2 scores 2, which is indicated by items 3 (not relaxed with friends) and 9 (get more nervous meeting someone I know than meeting a stranger). This characteristic corresponds to Kasahara's description (1972, 1986) of offensive-type TKS. Individuals suffering from offensive-type TKS found it harder to deal with some acquaintances than with total strangers or long-standing intimate friends. This clinical feature can be taken as evidence for our suggestion that group 2 be considered as having predispositions to this variant of TKS.

Among the three groups, the male-to-female ratio differed, from 4.8 : 1 in group 1 to 0.8 : 1 in group 2 and 1.2 : 1 in group 3. Compared with the male-to-female ratio of the sample population (2.1 : 1), it was lower in group 2 ($X^2=6.40$, $p <.05$), higher in group 1 ($X^2=4.56$, $p <.05$) and not significantly different in group 3. Marks (1970) and Liebowitz, Gorman, Fyer, and Klein (1985) reported no significant differences in male and female incidence of SAD. Although it has been said that the majority of TKS sufferers are male (Takahashi, 1989), Ono et al. (2001) reported that seven of eight TKS cases with fear of body odor were women. With regard to their fear patterns corresponding to

Factor 5 in the present study, these TKS cases are similar to our group 2 subjects. Comparing groups 1, 2 and 3 in the present study, it seems that as the offensive or quasi-delusional symptoms become more conspicuous, the male-to-female ratio decreases.

Considering differential diagnosis apart from SAD, to a certain extent, TKS sufferers are thought to be similar to avoidant personality disorder. But, in particular, the offensive TKS tendencies exhibited by our group 2 cannot be simply regarded as being similar to the disorder. Although they certainly may manifest several avoidant behaviors in some social interactions, the avoidant behavior may be secondary to specific fears. Kirmayer (1991) wrote that many TKS sufferers actively desire social contact and are distressed that their fears and symptoms interfere with satisfying social interaction. Several subjects in group 2 may meet the criteria for body dysmorphic disorder, but most exhibit differences from this disorder. In contrast to sufferers of body dysmorphic disorder, who are preoccupied with their physical appearance and spend many hours checking for body 'defects,' the group 2 subjects were preoccupied with their tension and interpersonal relationships. Moreover, group 2 subjects have these problems chiefly in the presence of people they know fairly well—they do not feel much difficulty in the presence of strangers or people they hardly know. Occasionally, their problems can lead to a feeling of quasi-delusional offensiveness or ideas of reference, but not to the pursuit of surgical treatment to rectify their perceived physical defects, as may be the case in body dysmorphic disorders. At present, it would be hard to regard their offensive conviction as having delusional features like delusional disorder somatic type. Their beliefs about their eye contact or body odor do not have such delusional intensity, and rather are subjected to various situations; they do not have problems when alone or in crowds. Of course they are far from being extroverted, but they are able to function adequately socially, as reflected by their GAF score of 81 ($SD=8.6$). This score reflects 'their general satisfaction with their life' (according to DSM-IV), in spite of their symptomatic offensive or quasi-delusional convictions. In Japan, their cognitive pattern could be accepted in ordinary life as modesty and sensitivity, rather than as morbid. Perhaps, this cultural factor could act like a buffer (not just as a symptom-developing or pathoplastic factor) that may prevent severe social conflict in various interactive situations. It would be better to avoid concluding that total scores on the TKS scale properly represent the severity of the TKS disorder itself, because there have been no reports of a relationship between the severity of TKS and the score on this scale. In this study, we used this scale not to determine a diagnosis, but to detect some patterns or subsets of fears associated with TKS. On the TKS scale, the subjects in group 2 were in the middle range according to their total scores (Fig. 1). To determine whether their sub-clinical symptoms fall into some delusion-related disorders, or are just personality traits without morbidity, follow-up research is necessary.

As all the subjects in this study had passed the university entrance examination, there may be bias in terms of intelligence and perhaps social skills and social backgrounds. Hence, the results of this study cannot be generalized to the community.

Notes

1. We reversed the original TKS scale (1=*exactly true* to 7=*totally false*)

so that it corresponded with the LSAS-J of $0=none\ to\ 3=severe$, to avoid any possible confusion.
2. In the present study, respondents completed the scale by themselves, although some required occasional instructions from an interviewer. Asakura et al. (2002) suggested that the self-report version of LSAS-J was a valid assessor of SAD and compared well with the clinician-administered version, as Fresco et al. (2001) reported about LSAS original version.
3. The mean scores for our participants in LSAS-J (total fear : 22.6) are much higher than those of American normal controls (total fear : 7.49) reported by Fresco et al. (2001). Although there are no published raw data of Japanese control's mean score of LSAS-J as far as the authors know, the cut-off point of the total (fear + avoidance) score is statistically defined as 42. Our participants' mean score (fear + avoidance) was 38.3 (SD=20.1), and 61% (N=68) of them were below the cut-off point of LSAS-J despite their complaint of nervousness in social situations.
4. Although the reason for exclusion was not clearly indicated (Tajima, Liebowitz, Nagata, & Asakura, 2002), Dr Liebowitz agreed with the decision to exclude TKS sufferers from validity studies of the LSAS-J.

Acknowledgements

The authors would like to thank Drs R. Kleinknecht, D. Dinnel, N. Nomura, S. Asakura, and M. Liebowitz for helpful supports with the psychometrics. The authors also thank Elsevier and S. Karger AG for official permissions regarding the quotations in this article. This work was supported in part by a grant from The Mental Health Okamoto Memorial Foundation.

References

American Psychiatric Association. (1994). Diagnostic and statistical manual of mental disorders (4th ed.). Washington, DC : American Psychiatric

Press.

Asakura, S., Inoue, S., Sasaki, F., Sasaki, Y., Kitagawa, N., Inoue, T., Denda, K., & Koyama, T. (2002). Reliability and validity of the Japanese version of the Liebowitz Social Anxiety Scale. Clinical Psychiatry, 44, 1077-1084 [in Japanese].

Clarvit, S. R., Schneier, F. R., & Liebowitz, M. R. (1996). The offensive subtype of Taijin-kyofu-sho in New York City : The phenomenology and treatment of a social anxiety disorder. Journal of Clinical Psychiatry, 57, 523-527.

Fresco, D. M., Coles, M. E., Heimberg, R. G., Liebowitz, M. R., Hami, S., Stein, M. B., & Goetz, D. (2001). The Liebowitz Social Anxiety Scale : A comparison of the psychometric properties of self-report and clinician administered formats. Psychological Medicine, 31, 1025-1035.

Kasahara, T. (1995). Diagnosis of taijin-kyofu and social phobia. Psychiatria et Neurologia Japonica, 97, 357-366 [in Japanese].

Kasahara, Y. (1986). Fear of eye-to-eye confrontation among neurotic patients in Japan. In T. S. Lebra & W. P. Lebra (Eds.), Japanese culture and behavior (pp. 379-387). Honolulu : University of Hawaii Press.

Kasahara, Y., Fujinawa, A., Sekiguchi, H., & Matsumoto, M. (1972). Fear of eye-to-eye confrontation and fear of emitting bad odors. Tokyo : Igaku-Shoin [in Japanese].

Kirmayer, L. J. (1991). The place of culture in psychiatric nosology : Taijin kyofusho and DSM-III-R. Journal of Nervous and Mental Disease, 179, 19-28.

Kleinknecht, R. A., Dinnel, D. L., Kleinknecht, E. E., Hiruma, N., & Harada, N. (1997). Cultural factors in social anxiety : A comparison of social phobia symptoms and Taijin kyofusho. Journal of Anxiety Disorder, 11, 157-177.

Liebowitz, M. R. (1987). Social phobia. Modern Problems of Pharmacopsychiatry, 22, 141-173.

Liebowitz, M. R., Gorman, J. M., Fyer, A. J., & Klein, D. F. (1985). Social phobia : Review of a neglected anxiety disorder. Archives of General Psychiatry, 42, 729-736.

Maeda, F., & Nathan, J. H. (1999). Understanding taijin kyofusho through its treatment, Morita therapy. Journal of Psychosomatic Research, 46, 525-530.

Marks, I. M. (1970). The classification of phobic disorders. British Journal of Psychiatry, 116, 377-386.

Marks, I. M., & Gelder, M. G. (1966). Different ages of onset in varieties of phobia. American Journal of Psychiatry, 123, 218-221.

Matsunaga, H., Kiriike, N., Matsui, T., Iwasaki, Y., & Stein, D. J. (2001). Taijin kyofusho : A form of social anxiety disorder that responds to serotonin reuptake inhibitors? International Journal of Neuropsychopharmacology, 4, 231-237.

Morita, M. (1974). Sekimen kyofu (mata ha taijin kyofu) to sono ryoho [Erythrophobia, Taijin kyofu : Its therapeutic approach]. In T. Kora (Ed.), Morita masatake zenshu (Vol. 3, pp. 164-174). Tokyo : Hakuyousha [in Japanese]. (Original published 1928)

Nakamura, K., Kitanishi, K., Miyake, Y., Hashimoto, K., & Kubota, M. (2002). The neurotic versus delusional subtype of taijin-kyofu-sho : Their DSM diagnosis. Psychiatry and Clinical Neurosciences, 56, 595-601.

Ono, Y., Yoshimura, K., Yamauchi, K., Asai, M., Young, J., Fujuhara, S., & Kitamura, T. (2001). Taijin kyofusho in a Japanese community population. Transcultural Psychiatry, 38, 506-514.

Otsubo, T., Miyaoka, H., & Kamijima, K. (2000). Mini International Neuropsychiatric Interview Japanese edition 5.0.0. [Translation of Sheehan, D. V., Lecrubier, Y., Sheehan, K. H., Amorim, P., Janavs, J., Weiller, E., Hergueta, T., Baker, R., Dunbar, G. C. (1998). Mini International Neuropsychiatric Interview. Journal of Clinical Psychiatry, 59 (Suppl. 20), 22-33.]

Prince, R. (1988). Social phobia in Japan and Korea. Transcultural Psychiatric Research Review, XXV, 145-150.

Stein, D. J., & Matsunaga, H. (2001). Cross-cultural aspects of social anxiety disorder. Psychiatric Clinics of North America, 24, 773-782.

Tajima, O., Liebowitz, M. R., Nagata, T., & Asakura, S. (2002). SAD chiryou no shinpo [Therapeutic progresses of SAD]. Japanese Journal of Clinical Psychopharmacology, 5, 321-329.

Takahashi, T. (1989). Social phobia syndrome in Japan. Comprehensive

Psychiatry, 30, 45-52.

Tarumi, S. (2004). Taijin kyofusho : The alteration of its concept in Japan and the comparison with social anxiety disorder. Psyche & Culture, 3, 44-56 [in Japanese].

Uchiyama, K. (1976). Soukan ni atatte [Editorial policies of the journal]. Japanese Journal of Behavior Therapy, 1, 1-2.

Yamashita, I. (1977). Taijin-Kyofu. Tokyo : Kanehara [in Japanese].

Yamashita, I. (1982). Taijin kyofu no shindanteki ichi-zuke [Diagnostic concept of Taijin kyofu]. Japanese Journal of Clinical Psychiatry, 11, 797-804.

SHIN TARUMI, MD, graduated from Kyushu University School of Medicine in 1996. He is a student in the Department of Neuropsychiatry, Kyushu University Graduate School of Medical Sciences. His research interests are in the field of cultural psychiatry and psychopathology. Address : Department of Neuropsychiatry, Graduate School of Medical Sciences, Kyushu University, 3-1-1 Maidashi, Fukuoka, 812-8582, Japan.

(Transcultural Psychiatry, 41 ; 533-546, 2004.)

解　説

東京武蔵野病院　江口重幸

　本書は樽味伸先生によって書かれたほぼすべての論文を網羅した論集である。約5年の間に立て続けに発表され活字になったものが所収されているが，あらためて読み返すと，この短い期間に精神医学の広い領域を覆う豊かな思索が呈示されたことがわかる。この論集を読むだけでも，著者である樽味伸先生の魅力は読者に十分に伝わるだろう。しかし，「語られたものと書かれたもの（dits et écrits）」という視点があるなら，ここに集められたのは書かれたものに限られている。彼が発表し語る場面を直接知る者からすれば，それはその魅力のほんの片鱗に過ぎないのである。というのも，多くの者はまずはその「語られた」ものに魅了されたからだ。しかし，いずれの論文も書き出しの数行を読めばわかるように，そして細部をくり返し読めば読むだけ確信することになると思うが，粘り強く考え抜く思考と，細部(ディテイル)を漏らさずに描写する巧みな文体，そして，それに負けぬ柔らかな臨床感覚を備えた稀有な臨床家であり研究者であることが理解できるだろう。

　私が樽味伸先生の印象に圧倒されたのは，2003年3月の多文化間精神医学会での発表を聞いた時であった。それは，「『対人恐怖』概念の変容に対する社会学的考察の試み」という長いタイトルの演題であり，使用されたスライドから論理展開まで今でも暗唱できるくらい私の脳裡に焼き付いている。樽味先生はまず，この領域に調査者という位置で入り，日本で伝統的に使われた診断枠である対人恐怖と，DSMで新たに形成された社会不安障害とを併置しながら，それらが別箇の「種」の対象を括りだすことを丹念に明らかにしていく。そして今日両者が共通の診断枠の下に融合されようとしている

事態を指摘しながら，これらが同一のものと見なされるようになるためには，治療者の視線にいかなる変化が必要なのかを問うのである。樽味先生はこれを，森田正馬から，リーボヴィッツ，イアン・ハッキング，ネルソン・グッドマン，デイヴィッド・ヒーリー，そして中井久夫までを縦走するロジックで論じていく。

　私が衝撃を受けたのはその卓抜な引用や洗練された議論ばかりではない。あくまで精神医学の「内側」の論理をたどりながら，精神医学（あるいは文化精神医学）自体が陥っている隘路を通り抜け，より広い人間科学や社会科学へ架橋していこうとする強烈な意志を感じたからだ。私は長い間，生物学的精神医学はもちろん，精神病理学や社会精神医学というアプローチであっても，文化的・社会的な領域には届かないと信じてきた。精神医学的方法からすれば「外側」からの，つまり医療人類学や文化精神医学などを介した批判的手法という迂回路をたどらなければならないと考えていたのである。近年では，「外部」ないしは「周縁」とされた文化精神医学でさえ，既存の医学的方法論を従順にたどることで事たれりとする議論が多いのである。もちろん，生物，心理，社会を結びつける bio-psycho-social アプローチというものもしばしば言及される。しかしこれも，よく検討すると，専門分化した生物学的，心理学的，社会的な各パーツがジグソーパズルのようには相互にぴったりと結びついてひとつの全体像を描き出すということはなく，それぞれを中心とする，異なった臨床リアリティを生み出し，それらのリアリティ間では相互矛盾が見られることも少なくないのである。

　さて，私がひそかに精神医学における北西航路と呼んでいるものがある。北西航路とは，今から百年前にノルウェーの探検家アムンゼンが切り開いた，カナダ北極圏の海域を通りぬけ東洋へと至る航路であり，ミシェル・セール[5]によれば，精密科学と人文科学の間の隘路を切り開いて進む航路＝通路（passage）の隠喩である。そして，今日精神医学の北西航路を進むものに

共通の視点があるとすれば，精神疾患を実在化せず，かといってそれを名づけのみによるものだともせずに，現在の変化に富む診断・治療行為そのものの仕組みに目を向け，扱おうとすることであろう。これは樽味先生の論文にも引用されている哲学者イアン・ハッキングが，ループ効果（looping effect），あるいは可能態的唯名論（dynamic nominalism）という語で示そうとしたものである。つまり，診断や臨床をめぐって，「われわれの名づけるという実践が，われわれの名づけるモノそのものとの間でいかなる相互行為をおこなうか」（文献3：p.2）という点をたえず意識化する視点である。あるいは，ウィトゲンシュタインが，哲学の役割として述べたものに重ねるならば，「われわれの言語という手段を介して，われわれの悟性をまどわしているものに挑む戦い」（文献6：邦訳 p.99）と，言い換えることもできるであろうか。その部分こそわれわれが中井久夫の『治療文化論』[4]に読み取った，21世紀初頭の精神医学における北西航路の海図なのである。

本題からややはずれるが，北西航路の比喩のついでに遠歩き(ランドネ)を許してほしい。アムンゼン率いるユア号は，1903年6月にクリスチャニア（オスロ）を出航し，グリーンランドの南端を経て，複雑に入り組んだ海岸線で知られるカナダ北部ヴィクトリア海峡以降の海域に至り，その後3年をかけてちょうど百年前の1906年8月，ベーリング海峡を抜けノーム岬にたどり着いている。『ユア号航海記』[1]を読むと，この航海は困難をきわめたものであったことがわかる。秋から翌年初夏にかけて，つまり1年の大半は船ごと凍結してしまい，陸上あるいは氷上の生活を強いられるからだ。しかしこの間に，現地人（「エスキモー」と記される）の生活習慣や食生活を積極的に取り入れ，その写真を含むふんだんな民族誌的資料を貯蔵し，犬橇を使って未踏の地域へと大胆に遠征しながら，初夏の解氷の時期を待つという期間がはさまれている。それは前進ばかりをめざすグローバルな探検ではなく，時に後退し，衣料品の手入れを含む日常的配慮を細心の注意でくり返すローカルな実践が支えるものであった。知の北西航路という隠喩を使ったのはセールであ

るが，重要なのは，異なった学問領域を横断して結びつけるという壮大な意図だけではなく，遠歩き(ランドネ)をくり返し，海とも陸とも氷河とも判別できない領域をたどることで探索者が半ば身につけることを強いられる，民族誌的で日常実践的な，低い視線の柔軟なふるまい方なのである。

　さて別の文章[2]でも指摘したことだが，樽味先生の論文には大きくまとめるとふたつの系譜がある。ひとつは，治療的・精神療法的思索が中心に追求されたもの。もうひとつは社会的・文化的文脈，とくにDSM-Ⅲ以降の，診断枠も病像も大きく変容を遂げている領域に焦点を当てようとしたものである。前者は，『治療の聲』誌に掲載されたデビュー作の「慢性期の病者の『素(す)の時間』」（以下「素の時間」と記す）と，それに続く「〈生きる意味〉と身体性，行為，文脈：ある『ひきこもり』症例から」（以下「生きる意味」と記す）を代表とするもので，後者は，「『対人恐怖症』概念の変容と文化拘束性に関する一考察：社会恐怖（社会不安障害）との比較において」（以下「対人恐怖症」と記す）と，「『物語』と『逸脱』そして『共犯の時間』：いわゆる"神経症圏"における」が中心になるもので，それに『社会精神医学』誌掲載の論考が加わる。このふたつの系譜は，いくつかの重要な点で相互に交錯しながら展開し，両者の通底部分には中井の「治療文化」[4]という視点が据えられているのである。

　樽味先生は大胆にしてディープな理論家であったが，同時に含羞の思索者でもあった。それは「対人恐怖症」論文にも如実に反映されている。その前半部で，概観，調査，結果を手堅くまとめたあとで，それに倍する紙幅のじつにスリリングな考察が展開されている。その内容は，先のループ効果を真正面に据えたきわめて論争喚起的議論である。しかしこの考察の最後に，突然事例のインタビューの会話が挿入される。この記念碑的論文をハードな議論で終えることもできたであろう。もしかしたらそのほうが主張を明確に伝

えられたかもしれない。しかし樽味先生はここで緩やかな会話をいれ，一人の事例の経験へと戻っていくのである。これは他の論文でも取り入れられている民族誌的(エスノグラフィック)な手法と見ることができる。診断をめぐるきわめて理論的内容であっても，樽味先生は，それを理論的なもので終わらせず，日常臨床の「ザラザラとした大地」（文献6：邦訳 p.98），もう少しいえば身体性を喚起する部分に着地させるのだ。それはアクロバティックな行為でもある。しかしそうした方法こそ，樽味先生の，口述的な細部を大切なものとする美学であり，さらにいえばモラル・スタンスと呼べる部分である。だから読者は，目新しい概念を中心とする頭でっかちの理論ではなく，いずれの論文でも，それらをゆっくりと読むだけで日常臨床を豊かに掘り返し，オーガニックな土壌へと回帰する身体技法を身につけることになるのである。

　本書に所収された一連の論文をゆっくりとたどっていただきたい。たくさんの独特な方法に気づくはずだ。まずは先に記した会話場面が挙げられる。時に九州弁を交えた会話が効果的にさしはさまれる。診断や治療というと「科学的」で「普遍的」な問題を扱っているようであるが，実際の臨床はローカルな時間と空間に条件づけられることの強調であろうか。映像的手法も印象的である。「素の時間」論文における，病院の周囲のたたずまいから植え込みを経て，病棟へとゆっくりと俯瞰していく描写や，「生きる意味」論文における，モノクロのさびれた港の片隅に，青年の乗った自転車がゆるやかに滑り込んでいく描写などをもう一度想起されたい。これは「丸田」や「岩田」という独特な名づけや視覚的記述とともに，記号化し類型化した「普遍症候群」ではなく，あくまで「個人症候群」に戻っていこうとする意識的な方法論といえよう。これらは概念や診断枠へと向かいがちな精神医学的視線を根底から異化する。そして長い題名や，括弧や句読点の多用も特徴として指摘できる。従来の概念との差異を強調し，あるいはそれへのためらいを示しつつ，同じ用語を使用しながら読者を概念の深みへと誘う仕掛けに

なっている。さらには，時に本文より長い紙幅で，別の話題へとパサージュのごとく入り込みながらその果てしのない外延を想起させる詳細な脚注などが挙げられよう。これらは樽味先生以外の誰もコピーできない方法的＝倫理的視点である。それらはさらに，「臨床の記述と『義』について」論文において，記述をめぐるモラル・スタンスを示すものとして展開されている。

　最後にやや個人的な話題に立ち至るのを許していただきたい。
　私ははじめて樽味先生に出会った後で「素の時間」の抜刷りをいただいた。そこには私が長らく考えあぐね，大きなテーマとして抱えていた難問へのひとつの解答が，名指しで示されていた（本文40頁注10後半部を参照）。この部分をもう一度ゆっくりと読み直していただきたい。要約すれば，事例や治療関係の「representation をめぐる問題」であり，先のループ効果なども複雑に絡まる部分である。樽味先生の指摘は多様な「解」へのヒント以上のものを与えてくれる。それは北西航路を航行する際のさまざまな可能性を描きだすものであった。
　その後，私は，先に記した「対人恐怖症」論文を掲載した多文化間精神医学会の学会誌の編集に携わっていたこともあって，樽味先生の投稿した原稿を誰より先に読むことになった。さらに，英文で書かれた対人恐怖症論文の査読の役割もマッギル大学経由で偶然にまわってきたのである。私にとって，この過程は他の何ものにも換えることのできない刺激的な経験であった。それは愉悦というものに近い感覚であった。樽味先生との間で，本当にゆっくりとしたキャッチボールをしていることが実感できたのである。

　2005年6月，多文化間精神医学会が樽味先生の地元博多で開催され，この時の発表「抗うつ薬で自己を語る：苦悩の慣用表現はどのように変容するか」も，それを聴いた誰もが深く胸に刻んだ，深遠でしかもユーモラスな発表だった。その晩の学会懇親会で，今回の発表内容を含めた論文をまとめて

投稿したいということを樽味先生から告げられた。加えて，先に書いた「対人恐怖症」論文のエッセンスを英文で書いて『Transcultural Psychiatry』誌に投稿する計画を聞いた。英文で発表された論文は統計データ中心のもの（本論集所収）を第一弾とし，今度の二弾目は診断論をめぐる本格的議論にしたいということだった。そのどちらも楽しみであった。とくに後者が現実のものとなる日を想像するだけで幸せな気持になった。日本語版の「対人恐怖症」論文は，この10年程の間の，日本ばかりか世界の文化精神医学の中でもっとも刺激的なものと信じるからである。

懇親会が終って別れる際に，樽味先生の書いている一連の論考は，診断枠が変化し，医療者も患者も変化し，そして疾患自体も変化を遂げようとしている21世紀初頭の精神医学の「場」を，緩やかに横断しながら，その核心となるシーンを鮮明に描き出す精神医学の同時代誌として結実するのではないかという私の印象を伝えた。その完成を楽しみにしていることを，学会会場前の交差点で話したのである。樽味先生は頭をかきながら，恥ずかしげに微笑んでいた。

共通の友人から樽味先生の訃報のメールを受け取ったのは，その1カ月後であった。訃報を受けた後，私はその事実を受けとめることができず，茫然として過ごしていた。そんな中，彼が亡くなった後で刊行された「統合失調症者への支持，に関する素描」を偶然のように書店で見つけ，その静謐な文章をくり返しくり返し読んだのである。そこには，臨床のさらに深部を掘り進んでいく樽味先生の新しい語り口が感じられた。

明らかに画期的なものになるはずの2つの予告されていた論文を残念ながらわれわれは読むことはできない。しかし，それを惜しむより，もう一度樽味先生の論文をこうしてゆっくり通して読みうることを喜びたいと思う。彼を直接知る者は，その声を重ねながら読むことができることをさらに幸せとしなければならないだろう。これは実際，私が夢にまで見た論集だからであ

る。樽味先生の論文は，読むたびに変化し，霊感以上のものを読む者の想像力に吹き込み続けると思う。そういう意味でも一人でも多くの読者に届くことを願っている。なお，「樽味伸先生を語り残そう」という追悼の特集を組んだ『福岡行動医学雑誌』（第12巻1号，2005年）には，先輩や同僚や友人の方々のあたたかく心のこもった思い出や記事が寄せられている，併せて読まれることを是非ともお勧めしたい。

　さいごになるが，この論文集の実現にむけて力を注がれた九州大学大学院医学研究院精神病態医学分野の諸先生に心より感謝したい。

　この小文を樽味伸先生の思い出に捧げます。

2006年5月31日

文　　献

1）Amundsen, Roald：The North West Passage. Archibald Constable & co, London, 1908.（長もも子訳：探検家アムンゼンのユア号航海記．フジ出版社，東京，1982.〔ユア号航海記：北極西廻り航路を求めて．中央公論新社，東京，2002.〕）
2）江口重幸：樽味伸先生の思い出に．特集樽味伸先生を語り残そう．福岡行動医学雑誌，12（1）；50-53，2005．
3）Hacking, Ian：Historical Ontology. Harvard University Press, Cambridge, 2002.
4）中井久夫：治療文化論：精神医学的再構築の試み．岩波書店，東京，1990/2001．
5）Serres, Michel：Le passage du nord-ouest. Éditions de Minuit, Paris, 1980.（青木研二訳：北西航路〈ヘルメスⅤ〉．法政大学出版局，東京，1991．）
6）Wittgenstein, Ludwig：Philosophische Untersuchung. Basil Blackwell,

1953.（藤本隆志訳：ウィトゲンシュタイン全集 8 哲学探究．大修館書店，東京，1976．）

編集を終えて

九州大学大学院医学研究院精神病態医学分野　松尾信一郎

　この論文集は，樽味伸先生が2000年から2005年のほぼ5年の間に書き記した著作をまとめたものである。

　樽味伸先生の亡き後，私は漠然とではあるが，残されたまだ幼い娘さんのためにもぜひとも彼のすばらしい著作の数々をまとめて形にしなければ，との思いを抱いていた。また，我々教室員以外にも樽味伸先生と学会発表，著作を通じて交流のあった国内の各方面の先生方より，ぜひとも著作をまとめてほしいとの声をいただき，実際に出版社へのお口添えまでいただいた。この論文集はそのように各方面からのお力添えをいただいたおかげで形をなすことができたものである。

　この論文集に収録された作品のほとんどが，彼が亡くなる前のほぼ5年の間に書かれたものである事は冒頭で述べた。彼は，無念にもその臨床生活9年目の半ばにして生涯を終える事となったのであるが，そのうち当初の4年間は，文字通り身を削るような臨床生活に費やされた。彼の文章の端々ににじみ出ているように，患者さんに対してはもちろん，同僚，すべての病院関係者にまで優しく気を配る彼の気疲れは相当なものであったのだと思う。その後，彼はまるで4年間に蓄積した疲れを癒し様々な思いを整理するためもあるかのような2年間の研究生生活を経て，更に臨床大学院生としての3年目を迎えていた。
　彼より1年早く大学院生活に足を踏み入れていた私が，研究生生活に入ってしばらくたった彼のもとを訪れた時の，彼のほっとしたような，何かの重

圧からようやく解放されたような表情は今でも容易に思い出される。そうして，しばらく羽を休めた後，彼はまたここに収録される事になる様々な作品群を精力的に発表していく事となったのである。

　視点の独自性，論の斬新さ，精密さ，描写の美しさは，解説において江口重幸先生が充分に述べておられるので，ここで私が重ねて言及するにも及ばない。
　最終稿の，出版され活字になった樽味伸は慈愛にあふれている。
「ディスチミア親和型うつ病」という言葉を考案する際，できるだけ価値判断を含まないようにという配慮から「ディスチミア」という，言葉を選択するあたりにも彼の深い配慮が見て取れる。日々の臨床の中で彼と接する機会のあった医師，スタッフも，彼の印象は優しく，配慮的で，愛情に満ちたものであったに違いない。
　しかし，私が知る樽味伸は決して優しさだけの人ではなかった。

　残念ながらここには収録できなかったが，これらの論文の初原稿には彼の怒りや，憤りが表現されていた。
　彼は常に怒っていた。
　世の中の理不尽に，弱者を貶める人に対して，筋の通らない，男気を欠く行為に対して。
　彼の発表の源はそのような「義」を欠いた物事に対する怒りであったように思う。
　しかし，そこに内包された怒りや憤りは，そのテーマに関わる誰かを不快にさせたり，憤らせたりする事も彼は知っていた。
　他人に対しては，誰より優しい人である。
　それに加えて，彼は，まずもって他人よりも自分自身に対して厳しい人であった。

文書においてさえ彼はその様なことが起こる事を許さなかった。

そうして，初稿を加筆，修正，推敲する過程を，彼は，「毒消し」と呼んでいた。美しい言葉と論理構成は，彼の怒りを覆い隠すための，彼に付与された優しさのツールでもあった気がする。

おそらく，本当は，彼は，「毒消しバージョン」などは望んでいなかったに違いない。自虐的に，「毒消しバージョン」と呼ぶ彼の顔は，少なからず悲しげな表情であったから。

そして，彼の配慮による毒消し作業によって書き残されなかった部分，彼が射程にとらえ，今後目指していた道筋，それらを探し，彼が本当にいいたかったことを論じていく努力をすることが我々読者に残された彼からの大きな宿題なのかも知れない。

この論文集の前に，「福岡行動医学雑誌」第12巻第1号（2005）にて，「樽味伸先生を語り残そう」，という特集が組まれている。また，この論文集には収録されていないが，以下のふたつの作品が福岡行動医学雑誌に収録されている。

「現象学が臨床精神医学に及ぼした衝迫について　ヤスパースとクレペリンの間におけるリュムケの位置」（J. A. ベルゼン）梅末正裕，樽味伸翻訳
（福岡行動医学雑誌, 8（1）; 50-76, 2000.）

「尊厳死を望んだ分裂病者―ノートを介した先治療的関わり」
　樽味伸，梅末正裕
（福岡行動医学雑誌, 14, 2007に掲載予定）

この本を通じて樽味伸先生の論に触れ興味を持たれた方はぜひともそれら

も手にしていただければと思う。

　また，同時に彼の論考を形作る上で大きな力となったのは，彼が所属した九州大学精神科の精神病理学研究室に代々流れる気風を受け継いだ諸先輩と交わされた日々の語らいであった事も忘れてはなるまい。彼の論考に少なからず影響を及ぼした人々の著作も，その福岡行動医学雑誌に多数収録されている。それらの作品にも目を通していただければ，樽味伸を生んだ九州大学精神科の土壌，肌合いも感じていただけるのではないかと思う。

　この本を手にし，最後まで読み進めてくださった方々には心から感謝したい。

　そしてこの本が読者の皆さんにとっての「私を変えたこの一冊」となるようであれば，それは，樽味先生もおおいに喜んでくれると思う。
　照れくさそうに頭をかきながら。

　最後になりましたが，皆様の御協力なくして，この論文集が出版にいたることはありませんでした。
　論文集をまとめるに当たり，御尽力いただいた，神庭重信先生，黒木俊秀先生，杉林稔先生，解説をお書きいただいた江口重幸先生，樽味先生と部屋を共にし，その論考にも多大な影響を与えた九州大学精神病理学研究室の諸先輩方，特に，神田橋條治先生，松尾正先生，野見山晃先生，梅末正裕先生，諫山博之先生，福田明先生，横田謙治郎先生，横尾博志先生，正化孝先生，山田信先生，吉本康孝先生，研修医の頃からていねいに御指導いただいた中川彰子先生，データ収集で大変御迷惑をおかけした三浦智史先生，平野羊嗣先生，各出版社の担当の方々，それから，校正作業を手伝っていただいた教室員の先生方，論文集作成に賛同し御寄付をいただいた諸先生方には，この場を借りて，重ねてお礼を申し上げます。

また，編集を担当していただいた星和書店の近藤達哉さんには，なにかと無理なお願いをきいていただきました。あらためて御礼を申し上げます。

同期入局の仲間を代表して

[福岡行動医学雑誌の問い合わせ先]
福岡・行動医学研究所
〒810-0001　福岡市中央区天神2-13-17　恒松ビル9F
TEL．092-722-0606
FAX．092-722-4139

●初出一覧

治療的・精神療法的論考

神田橋症例検討会　　樽味伸
　　（福岡行動医学雑誌，8；33-42，2000．）

慢性期の病者の「素の時間」　　樽味伸
　　（治療の聲，4(1)；41-50，2002．）

〈生きる意味〉と身体性，行為，文脈―ある「ひきこもり」症例から―　　樽味伸
　　（治療の聲，5(2)；3-13，2003．）

臨床の記述と「義」について　　樽味伸
　　（福岡行動医学雑誌，11(1)；36-39，2004．）

統合失調症者への支持，に関する素描　　樽味伸
　　（青木省三，塚本千秋編：心理療法における支持．日本評論社，東京，p.117-131，2005．）

社会的・文化的・診断的論考

「水俣病」における，いわゆる「医学的」病像論に対する一私見
　　（疾病概念と倫理性について）　　樽味伸
　　　　（水俣病に関する課題レポート，2003.6）

「物語」と「逸脱」そして「共犯の時間」〈いわゆる"神経症圏"における〉　　樽味伸
　　（福岡行動医学雑誌，10(1)；20-38，2003．）

「対人恐怖症」概念の変容と文化拘束性に関する一考察
　　―社会恐怖（社会不安障害）との比較において―　　樽味伸
　　　　（こころと文化，3(1)；44-56，2004．）

受療者の〈物語〉と，治療者の〈診断行為〉
　　―「外傷後ストレス障害」を呈した症例から―　　樽味伸
　　　　（臨床精神病理，25(2)；87-97，2004．）

対人不安と治療文化　　樽味伸
　　（日本森田療法学会雑誌，16(1)；35-40，2005．）

うつ病の社会文化的試論
　　―とくに「ディスチミア親和型うつ病」について―　　樽味伸，神庭重信
　　　　（日本社会精神医学会雑誌，13(3)；129-136，2005．）

現代社会が生む"ディスチミア親和型"　　樽味伸
　　（臨床精神医学，34(5)；687-694，2005．）

トランスおよび憑依障害　　樽味伸
　　（西村良二編：新現代精神医学文庫　解離性障害．新興医学出版社（近日出版予定））

書評

「寛解期後期」について　　樽味伸
　　（こころの臨床à・la・carte, 23(2)；175-179, 2004.）

書評：『他者の現象学Ⅲ―哲学と精神医学の臨界―』　　樽味伸
　　（福岡行動医学雑誌，11(1)；96-97, 2004.）

座談会：私を変えたこの一冊　　樽味伸ほか
　　（福岡行動医学雑誌，11(1)；72-88, 2004.）

生物学的論文（共著）

強迫性障害の現実生活におけるストレス状況
　―retrospective case note study―　　樽味伸，梅末正裕，田代信維
　　（OCD 研究会編：強迫性障害の研究（3）．星和書店，東京，p.1-7, 2002.）

脳と環境の相互作用　　平野羊嗣，桜井修，樽味伸
　　（分子精神医学，4(4)；286-295, 2004.）

環境が脳の発達に与える影響　　神庭重信，桜井修，平野羊嗣，樽味伸
　　（臨床精神医学，33(11)；1417-1421, 2004.）

社会不安障害と抑うつ状態の併存に fluvoxamine が有効であった1例
　―臨床的関与を中心に―　　樽味伸，黒木俊秀，神庭重信
　　（第6回ムードディスオーダー・カンファランス．星和書店，東京，p.21-26, 2005.）

社会不安障害の診断と治療　　神庭重信，樽味伸
　　（分子精神医学，5(4)；467-474, 2005.）

英語論文

Stress situations of daily living in patients with obsessive-compulsive disorder：
A retrospective case note study　Tarumi, S., Tashiro, N.
　　（Psychological Reports, 94；139-150, 2004.）

Taijin Kyofusho in university students:
Patterns of fear and predispositions to the offensive variant
Tarumi, S., Ichimiya, A., Yamada, S., Umesue, M., Kuroki, T.
　　（Transcultural Psychiatry, 41；533-546, 2004.）

臨床の記述と「義」―樽味伸論文集―

2006年10月24日　初版第1刷発行

著　者　　樽　味　　　伸

発行者　　石　澤　雄　司

発行所　　㈱星　和　書　店

東京都杉並区上高井戸 1-2-5　〒168-0074
電　話 03 (3329) 0031 (営業)／03 (3329) 0033 (編集)
FAX 03 (5374) 7186
http://www.seiwa-pb.co.jp

© 2006 星和書店　　　Printed in Japan　　　ISBN4-7911-0614-8

スキゾフレニア論考
病理と回復へのまなざし

内海健 著

A5判
212p
3,800円

精神科臨床とは何か
日々新たなる経験のために

内海健 著

A5判
232p
2,500円

クレランボー精神自動症
精神自動症理論

クレランボー 著
針間博彦 訳

A5判
368p
6,800円

「宗教・多重人格・分裂病」その他4章

安永浩 編

四六判
240p
2,800円

現象学的人間学と妄想研究

関忠盛 著

A5判
320p
5,680円

発行：星和書店　http://www.seiwa-pb.co.jp　価格は本体(税別)です

稀で特異な精神症候群ないし状態像

中安信夫 編

B5判
252p
4,500円

憑依の精神病理
現代における憑依の臨床

大宮司信 著

四六判
240p
2,670円

黒澤明の精神病理
映画、自伝、自殺未遂、恋愛事件から解き明かされた心の病理

柏瀬宏隆、加藤信 著

四六判
184p
1,900円

[改訂版]精神疾患100の仮説

石郷岡純 編

B5判
400p
4,500円

月光のプリズム
〈心理療法からみた心の諸相〉

石坂好樹 著

A5判
236p
3,800円

発行：星和書店　http://www.seiwa-pb.co.jp　価格は本体(税別)です

治療のテルモピュライ
中井久夫の仕事を考え直す

星野、滝川、
五味渕、他著

四六判
264p
2,800円

分裂病／強迫症／精神病院
中井久夫共著論集

高、住野、高谷、
内藤、中井、永安 著

A5判
216p
3,300円

自分自身をみる能力の喪失について
統合失調症と自閉症の
発達心理学による説明

R.レンプ 著
高梨愛子、山本晃 訳

A5判
232p
2,900円

うつ病論の現在
精緻な臨床をめざして

広瀬徹也、
内海健 編

A5判
224p
3,600円

地球をめぐる精神医学
精神医学の比較文化的な側面を紹介

ジュリアン・レフ 著
森山成彬、朔元洋 訳

A5判
320p
5,680円

発行：星和書店　http://www.seiwa-pb.co.jp　価格は本体(税別)です